T0259869

Untersuchung von linearen und zirkulären Transkripten des TRAM1- und S100A6-Genlokus im Kontext des Harnblasenkarzinoms

Josephine Dubois

Untersuchung von linearen und zirkulären Transkripten des TRAM1- und S100A6-Genlokus im Kontext des Harnblasenkarzinoms

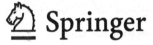 Springer

Josephine Dubois
Fredersdorf-Vogelsdorf, Deutschland

ISBN 978-3-658-40357-7   ISBN 978-3-658-40358-4   (eBook)
https://doi.org/10.1007/978-3-658-40358-4

Die Deutsche Nationalbibliothek verzeichnet diese Publikation in der Deutschen Nationalbibliografie; detaillierte bibliografische Daten sind im Internet über http://dnb.d-nb.de abrufbar.

Planung/Lektorat: Renate Scheddin
Springer ist ein Imprint der eingetragenen Gesellschaft Springer Fachmedien Wiesbaden GmbH und ist ein Teil von Springer Nature.
Die Anschrift der Gesellschaft ist: Abraham-Lincoln-Str. 46, 65189 Wiesbaden, Germany

Danksagung

Ich möchte mich herzlich bei den Menschen bedanken, die mich während der Durchführung des Promotionsvorhabens begleitet haben:

- **Prof. Dr. Georg Sczakiel** für die Ausgabe des Promotionsthemas und die Möglichkeit zur Anfertigung einer Doktorarbeit am Institut für Molekulare Medizin
- **Dr. Rosel Kretschmer-Kazemi Far** für die fachliche und moralische Unterstützung während der Promotionszeit
- **Dr. Amir Madany Mamlouk** für die Übernahme der Zweitbetreuung der Doktorarbeit und hilfreichen Perspektivwechsel
- der **Graduiertenschule CMLS** der Universität zu Lübeck für die Aufnahme als Stipendiatin
- **Kirsten Frank** für die hilfreiche Unterstützung im Laboralltag
- **Petra Höltig** für die Unterstützung bei administrativen Angelegenheiten
- **Ralf Werner**, **Dagma Struve** und **Karen Sievers** für die Möglichkeit der Sequenzierung meiner Proben und die theoretische Einführung in die Sequenzanalyse.

Zusammenfassung

Die Entwicklung von nicht-invasiven Tumormarkern für die Diagnostik und Nachsorge von Harnblasenkarzinomen ist von großem klinischen Interesse, um die standardisierte Zystoskopie als einen zeit- und kostenintensiven Eingriff mit dem Risiko weiterer Komplikationen abzulösen. Ein solches Verfahren könnte auf der RNA-Zusammensetzung des Urins als Indikator einer veränderten Genexpression basieren, sodass im Vorfeld dieser Arbeit eine Transkriptomanalyse der urinen RNA von gesunden Probanden und Patienten mit Harnblasenkarzinom im fortgeschrittenen Tumorstadium durchgeführt wurde. Anhand definierter Kriterien wurden die linearen und insbesondere die zirkulären Transkripte des TRAM1- und S100A6-Genlokus als Untersuchungsobjekte für potentielle Tumormarker des Harnblasenkarzinoms festgelegt.

Zirkuläre RNAs (circRNA) sind kovalent geschlossene, zumeist nicht-kodierende RNA-Moleküle, die in vielen Geweben und Körperflüssigkeiten nachgewiesen und deren tumorbiologisch relevante Funktionen bereits anhand einzelner RNA-Spezies gezeigt werden konnten. Durch das Fehlen von freien Enden weisen circRNAs eine höhere Halbwertszeit als lineare Transkripte in Zellen auf und deren Stabilität in Körperflüssigkeiten kann zusätzlich durch die Verpackung in Exosomen gesteigert werden, weshalb die Sensitivität der Detektion von circRNAs im Urin der von linearen RNAs überlegen sein könnte. Zusammen mit der Gewebs- und Entwicklungs-spezifischen Expression stellen zirkuläre Transkripte neue vielversprechende Markerkandidaten für die nicht-invasive Diagnostik des Harnblasenkarzinoms dar.

In dieser Arbeit konnten für den TRAM1-Genlokus lineare sowie zwei der vier vorhergesagten zirkulären RNA-Spezies in humanen Harnblasenkarzinomzelllinien nachgewiesen werden, während für den S100A6-Genlokus nur das

Vorliegen linearer Transkripte gezeigt werden konnte. Verschiedenste experimentelle Herangehensweisen wurden für die Detektion und Verifizierung von
circRNAs entwickelt, sodass zirkuläre TRAM1-Transkripte per PCR-Nachweis,
Klonierungen und Sequenzierung sowie über einen Ansatz aus Antisense-
Oligonukleotiden (asON) mit anschließender RNase H-Spaltung auch auf der
RNA-Ebene untersucht werden konnten. Im nächsten Schritt wurde für die
experimentell ermittelten circRNAs des TRAM1-Genlokus die spezifische Ampli-
fikation und Quantifizierung per qPCR etabliert, die niedrige Expressionsniveaus
der Transkripte in Harnblasenkarzinomzelllinien erkennen ließ. Die weitere
Überprüfung der Amplifikationsprodukte mittels RNase R-Hydrolyse sowie der
Ausschluss von *tandem repeats* auf der DNA-Ebene konnten ebenfalls die
Vervielfältigung von zirkulären RNA-Spezies bestätigen.

Die *in silico* Analysen der verifizierten circRNAs des TRAM1-Genlokus
ergaben mögliche Funktionen in der Bindung von *micro* RNAs und Proteinfaktoren, wobei anhand der ermittelten unterschiedlichen zellulären Lokalisation von
TRAM1-Transkripten verschiedene Aufgaben im Zellstoffwechsel vermutet werden konnten. Weitere funktionelle Einblicke sollten durch Suppressionsstudien
über den bereits erprobten asON-Ansatz generiert werden, indem verschiedene
TRAM1-Transkripte in Harnblasenkarzinomzelllinien spezifisch gehemmt werden sollten. Dabei gelang die Entwicklung eines Antisense-Gapmers, welches
lineare und zirkuläre RNA-Spezies effektiv supprimiert. Auch die spezifische
Adressierung von zirkulären TRAM1-Transkripten konnte durch die Positionierung von asONs auf der *backsplice junction* erzeugt werden. Zusätzlich wurden
die eingesetzten Gapmere auf Auswirkungen auf das Expressionsniveau von
TRAM1-Proteinen untersucht, dessen Nachweis drei potentielle Isoformen erkennen ließ. Ein Einfluss der Hemmung von TRAM1-Transkripten konnte jedoch
nur für die potentielle Isoform 2 vermutet werden. In den abschließenden
funktionellen Analysen konnten tumorsuppressive Eigenschaften der zirkulären
TRAM1-Transkripte abgeleitet werden.

Die Untersuchung der differentiellen Genexpression von linearen TRAM1-
und S100A6-Transkripten lieferte übereinstimmende Ergebnisse der per Transkriptomanalyse ermittelten Werte von Patientenurinen mit den gemessenen
Daten aus Harnblasenkarzinomzelllinien, indem TRAM1-RNAs eine Unterexpression und S100A6-RNAs eine Überexpression im fortgeschrittenen Tumorstadium erkennen ließen. Dagegen spiegelte die differentielle Genexpressionsanalyse
der nachgewiesenen zirkulären TRAM1-Transkripte die starke Unterexpression
der Transkriptomanalyse im Zellkulturmodellsystem nicht wider. Während sich
lineare S100A6-Transkripte auch in weiteren Untersuchungen durch eine solide
Nachweisbarkeit und höhere Expression im fortgeschrittenen Krankheitsstadium

als Markerkandidaten für die Diagnostik des Harnblasenkarzinoms empfahlen, schienen lineare und zirkuläre TRAM1-Transkripte als potentielle Tumormarker ungeeignet.

Dennoch könnten circRNAs aufgrund ihrer hervorstechenden Eigenschaften in zukünftigen Tumormarkersystemen eine entscheidende Rolle für die nicht-invasive Diagnostik und Früherkennung von Harnblasenkarzinomen spielen. Für den Einsatz im klinischen Alltag müsste der Nachweis der zirkulären Transkripte im Urin mit hoher Sensitivität und Spezifität erfolgen sowie standardisiert im Patientenmaterial messbar sein. Ein besseres Verständnis der vielfältigen Funktionen von circRNAs könnte zudem die Entwicklung von therapeutischen Strategien zur Behandlung von Blasentumoren vorantreiben.

Summary

The development of non-invasive tumor markers for the diagnosis and post-treatment monitoring of urinary bladder carcinoma is of major clinical interest since the standardized cystoscopy is time- intensive, expensive, and can cause additional complications. One possibility for safe and simple detection of bladder cancer is based on the RNA composition of urine, which can serve as a direct indicator of altered gene expression. Therefore, a transcriptome analysis of urinary RNA from healthy subjects and patients with advanced bladder carcinoma was performed in order to identify new potential tumor markers. Using well-defined criteria linear and especially circular transcripts of the TRAM1 and S100A6 gene locus were selected for further studies on marker molecules of bladder cancer.

Circular RNAs (circRNA) are covalently closed, mostly non-coding transcripts detected in many tissues and liquid biopsies. Notably, circular RNA species had been reported to be involved in functions in malignant cell growth. Owing to the absence of free ends, circ-RNAs possess a higher half-life time in cells compared to linear transcripts. Furthermore, packaging into exosomes can increase the stability of circRNAs in liquid biopsies and may lead to a higher sensitivity in the detection of urinary transcriptome. Along with the tissue- and development-specific expression, circRNAs are promising new marker candidates for the non-invasive diagnosis of bladder carcinoma.

For the TRAM1 gene locus, linear and two out of four predicted circular RNA species could be verified in human bladder cancer cell lines. Conversely, for the S100A6 gene locus the existence of only linear transcripts could be shown in cells. Here, various experimental approaches were developed for the detection and verification of circRNAs. In a first step, circular TRAM1 transcripts were investigated using PCR amplification followed by cloning and sequencing of DNA.

Moreover, an approach of antisense oligonucleotides (asON) and RNase H action should confirm the findings on the RNA level. Next, specific amplification and quantification of the approved circular TRAM1 transcripts was established via qPCR and showed low expression levels for both RNA species in bladder cancer cell lines. The further examination of amplification products using RNase R hydrolysis together with the exclusion of tandem repeats on the DNA level could also affirm the existence of the two circular TRAM1 transcripts.

In silico studies of verified TRAM1 circRNAs led to possible functions including the bin-ding of micro RNAs or protein factors. Besides, different cellular localization of both RNA species gave hints on possible different roles in cell metabolism. Further functional insights should be gained by specific suppression of TRAM1 transcripts in bladder cancer cell lines using antisense gapmers. An asON targeting linear and circular TRAM1 transcripts resulted in an efficient reduction of RNA levels. Additionally, developing asONs against backsplice junctions led to a specific inhibition of the two circular TRAM1 RNA species. In order to detect the influence of applied gapmers on the protein level, antibody detection of TRAM1 protein was established and revealed three potential isoforms. However, an effect of transcript suppression could be assumed only for potential TRAM1 isoform 2. Lastly, the final functional studies suggested tumor suppressive properties of circular TRAM1 transcripts.

Investigating differential gene expression, linear TRAM1 and S100A6 transcripts showed consistent results of data from transcriptome analysis and bladder cancer cell lines: TRAM1 RNAs resulted in a lower expression and S100A6 RNAs exhibited an overexpression at advanced tumor stages, respectively. In contrast, differential gene expression of both circular TRAM1 transcripts in the cell culture model system could not confirm the decreased expression predicted by the transcriptome analysis. While linear S100A6 RNAs indicated higher levels at the advanced tumor stages and a robust detection in all following expression studies, linear and circular TRAM1 transcripts seemed to be not suitable for potential tumor markers of bladder carcinoma.

However, according to their extraordinary properties, circRNAs could play an important role in future tumor marker systems and the non-invasive diagnosis of bladder cancer. For the use as a clinical application, detection of circular transcripts in urine should be performed based on a standardized protocol and has to run with high sensitivity and specificity. Finally, a better understanding of the divers functions of circRNAs could promote the development of new therapeutic strategies to treat bladder cancer in patients.

Inhaltsverzeichnis

Abkürzungsverzeichnis

°C	Grad Celsius
μ	mikro
A	Absorption
A	Adenin
ad	auffüllen auf
AK	Antikörper
APS	Ammoniumperoxodisulfat
asON	Antisense-Oligonukleotid
b	Basen
Bax	*Bcl2-associated X protein*
BCAP31	*B cell receptor associated protein 31*
BCRC-3	*bladder cancer related circRNA-3*
BLAST	*Basic Local Alignment Search Tool*
bp	Basenpaare
BPB	Bromphenolblau
BSJ	*backsplice junction*
BWA	Burrow-Wheeler-Algorithmus
bzw.	beziehungsweise
c	Konzentration
C	Cytosin
C	Kontrollgruppe / Probanden ohne Harnblasenkarzinom
ca.	zirka
cDNA	komplementäre Desoxyribonukleinsäure
circRNA	zirkuläre Ribonukleinsäure
cm	Zentimeter
CO_2	Kohlenstoffdioxid

C_T	*Cycle Threshold*
d	Schichtdicke
Da	Dalton
ddNTPs	Didesoxyribonukleosidtriphosphate
DEPC	Diethylpyrocarbonat
DMEM	*Dulbecco's modified Eagle's Medium*
DMSO	Dimethylsulfoxid
DNA	Desoxyribonukleinsäure
DNase	Desoxyribonuklease
dNTPs	Desoxyribonukleosidtriphosphate
DSMZ	Deutsche Sammlung von Mikroorganismen und Zellkulturen
DTT	Dithiothreitol
ε	molarer Extinktionskoeffizient
E. coli	*Escherischia coli*
ECV-304	humane Harnblasenkarzinomzelllinie, G3-Stadium
EDTA	Ethylendiamintetraessigsäure
EMT	epithelial-mesenchymaler Übergang
ER	endoplasmatisches Retikulum
et al.	und andere
EtBr	Ethidiumbromid
FBS	Fetales bovines Serum
f.c.	*final concentration* (Endkonzentration)
FDA	Fluoresceindiacetat
FDA	*Food and Drug Administration*
fwd/ for	*forward*
g	Erdbeschleunigung
g	Gramm
G	Guanin
GAPDH	Glycerinaldehyd-3-Phosphat-Dehydrogenase
gDNA	genomische Desoxyribonukleinsäure
GUSB	Beta-Glucuronidase
h	Stunde
H	*high risk, high grade*
HEPES	2-(4-(2-Hydroxyethyl)-1-piperazinyl)-ethansulfonsäure
HRP	*horseradish* (Meerrettichperoxidase)
HUPO	Humanes saures ribosomales Protein (RPLP0)
ICAM1	interzelluläres Adhäsionsmolekül 1
IgG	Immunoglobulin G
IMM	Institut für Molekulare Medizin

k	Kilo
Ki-67	*Marker of Proliferation Ki-67*
l	Liter
L	*low risk, low grade*
LB	*Luria broth*
lncRNA	*long noncoding RNA*
log(fc)	Logarithmus *(fold change)*
m	Meter
m	milli
M	Molarität
mA	Milliampère
MALAT-1	*metastasis associated lung adenocarcinoma transcript 1*
min	Minute
miRNA	*micro* RNA
mRNA	*messenger* RNA
n	nano
NCBI	*National Center for Biotechnology Information*
ncRNA	*noncoding* RNA
NGS	*next generation sequencing*
NoRT	Negativ-Kontrolle ohne Reverse Transkriptase
NP-40	Nonidet P-40
nt	Nukleotid
NTC	*non template control*
p27^{Kip1}	= CDKN1B, *Cyclin-dependent kinase inhibitor 1B*
PAA	Polyacrylamid
PAGE	Polyacrylamid-Gelelektrophorese
PBS	Phosphat-gepufferte Salzlösung
PCR	Polymerase-Kettenreaktion
pH	*potentia hydrogenii*, Stärke des Wasserstoffs
pK$_a$	Säurekonstante
PS	Phosphorothioat
qPCR	quantitative Polymerase-Kettenreaktion
R^2	Bestimmtheitsmaß
RBP	RNA-bindendes Protein
rev	*reverse*
RFU	relative Fluoreszenzeinheiten
RIPA	*radioimmunoprecipitation assay*
RLU	relative Lichteinheiten
R$_n$	normiertes Reportersignal (R$_n$ = Reportersignal/ ROX)

RNA	Ribonukleinsäure
RNAi	RNA-Interferenz
RNase	Ribonuklease
ROX	Carboxy-X-Rhodamin
rpm	Umdrehungen pro Minute
rRNA	ribosomale Ribonukleinsäure
RT-4	humane Harnblasenkarzinomzelllinie, G1-Stadium
RT	Reverse Transkriptase
s	Sekunde
S	Svedberg
S100A6	S100 Calcium-bindendes Protein A6
scr	*scrambled*
SDS	Natriumdodecylsulfat
siRNA	*small interferring RNA*
SOC	*Super Optimal broth with Catabolite repression Medium*
293T	humane embryonale Nierenzelllinie
T	Thymin
TAE	Tris-Acetat-EDTA
Taq	*Thermus aquaticus*
TBE	Tris-Borat-EDTA
TBST	*Tris-buffered saline with Tween 20*
TE	Tris-EDTA
TEMED	N,N,N',N'-Tetramethylethylendiamin
T_m	Schmelztemperatur
TNM	*tumor nodes metastasis*
TPM	*transcripts per kilobase per million*
TRAM1	*translocation associated membrane protein 1*
Tris	α, α, α-Tris-(hydroxymethyl)-methylamin
tRNA	transfer Ribonukleinsäure
TSL	*transcript support level*
U	*unit* (Enzymeinheit)
U	Uracil
UDG	Uracil-DNA-Glykosylase
Upm	Umdrehungen pro Minute
UTR	untranslatierte Region
UV	ultraviolett
V	Volt
vgl.	vergleiche
v/v	Volumen pro Volumen

W	Watt
WHO	*World Health Organisation*
w/v	Gewicht pro Volumen
XC	Xylencyanol
x	multipliziert mit
x g	Vielfaches der Erdbeschleunigung
z. B.	zum Beispiel

Einleitung

1

Der erste Teil der Einleitung befasst sich mit Grundlagen und Kennzahlen des Harnblasenkarzinoms, welches den thematischen Rahmen dieser Doktorarbeit bildet. Im Anschluss an die Einführung in die Diagnostik von Blasentumoren inklusive RNA-basierter Tumormarker werden Transkriptomanalysen als Methodik zur Erschließung neuer Markermoleküle vorgestellt. Die dieser Arbeit zu Grunde liegende Transkriptomanalyse von RNA aus Patientenurin brachte mit TRAM1 und S100A6 zwei Markerkandidaten hervor, deren molekulare Mechanismen und biochemische Funktionen sowie mögliche Rollen in onkogenen Stoffwechselwegen im Folgenden genauer beleuchtet werden. Schließlich standen insbesondere die zirkulären RNA-Spezies der beiden Markerkandidaten als noch junges Forschungsfeld im Zentrum der Betrachtungen, sodass im letzten Abschnitt der Einleitung umfassend auf den aktuellen Kenntnisstand zu Vorkommen, Eigenschaften und Funktionen von zirkulären Transkripten sowie deren Assoziation mit Tumorerkrankungen und potentiellen klinischen Anwendungen eingegangen wird.

Ergänzende Information Die elektronische Version dieses Kapitels enthält Zusatzmaterial, auf das über folgenden Link zugegriffen werden kann https://doi.org/10.1007/978-3-658-40358-4_1.

1.1 Das Harnblasenkarzinom

1.1.1 Epidemiologie, Symptome, Risikofaktoren und Pathogenese des Harnblasenkarzinoms

Das Harnblasenkarzinom stellt die vierthäufigste Krebserkrankung beim Mann dar und tritt vorwiegend im höheren bis hohen Lebensalter auf, dabei sind Frauen nur ca. halb so häufig betroffen. Jährlich erkranken in Deutschland etwa 30.000 Personen neu am Blasentumor mit einer Todesrate von ca. 6.000 Menschen (Gesellschaft der epidemiologischen Krebsregister in Deutschland e. V., 2016). Als typische Symptome treten zumeist schmerzlose Mikrohämaturien und Makrohämaturien auf, wobei letztere mit höheren pathologischen Stadien des Harnblasenkarzinoms assoziiert werden (Ramirez *et al.*, 2016). Oft zeichnen sich allerdings keine eindeutigen Anzeichen einer Tumorerkrankung ab oder sind nicht von denen einer Blasenentzündung differenzierbar. Schmerzen und Dysurien entstehen überwiegend erst in fortgeschrittenen Tumorstadien (Niederhuber *et al.*, 2014). Zu den Risikofaktoren zählen neben genetisch bedingten Vorerkrankungen (Skeldon *et al.*, 2013) erworbene Faktoren durch Tabakkonsum (Barbosa *et al.*, 2018), chronische Entzündungen des Harntraktes (Partin *et al.*, 2015), chemische Substanzen sowie Strahlen- und Chemotherapien (Referenz: Griffiths and Action on Bladder Cancer Group, 2013).

Die Pathomechanismen des Harnblasenkarzinoms sind komplex und beinhalten eine Vielzahl vermuteter genetischer Aberrationen. Ein Entstehungsweg ist mit Mutationen des *Fibroblast Growth Factor Receptor 3* (FGFR3) und *Harvey Rat Sarcoma Viral Oncogene Homolog* (HRAS) assoziiert, die zur Aktivierung von *mitogen-activated protein* (MAP)-Kinasewegen führen (Bakkar *et al.*, 2003). Besonders schwerwiegend wirken sich Inaktivierungen von Tumorsuppressorgenen aus: So konnten Mutationen des Tumorproteins p53 bei über 50 % aller fortgeschrittenen Tumore der Harnblase nachgewiesen werden (Sarkar *et al.*, 2000). Weiterhin werden Alterationen der Tumorproteine p21 und p16 sowie des Retinoblastom-Proteins (Rb) mit höheren pathologischen Stadien des Harnblasenkarzinoms in Verbindung gebracht (Shariat *et al.*, 2004). Zusätzlich können Mutationen in der Phosphoinositid-3-kinase (PI3K), dem Tuberöse Sklerose Komplex 1 (TSC1), dem *protein patched homolog 1* (PTCH) und dem *deleted in bladder cancer protein 1* (DBC1) zur Erstellung von Mutationssignaturen herangezogen werden, die die Differenzierung in prognostisch relevante Subgruppen von Tumoren ermöglichen (Lerner *et al.*, 2017). Dennoch verfügt jedes Blasenkarzinom über ein individuelles Expressionsprofil an hoch- und herunterregulierten Onko- und Tumorsuppressorgenen. Nicht zu vergessen ist die entscheidende Rolle des Immunsystems während der Tumorentwicklung und -progression, die durch fehlgesteuerte Immunzellen weiter vorangetrieben werden kann (Thompson *et al.*, 2015).

1.1.2 Klassifizierung des Harnblasenkarzinoms

Das Harnsystem aus Nierenbecken, Harnleiter, Harnblase und Harnröhre ist mit den Epithelzellen des Urothels ausgekleidet, die über eine spezielle Membran in direktem Kontakt mit Urin und damit auch potentiellen Pathogenen, Toxinen sowie Hormonen stehen (Lazzeri, 2006). Daher bilden sich Harnblasenkarzinome mehrheitlich in dieser inneren Schleimhaut und können in tiefere Schichten wie die Blasenwand vordringen sowie in die angrenzenden Organe des Harnsystems invadieren, in späten pathologischen Stadien sogar in entfernte Körperregionen metastasieren (Abbildung 1.1). Die exakte Klassifizierung von malignen Tumoren erfolgt über das *tumor nodes metastasis* (TNM)-System, wobei „T" die Größe und Ausdehnung des Tumors, „N" die Anzahl und Lokalisation befallener Lymphknoten und „M" das Vorhandensein von Metastasen beschreibt (Colombel *et al.*, 2008). Nicht-invasive Harnblasenkarzinome beschränken sich auf das Urothel und werden in den Stadien *carcinoma in situ* (Tis), papilläres Karzinom (Ta) und T1 zusammengefasst, wobei letzteres Stadium auch als *non muscle invasive bladder cancer* (NMIBC) bezeichnet wird. Ab dem T2-Stadium spricht man dagegen von einem *muscle invasive bladder cancer* (MIBC) (Mitra and Cote, 2009).

Die histologische Einteilung von Blasenkarzinomgewebe erfolgt anhand der *World Health Organisation* (WHO)-Klassifizierung von 2016 (Moch et al., 2016). Für nicht-muskelin-vasive Stadien wird der *European Organisation for Research and Treatment of Cancer* (EORTC)-Risikokalkulator mit der Unterscheidung von niedrigem, intermediärem und hohem Risiko verwendet (Sylvester *et al.*, 2006). Für invasive Tumore erfolgt das dreistufige *Grading* anhand der WHO-Klassifikation von 1973: Diese beschreibt die Zellähnlichkeit des Tumorgewebes mit intaktem Harnblasengewebe und lässt sich in gut differenziert (G1), mäßig differenziert (G2) und schlecht differenziert (G3) einteilen (Metts *et al.*, 2000). Ein höheres Tumorstadium geht mit abnehmenden Differenzierungsgrad und gesteigerter Malignität der Tumorzellen einher. Seit 2004 existiert eine neue WHO-Klassifi-zierung aus einer Kombination von *Grading* und Risikobewertung, die zwischen *low/ intermediate/ high risk* und *low/ high grade* unterscheidet (Colombel *et al.*, 2008). Zwar soll die Tumor-Klassifikation die Wahl einer

geeigneten Therapie erleichtern, dennoch erschweren verschiedene zelluläre
Phänotypen mit unterschiedlichen Mutationen selbst innerhalb einer Neoplasie
die präzise Diagnostik und Prognose von Harnblasenkarzinomen (Wadlow and
Ramaswamy, 2005).

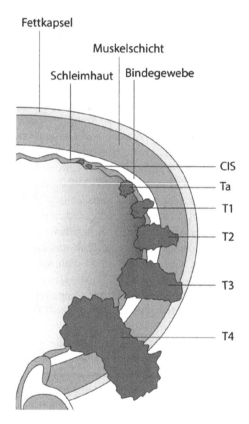

Abbildung 1.1 Klassifizierung der Stadien eines Harnblasenkarzinoms anhand des TNM-
Systems. (Die Stadien *carcinoma in situ* (Tis bzw. Cis), papilläres Karzinom (Ta) und T1
beschreiben nicht-invasive Harnblasenkarzinome, die sich auf das Urothel der Harnblase
beschränken. Die Stadien T2, T3 und T4 werden als invasive Harnblasenkarzinome bezeichnet und infiltrieren die Muskelschicht der Harnblase. Ein höheres Tumorstadium geht mit
einer gesteigerten Malignität der Tumorzellen einher, sodass zusätzlich auch benachbarte
Organe und Lymphknoten infiltriert sowie Metastasen in entfernte Körperregionen ausgebil-
det werden können (Referenz: Universitätsklinikum Köln, 2020))

1.1.3 Diagnostik des Harnblasenkarzinoms

Bei Vorliegen von klinischen Symptomen werden zunächst nicht-invasive Methoden zur Diagnostik des Harnblasenkarzinoms und Abgrenzung von anderen Erkrankungen des Harnsystems eingesetzt. Dazu gehören die Feststellung von Mikrohämaturien im Urinstreifentest oder Mikroskop (Mitra and Cote, 2010), Sonographien (Hilton and Jones, 2014) und Urographien (Trinh et al., 2018) des Harntraktes sowie die mikroskopische Untersuchung von Urothelzellen im Patientenurin (Yafi et al., 2015). Dabei dient die Urinzytologie der Analyse der Zellen hinsichtlich Dysplasien geringer Differenzierung, die jedoch stark abhängig von der individuellen Beurteilung des Pathologen ist (Raitanen et al., 2002) und bei gleichzeitig hoher Spezifität dennoch eine zu niedrige Sensitivität aufweist (Carmack and Soloway, 2006). Letztlich sind die klinischen Parameter von nicht-invasiven Untersuchungsmethoden nicht ausreichend für den alleinigen Einsatz in der Primärdiagnostik, sodass der Goldstandard für die Diagnose und Nachsorge von Blasentumoren die invasive Zystoskopie darstellt (Mitra and Cote, 2010). Die Blasenspiegelung ist ein bildgebendes Verfahren zur Visualisierung des Urothels mit der Möglichkeit der Durchführung einer transurethralen Resektion (TURB), die die Entnahme von Gewebeproben auffälliger Strukturen bis hin zur kompletten Entfernung von Tumorgewebe beschreibt (Babjuk et al., 2019). Auch durch Weiterentwicklungen wie die Weißlicht- und insbesondere die Fluoreszenz-Zystoskopie zeigt diese Methode als einzige eine ausreichend hohe Sensitivität und Spezifität zur Diagnostik des Harnblasenkarzinoms (Mowatt et al., 2011). Aufgrund der hohen Untersuchungskosten, der geringen Bereitschaft von Patienten zu invasiven Eingriffen sowie möglicher Komplikationen wie der Entzündung des Urothels besteht jedoch ein hoher Bedarf an einem nicht-invasiven Verfahren zur Detektion von Tumoren des Harntraktes (Mitra and Cote, 2010).

1.1.4 RNA-basierte Tumormarker des Harnblasenkarzinoms

Eine solche nicht-invasive Methode zur Detektion von Blasentumoren könnte auf einem Urin-basierten Tumormarkersystem beruhen, von denen in den letzten Jahrzehnten viele entwickelt und getestet wurden (Shariat et al., 2008). Dabei ist Urin als Untersuchungsobjekt gegenüber Blut zu bevorzugen, da dieser nur in direkten Kontakt mit den Organen des Harnsystems kommt und somit die Wahrscheinlichkeit von spezifischen Markerkandidaten für das Harnblasenkarzinom im Urin steigt (Mitra and Cote, 2009). Zwar sind fünf dieser nicht-invasiven Nachweisverfahren bereits von der *Food and Drug Administration* (FDA) für die Detektion und das Monitoring von NMIBC zugelassen (Soria *et al.*, 2018), allerdings konnte sich bisher keine dieser Methoden im klinischen Alltag oder international durchsetzen (Babjuk *et al.*, 2017).

Neben dem Nachweis von Proteinen, Antigenen oder DNA im Urin von Patienten, ist die Untersuchung der RNA-Zusammensetzung aufgrund der transient oder dauerhaft veränderten Genexpression von Tumorzellen von großem Interesse. Eine Vielzahl solcher differentiell exprimierter Transkripte konnte bereits als potentielle Tumormarker identifiziert werden (Hanke, 2007), wobei zumeist eine Überexpression dieser RNAs im Vergleich zum Urin von gesunden Patienten nachweisbar ist (Shariat *et al.*, 2008). Ein Beispiel für ein bereits entwickeltes Verfahren ist der *Cxbladder Monitor* (CxbM)-Test mit der Detektion von vier signifikant erhöhten *messenger* RNAs (mRNA) im Urin von Harnblasenkarzinompatienten sowie einem weiteren Transkript, welches mit nicht-malignen Phänotypen assoziiert wird und die Rate falsch-positiver Testergebnisse reduzieren soll (Kavalieris *et al.*, 2017). Die Methode befindet sich in der klinischen Phase II – III und überzeugt mit hohen Werten für die Sensitivität und Spezifität von bis zu > 90 % (Kavalieris *et al.*, 2017; Koya *et al.*, 2020). Damit übertrifft der CxbM-Test alle bisher zugelassenen nicht-invasiven Methoden zur Detektion von Blasentumoren und gilt derzeit als das Verfahren mit dem größten Potential zur Bestätigung bis hin zum Ablösen von zystoskopischen Untersuchungen z. B. in Verlaufskontrollen (Lotan *et al.*, 2017).

Ein weiteres vielversprechendes mRNA-basiertes Verfahren ist der *XPERT Bladder Cancer* Test (Pichler *et al.*, 2018) neben einzelnen bekannten Markerkandidaten wie dem *bladder tumor antigen* (BTA) oder dem *nuclear matrix protein 22* (NMP22) (Pichler *et al.*, 2017). Auch nicht-kodierende Transkripte wie die *long noncoding* RNA (lncRNA) *metastasis associated lung adenocarcinoma transcript 1* (MALAT1) (Yazarlou *et al.*, 2018), *micro* RNAs (miRNA) (Santoni *et al.*, 2018) oder zirkuläre RNAs (circRNA) (Song *et al.*, 2020; Zhang *et al.*, 2017b) werden als potentielle Urin-basierte Tumormarker untersucht. Dennoch ist neben der Detektion auch die korrekte Klassifizierung von Harnblasenkarzinomen ein Ziel von nicht-invasiven Verfahren, welche anhand von Tumormarkersystemen noch keine ausreichend hohe klinische Sicherheit bietet und daher die Zystoskopie als Goldstandard für die Diagnostik von Blasentumoren bisher nicht ablösen konnte (Soria *et al.*, 2019). Als Lösungsansatz werden daher Kombinationen von nicht-invasiven Nachweisverfahren (Birkhahn *et al.*, 2007) sowie die weitere Suche nach Markerkandidaten auch in Hinblick auf das korrekte *Staging* und *Grading* von Tumoren der Harnblase angestrebt. Dabei könnten Transkriptomanalysen der urinen RNA von Harnblasenkarzinompatienten eine entscheidende Rolle bei der Erschließung von neuen Tumormarkern spielen.

1.1.5 Transkriptomanalysen

Als Transkriptom bezeichnet man die Gesamtheit aller RNA-Moleküle einer biologischen Einheit, während die Transkriptomanalyse die Untersuchung der Zusammensetzung und der Häufigkeiten von Transkripten einer biologischen Probe beschreibt. Dafür wird die isolierte RNA zunächst in komplementäre cDNA umgeschrieben und im Anschluss an das *next generation sequencing* (NGS) die Datenanalyse auf der Grundlage von Datenbanken durchgeführt. Je nach Fragestellung können die Existenz von Transkripten, Spleißvarianten oder bestimmten Mutationen untersucht, *de novo* Genomassemblierungen durchgeführt sowie die differentielle Genexpression von zwei Proben betrachtet werden (Hoeijmakers *et al.*, 2013). Im Kontext des Harnblasenkarzinoms ist die Transkriptomanalyse einzelner Zellen (Yu *et al.*, 2019), von Gewebeproben (Hovelson *et al.*, 2018) und dem Urin von Patienten (Sin *et al.*, 2017) interessant. Erste Studien konnten bereits vielversprechende Markerkandidaten für kodierende Transkripte sowie circRNAs, lncRNAs und miRNAs identifizieren und gaben weiterführende Einblicke in mögliche Funktionen, Interaktionspartner und Netzwerke von potentiellen Tumormarkern (Dong *et al.*, 2019; Li *et al.*, 2018a; Sin *et al.*, 2017).

Die dieser Arbeit zu Grunde liegende Transkriptomanalyse (Rüger, 2017) befasste sich mit der differentiellen Genexpression von uriner RNA aus gesunden Probanden und Patienten mit Blasentumoren im fortgeschrittenen Stadium und war der Ausgangspunkt für die Auswahl der kodierenden und zirkulären Transkripte des S100A6- und TRAM1-Genlokus als zu untersuchende Markerkandidaten für das Harnblasenkarzinom.

1.2 S100A6 (S100 Calcium-bindendes Protein A6)

S100A6, auch als Calcyclin bekannt, gehört der Familie der Ca^{2+}-bindenden S100-Proteine an, die als Cluster auf dem humanen Chromosom 1 lokalisiert sind (Leśniak *et al.*, 2009). Die S100-Proteine kommen in diversen Zelltypen vor und regulieren wichtige Prozesse wie die Proliferation, Differenzierung, Migration und Invasion von Zellen (Donato *et al.*, 2013; Shiota *et al.*, 2011). Die Struktur und Funktion der S100-Proteine wird durch deren Bindung von Calcium-Ionen reguliert, sodass Fluktuationen des intrazellulären Ca^{2+}-Spie-gels zu unterschiedlichen zellulären Antworten führen (Zimmer and Weber, 2010). Als Markerkandidaten werden sie bereits mit vielen verschiedenen Tumorarten in Zusammenhang gebracht (Bresnick *et al.*, 2015), wobei der Nachweis von S100B im Tumorgewebe und Serum schon seit längerem als diagnostischer Marker für das Melanom eingesetzt wird und zusätzlich auch der urine S100A7-Spiegel Auskunft über das Vorliegen eines Melanoms geben könnte (Brouard *et al.*, 2002). Für S100A6 konnten Funktionen in zellulären Stressantworten (Leśniak *et al.*, 2005), der Proliferation und Differenzierung (Leśniak *et al.*, 2009) sowie der Apoptose von Zellen (Joo *et al.*, 2008) und der Regulation des Cytoskeletts (Leśniak *et al.*, 2017) gezeigt werden. Zudem kann S100A6 mit dem Tumor-suppressor p53 wechselwirken und Einfluss auf dessen Stabilität und Aktivität nehmen (Słomnicki *et al.*, 2009). Darüber hinaus ist S100A6 nicht nur innerhalb der Zelle im Zytoplasma und Zellkern lokalisiert, sondern liegt auch im extra-zellulärem Raum vor und kann in sekretorische Prozesse eingreifen (Jurewicz *et al.*, 2014). Schließlich wird S100A6 als ein Marker für Stammzellen sowie Tumorstammzellen vermutet (Leśniak *et al.*, 2017). Die S100A6 mRNA- und Proteinlevel werden beispielsweise durch Serum, den *tumor necrosis factor* (TNF α) und viele Stressfaktoren hochreguliert (Leśniak *et al.*, 2009). Weiterhin stei-gern Transkriptionsfaktoren wie β-Catenin und der *nuclear transcription factor* κ B (NF-κ B) die Expression von S100A6 (Joo *et al.*, 2003; Kilańczyk *et al.*, 2012).

Eine S100A6-Überexpression konnte bereits in vielen Tumorarten gezeigt wer-den wie beispielsweise im Melanom sowie Tumoren des Colons, der Pankreas, der Brust und der Harnblase (Cross *et al.*, 2005; Komatsu *et al.*, 2002; Ohu-chida *et al.*, 2007; Shah *et al.*, 2014). Aufgrund des extrazellulären Vorkommens können S100A6-Transkripte und deren Proteine in vielen Körperflüssigkeiten nachgewiesen werden, so korrelieren die S100A6-Level im Blutserum mit der Progression von vier verschiedenen Tumorarten (Leśniak *et al.*, 2017), darunter auch das Harnblasenkarzinom (Ismail *et al.*, 2016; Nishi *et al.*, 2014). Dennoch tritt ein Anstieg von S100A6 im Serum in verschiedenen Krankheitsbildern auf und müsste für die nicht-invasive Diagnostik einer Krebserkrankung in Kombina-tion mit spezifischen Tumormarkern eingesetzt werden (Leśniak *et al.*, 2017). Die S100A6-Proteinlevel im Urin wurden ebenfalls in zwei Studien untersucht und konnten als Biomarker für die Lupus Nephritis (Turnier *et al.*, 2017) und Tumore des oberen Magen-Darm-Traktes (Husi *et al.*, 2019) identifiziert werden, während über den Zusammenhang von S100A6-Transkripten im Urin und dem Vorliegen eines Blasentumors bislang keine Daten vorliegen.

1.3   TRAM1 (Translocation associated membrane protein 1)

In Säugetierzellen ist das endoplasmatische Retikulum (ER) der Hauptort zur Herstellung und Insertion von Membranproteinen sowie der Eintrittsort für lösliche Proteine in die Kompartimente des sekretorischen Weges (Lang *et al.*, 2017). Während der Targeting-Phase des cotranslationalen Proteintransports erkennt das *signal recognition particle* (SRP) das N-terminale hydrophobe Signalpeptid (SP) von sekretorischen Proteinen oder SP-äquivalente transmembranäre Helices (TMH) von naszierenden Membranproteinen (Hegde *and* Bernstein, 2006; Nilsson *et al.*, 2015) und interagiert mit dem Ribosom, sodass die Syntheserate der Polypeptidkette herabgesetzt wird (Lipp *et al.*, 1987). Auf diese Weise erreicht der SRP/Ribosom/Polypeptid-Komplex die ER-Membran noch vor der Fertigstellung des Vorläuferpeptids (Lakkaraju *et al.*, 2008). Im nächsten Schritt bindet das SRP an den SRP-Rezeptor (SR) (Egea *et al.*, 2005) und das Ribosom an den Sec61-Komplex (Prinz *et al.*, 2000), woraufhin sich das SRP unter GTP-Hydrolyse wieder vom SR löst und für das nächste SP zur Verfügung steht (Cross *et al.*, 2009).

Das wachsende Polypeptid kann nun in den heterotrimeren Sec61-Komplex insertiert werden (Görlich *et al.*, 1992a), dessen Sec61 α-Untereinheit eine wässrige Pore für das Vorläuferpeptid formt und die Translokationsphase durch die ER-Membran initiiert (Devaraneni *et al.*, 2011). Konkret wird die zu Beginn des Translokationsprozesses noch schwache Bindung zwischen dem Sec61-Komplex und dem Ribosom erhöht, sobald die Polypeptidkette eine Länge von ca. 70 Aminosäuren erreicht hat und ein funktionales SP vorhanden ist. Gleichzeitig öffnet sich der Sec61-Kanal und die wachsende Polypeptidkette kann in das Lumen des ERs eintreten (Zimmermann *et al.*, 2011). Dabei durchqueren sekretorische Proteine die Membran vollständig (Abbildung 1.2), während bei Membranproteinen nur bestimmte Sequenzen in das ER-Lumen gelangen, andere in das Cytosol exponiert oder in die ER-Membran insertiert werden.

Während für manche Polypeptide der SR und Sec61-Komplex für den Import in das ER ausreichend sind (Görlich and Rapoport, 1993), benötigen Vorläuferpeptide mit ineffizientem SP zusätzlich deren assoziierte Membrankomponenten *translocon-associated protein* (TRAP) (Nguyen *et al.*, 2018; Wiedmann *et al.*, 1987) und TRAM1. Für letzteres konnte aber auch eine stimulatorische Wirkung auf die Translokation von TRAM1-unabhängigen Polypeptidketten gezeigt werden (Görlich and Rapoport, 1993), weshalb es zusammen mit dem SRP und Sec61-Komplex als minimales Translokon bezeichnet wurde (Voigt *et al.*, 1996). Das TRAM1-Protein besteht aus acht transmembranären (TM) Domänen und

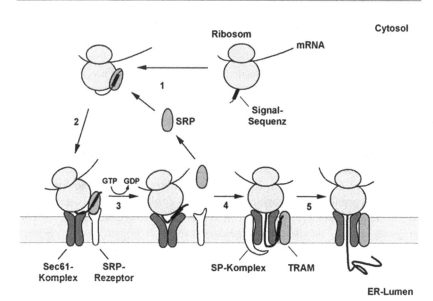

Abbildung 1.2 Schematische Darstellung des cotranslationalen Proteintransportes durch die ER-Membran in Säugerzellen. (Das 80 S-Ribosom beginnt mit der Translation der mRNA und das N-terminale SP des Vorläuferpeptids, auch Signalsequenz genannt, wird synthetisiert. **(1)** Das SRP erkennt und bindet sowohl das SP als auch das Ribosom, sodass es zu einer Verlangsamung der Elongationsrate kommt. **(2)** Der SRP/Ribosom/Polypeptid-Komplex bindet an den SR und den Sec61-Komplex, woraufhin sich das SRP unter GTP-Hydrolyse wieder vom Ribosom und dem SR löst und die Bindung des Ribosoms an den Sec61-Komplex gestärkt wird **(3)**. **(4)** Der Translokationskanal öffnet sich und die Polypeptidkette wird in Richtung des ER-Lumens geschoben. Das SP wechselwirkt neben dem Sec61-Komplex auch mit TRAM1 und Phospholipiden der ER-Membran. **(5)** Die Synthese des Polypeptids schreitet voran und das SP wird enzymatisch von der Polypeptidkette gespalten, sodass das fertige Vorläuferpeptid in das Lumen das ERs entlassen werden kann (Meyer, 2001))

wechselwirkt neben dem Ribosom sowohl mit löslichen als auch Membranproteinen in einem frühen Stadium der Translokation bzw. Membraninsertion (Görlich *et al.*, 1992b; High *et al.*, 1993). Konkret soll TRAM1 an der Ausbildung einer engen Bindung des Ribosoms an das Translokon beteiligt sein (Voigt *et al.*, 1996), die für die Öffnung des Sec61-Kanals zum ER-Lumen notwendig ist (Crowley *et al.*, 1994). Zudem wurde eine Rolle in der Translokationspause vorgeschlagen, die bei einigen sekretorischen Proteinen beobachtet werden konnte. Während dieser Verzögerung hält das Polypeptid an, die Ribosom-Membran-Bindung kann reorganisiert werden und einzelne Domänen des Vorläuferpeptids werden dem Cytosol ausgesetzt, sodass diese durch cytosolische Enzyme modifiziert oder gezielt degradiert werden können. TRAM1 soll während dieses Prozesses das Ausmaß der dem Zellplasma ausgesetzten Peptidsequenzen modulieren und eventuell die Exposition von bereits translokierten Domänen unterbinden. Außerdem könnte TRAM1 die Durchmischung von lumenalen und cytosolischen Zellinhalten verhindern sowie die Architektur und Porengröße des Translokons beeinflussen (Hegde *et al.*, 1998).

Darüber hinaus ermöglicht TRAM1 vermutlich die Bewegung von TM Peptidsequenzen aus der wässrigen in die hydrophobe Umgebung: Diese sollen nicht vorzeitig in die ER-Membran diffundieren und werden von TRAM1 so lange aktiv im Translokon gehalten, bis die Translation fortgeschritten oder abgeschlossen ist. So könnte TRAM1 eine zweite Hülle um den Sec61-Kanal bilden, die von TM Domänen vor Verlassen des Translokons durchquert werden muss und insbesondere bei polytopischen Membranproteinen für ein koordiniertes Insertieren der TM-Segmente sorgt (Do *et al.*, 1996).

In ersten Studien wurde vorgeschlagen, dass Polypeptide mit durchschnittlich kürzeren N- und H-Regionen des SPs TRAM1 für eine effektive Insertion benötigen (Voigt *et al.*, 1996). Laut den neusten Erkenntnissen konnte diese Beobachtung für die N-Regionen, jedoch nicht für die H-Regionen bestätigt werden (Klein *et al.*, 2020). Darüber hinaus zeigten die SPs und TMHs von TRAM1-Substraten durchschnittliche Hydrophobizitäten sowie Glycin/Prolin-Anteile, weshalb TRAM1 vermutlich kein substratspezifischer Rezeptor von bestimmten Vorläuferpeptiden darstellt und die Steuerung des Sec61-Komplexes nicht direkt beeinflusst (Klein *et al.*, 2020). Die Frage, wie genau TRAM1 den Proteinimport in das ER unterstützt, ist nicht abschließend geklärt. Aufgrund der hohen Anzahl geladener Reste in den TM Segmenten von TRAM1 wird jedoch eine Funktion als Chaperon für die Integration von nicht-optimalen TM Peptidsegmenten vermutet (Tamborero *et al.*, 2011). Weiterhin konnte durch dessen TRAM/LAG1/CLN8 (TLC)-homologer Domäne eine Einflussaufnahme auf die ER-Membran in der Nähe des Sec61-Komplexes beobachtet werden (Winter and Ponting, 2002): So könnte TRAM1 als „Membran-Chaperon" mit Ceramiden und Sphingolipiden wechselwirken und eventuell die Dichte und Phospholipidpackung der ER-Membran verändern (Guth *et al.*, 2004).

Weiterhin spielt TRAM1 eine Rolle in der Immun- und Stressantwort von Zellen: So kann dessen Toll-Interleukin 1 Rezeptor (TIR)-Domäne (Yamamoto *et al.*, 2003) die cytosolische TIR-Domäne des *Toll-like* Rezeptor 4 (TLR4) binden und als Signalübermittler die Produktion von Typ I Interferonen in frühen Endosomen induzieren. In der Folge kommt es zur Aktivierung von nachgeschalteten

Kinasen und Genen zur Immunabwehr von Pathogenen (Kagan *et al.*, 2008). In Mikroglia als den Immunzellen des zentralen Nervensystems begünstigt TRAM1 den anti-entzündlichen M1-Phänotyp sowie den Neuaufbau von Gewebe (Wang *et al.*, 2016) und in HepG2-Zellen wurde eine schützende Wirkung vor einer ER-Stress-induzierten Insulinresistenz gezeigt (Tang *et al.*, 2015). Allgemein konnte eine TRAM1-Funktion in der Beseitigung fehlgefalteter ER-Proteine und der Dislokation von Membranproteinen festgestellt werden (Ng *et al.*, 2010). Darüber hinaus wird TRAM1 für die *unique short region protein* (US)2- und US11-gesteuerte Dislokation der schweren Ketten der *major histocompatibility complex* (MHC)-Klasse-I-Komplexe des humanen Cytomegalovirus benötigt (Oresic *et al.*, 2009).

Dennoch wurde bis heute (Stand September 2020) keine Assoziation von TRAM1 mit onkogenen oder tumorsuppressiven Prozessen beschrieben. Einzig im *locally advanced rectal cancer* (LARC) konnten TRAM1-Transkripte in Gewebeproben vorhersagen, ob ein Patient gut auf eine präoperative Chemoradiotherapie vor der Tumorresektion ansprechen wird (Millino *et al.*, 2016). Über den Zusammenhang von TRAM1-Transkripten im Urin und Erkrankungen des Harntraktes oder eines Blasentumors liegen somit bislang ebenfalls keine Daten vor.

1.4   Zirkuläre RNAs

1.4.1   Die Entdeckung von zirkulären RNAs

Zirkuläre RNAs wurden erstmals 1976 als einzelsträngige kovalent geschlossene RNA-Moleküle in Form von pflanzlichen Viroiden beschrieben (Sanger *et al.*, 1976) und wurden lange Zeit als Fehler oder Nebenprodukte des mRNA-Spleißens in Vertebraten betrachtet (Memczak *et al.*, 2013). Erst 2012 berichteten Salzman *et al.* von der Expression zirkulärer Transkripte durch eine Vielzahl von Genen (Salzman *et al.*, 2012), was erst durch die Entwicklung von Methoden wie dem NGS ermöglicht wurde. Daraufhin detektierten Jeck *et al.* per NGS mehr als 25.000 distinkte circRNAs in humanen Fibroblasten (Jeck *et al.*, 2013) und Memczak *et al.* entwickelten einen fortgeschrittenen bioinformatischen Ansatz zur Identifikation von zirkulären Transkripten im Genom von Organismen (Memczak *et al.*, 2013). Seitdem stieg die Forschung zu circRNAs signifikant an und führte zu der Erkenntnis, dass zirkuläre Transkripte womöglich eine wichtige biologische Rolle spielen könnten (Hansen *et al.*, 2013; Memczak *et al.*, 2013). Schließlich wurden Datenbanken mit bioinformatischen und experimentellen Erkenntnissen für zirkuläre Transkripte entwickelt: So informiert beispielsweise *circBase* über die Gewebs-spezifische Expression von circ-RNAs (Memczak *et al.*, 2013), *Circular RNA Interactome* unterstützt beim Entwurf von divergenten Primern und trifft Vorhersagen über die Bindung von miRNAs sowie RNA-bindenden Proteinen (Dudekula *et al.*, 2016) und *CIRCpedia* kann die Konservierung von circRNAs über verschiedene Spezies, Zelltypen, Gewebe und Erkrankungen feststellen (Dong *et al.*, 2018).

1.4.2   Die Entstehung zirkulärer RNAs

CircRNAs werden während einer nicht-kanonischen Form des alternativen Spleißens gebildet, in dem es zur kovalenten Verknüpfung der 5'- mit den 3'- oder 2'-Enden von prä-mRNAs kommt und die sogenannten *backsplice junctions* (BSJ) entstehen (Liang and Wilusz, 2014). Backsplicing-Mechanismen sind sehr komplex und ermöglichen die Produktion von verschiedenen circRNAs ausgehend von einer mRNA-Matrize (Zhang *et al.*, 2016a). Man unterscheidet 3 Typen von zirkulären Transkripten: Exon-Intron-circRNAs (EIciRNA), zirkuläre intronische RNAs (ciRNA) und exonische zirkuläre RNAs (ecircRNA) (Han *et al.*, 2018; Panda *et al.*, 2017). Während ciRNAs und EIciRNAs vor allem im Zellkern auftreten, liegen ecircRNAs hauptsächlich im Zytoplasma vor (Li *et al.*, 2015b; Zhang *et al.*, 2014). Auch wenn die Biogenese von zirkulären Transkripten nicht abschließend geklärt ist, wurden verschiedene Modelle für Backsplicing-Mechanismen vorgeschlagen (Abbildung 1.3) (Jeck *et al.*, 2013; Zhang *et al.*, 2014).

Die Lariat-getriebene Zirkularisierung (Abbildung 1.3 b) nutzt das Exon-Skipping während der prä-mRNA-Reifung für die Bildung von ecircRNAs, die über Exon-enthaltende Lariat-Strukturen gefolgt vom internen Spleißen des Lariats erzeugt werden (Jeck and Sharpless, 2014). Ebenso können cis-regulatorische intronische Elemente wie flankierende invers komplementäre Sequenzen oder ALU-Elemente die Zirkularisierung von EIciRNAs und ecircRNAs begünstigen (Abbildung 1.3 c) (Chen, 2016). Allgemein konnte dabei ein positiver Einfluss der Länge der flankierenden Introns auf die Generierung von zirkulären Transkripten festgestellt werden (Salzman *et al.*, 2013), obwohl auch invers komplementäre Sequenzen von nur 30 – 40 Nukleotiden die Bildung einer circRNA vorantreiben konnten (Liang and Wilusz, 2014). Dennoch scheint eine starke Basenpaarung zwischen zwei oder innerhalb eines Introns die Effizienz der Herstellung von zirkulären Transkripten signifikant zu verbessern (Zhang *et al.*, 2014).

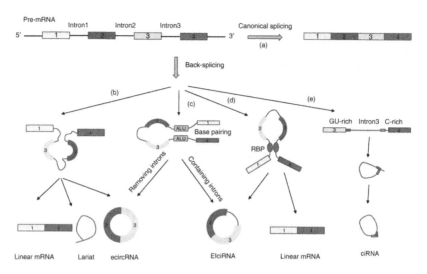

Abbildung 1.3 Biogenese von linearen und zirkulären Transkripten. ((a) Kanonisches Spleißen der prä-mRNA in eine reife lineare mRNA. (b) Lariat-getriebene Zirkularisierung (Exon-Skip-ping): Die prä-mRNA bildet zunächst eine Lariat-Struktur aus Exons und Introns, die im nächsten Schritt durch das Entfernen der Introns in einer ecircRNA, einem Intron-Lariat sowie einer mRNA resultiert. (c) Zirkularisierung über Basenpaarungen von Intronsequenzen: Flankierende Introns mit invers komplementären Sequenzen oder ALU-Elementen begünstigen die Zirkularisierung von Exons, die zu ElcircRNAs oder ecircR-NAs führen kann. (d) Bindung von RBPs: RBPs verbinden spezifische Sequenzmotive von flankierenden Introns der prä-mRNA und fördern das *Backsplicing* sowie die Exon-Zirkularisierung. (e) Biogenese von circRNAs: Manche Lariatstrukturen des Spleißprozesses können circRNA-Moleküle bilden. Der Prozess ist von einem Konsensus-Motiv abhängig bestehend aus einem 7-Nukleotid GU-reichen Element nahe der 5'-Spleißstelle und einem 11-Nukleotid C-reichen Element nahe dem *Branchpoint* (Zhao *et al.*, 2019))

Auch trans-regulatorische RNA-bindende Proteine (RBP) können durch die Bindung spezifischer Stellen der flankierenden Introns der prä-mRNA und anschließende Dimerisierung die Zirkularisierung von ElcircRNAs fördern (Abbildung 1.3 d) (Chen and Yang, 2015), wobei für *Muscleblind* (MBL) und *Quaking* (QKI) ein direkter Zusammenhang von deren Expressionsniveaus mit der Abundanz von bestimmten circRNAs gezeigt werden konnte (Conn *et al.*, 2015). So scheint das Protein QKI in die Hochregulation von Hunderten von zirkulären Transkripten während der epithelial-mesenchymalen Transition in humanen Zellen involviert zu sein (Conn *et al.*, 2015). Dagegen können negativ wirkende RBPs die Basenpaarung von Intronsequenzen destabilisieren und so die Zirkularisierung von Transkripten unterbinden (Qian *et al.*, 2018).

Darüber hinaus konnte für einige der 5'- nach 2'-verknüpften Lariat-Strukturen als Nebenprodukte des kanonischen Spleißens eine erhöhte Stabilität nachgewiesen werden (Zhang *et al.*, 2013), deren partielle Degradation an den 3'-Enden zur Bildung von ciRNAs führen kann (Abbildung 1.3 e) (Wang, 2015). Für dessen Herstellung müssen ciRNAs jedoch vor der enzymatischen Hydrolyse durch Branching-Enzyme geschützt werden, was durch ein 7-Nukleotid GU-reiches Element nahe der 5'-Spleißstelle und eine 11-Nukleotid-lange Cytosin-reiche Sequenz nahe dem *Branchpoint* sichergestellt wird (Zhang *et al.*, 2013). Zudem konnte kürzlich auch die Generierung von tRNA intronischen zirkulären RNAs (tricRNA) aus prä-tRNAs in Abhängigkeit der Spaltung des Bulge-Helix-Bulge-Motivs durch die tRNA-spleißende Endonuklease (TSEN) gezeigt werden (Noto *et al.*, 2017).

Insgesamt wurde eine niedrigere Effizienz für das *Backsplicing* mit weniger als 1 % im Vergleich zum kanonischen Spleißen von linearen Transkripten festgestellt, welches sowohl co- als auch posttranskriptional stattfinden kann (Chen, 2020). Da beide Prozesse miteinander gekoppelt sind und durch das gleiche Spleißosom katalysiert werden, konnte eine Kompetition der Herstellung von linearen und zirkulären Transkripten beobachtet werden (Ashwal-Fluss *et al.*, 2014). Dennoch zeigten Studien in humanen Zelllinien eine unabhängige Regulation der circRNA-Expression von den jeweiligen kodierenden Transkripten (Salzman *et al.*, 2013).

1.4.3 Vorkommen und Eigenschaften von zirkulären RNAs

Zirkuläre Transkripte werden der Klasse nicht-kodierender RNAs zugeordnet und zeichnen sich durch eine hohe Stabilität, Abundanz und Konservierung in Säugetierzellen aus (Jeck *et al.*, 2013). In vielen Geweben und Körperflüssigkeiten konnten bereits circRNAs identifiziert werden (Memczak *et al.*, 2013; Panda *et al.*, 2017), wobei diese mit Ausnahme des Gehirns überwiegend niedriger als kodierende Transkripte exprimiert werden (Abu and Jamal, 2016). Zudem konnte eine Gewebs- und Entwicklungs-spezifische Expression von circRNAs gezeigt werden (Qu *et al.*, 2018). Insgesamt wird der Anteil an zirkulären Transkripten mit $0{,}002 - 0{,}03$ % der zellulären RNA-Masse, 1 % der Poly(A)-RNAs und $3 - 20 \times 10^3$ Molekülen pro Zelle angegeben (Guo *et al.*, 2014; Salzman *et al.*, 2013).

Strukturell können reife circRNAs eine Länge von unter 100 Nukleotiden bis zu mehr als 4 kb aufweisen, wobei die meisten humanen zirkulären Transkripte

einige Hundert Nukleotide umfassen (Lasda and Parker, 2014) und aus einem
bis fünf Exons bestehen (Guo *et al.*, 2014). Die meisten Genloki bringen nur ein
oder zwei distinkte circRNAs hervor (Salzman *et al.*, 2013) und am *Backsplicing*
sind überwiegend deren mittlere (Zhang *et al.*, 2014) sowie längere Exons beteiligt (Jeck and Sharpless, 2014). Aufgrund ihrer Zirkularität und dem Fehlen von
freien Enden inklusive 3'-Poly(A)-Schwanz und 5'-Capstruktur (Memczak *et al.*,
2013) sind circRNAs resistent gegenüber Exoribonukleasen wie beispielsweise
der RNAse R und weiteren zellulären Exonukleasen (Jeck *et al.*, 2013). Zirkuläre Transkripte verfügen daher mit ca. 48 h (Jeck *et al.*, 2013) über eine längere
Halbwertszeit in Zellen als lineare mRNAs mit durchschnittlichen 10 h (Schwanhäusser *et al.*, 2011). Zwar stellt das *Backsplicing* einen ineffizienten Prozess dar,
dennoch können circRNAs aufgrund ihrer hohen Stabilität zu hohen Abundanzen
in Zellen akkumulieren (Zhang *et al.*, 2016b).

1.4.4   Funktionen zirkulärer RNAs

Zirkulären Transkripten werden 4 Hauptfunktionen zugeordnet: Sie können als
„Schwämme" (*sponges*) mit *microRNAs* (miRNA) assoziieren und somit indirekt
die Translation von mRNAs regulieren sowie die Transkription und das Spleißen
von Zielgenen beeinflussen (Conn *et al.*, 2017; Panda, 2018; Zhang *et al.*, 2013).
Zudem konnte die Bindung von RBPs sowie die Translation von ausgewählten
circRNAs gezeigt werden (Ashwal-Fluss *et al.*, 2014; Legnini *et al.*, 2017). Auch
aufgrund weiterer vielfältiger Funktionen (Chen, 2020) wurden circRNA-Spezies
mit diversen Erkrankungen wie Krebs, Alzheimer, Parkinson und kardiovaskulä-
ren Leiden in Verbindung gebracht (Floris *et al.*, 2017; Lukiw, 2013; Yang *et al.*,
2018b). Weiterhin können zirkuläre Transkripte als Vorlage für eine *rolling circle*
Replikation oder die Möglichkeit der Neuanordnung von genetischem Material
während des viralen Vermehrungszyklus fungieren (Lasda and Parker, 2014).

1.4.4.1   Regulation der Transkription und des Spleißens

Im Gegensatz zu ecircRNAs sind ciRNAs und EIciRNAs (vgl. Abschnitt 1.4.2)
vor Allem im Zellkern lokalisiert und können die Transkription und den
Spleißprozess von Zieltranskripten regulieren. Beispielsweise kann die ciRNA
ci-ankrd52 einen Komplex mit der RNA-Polymerase II (pol II) bilden und die
Transkription des *ankyrin repeat domain 52* (ANKRD52)-Gens über die Promotor-
region steigern (Zhang *et al.*, 2013). Auch die EIciRNAs circEIF3J und circPAIP2
können Komplexe mit dem U1 *small nuclear Ribonucleoprotein Particle* (snRNP)
und der pol II bilden und die Transkription von deren Zielgenen fördern (Li

et al., 2015b). Schließlich bindet die circRNA des *Arabidopsis* SEP3-Gens an seinen DNA-Lokus, um die Spleißeffizienz der SEP3-mRNA zu beeinflussen (Conn *et al.*, 2017).

1.4.4.2 Funktion als miRNA-Sponge

MiRNAs sind ca. 23-Nukleotid-lange nicht-kodierende RNAs mit essentiellen Funktionen in regulatorischen Netzwerken und biologischen Prozessen wie der Apoptose, der Proliferation, der Immunantwort und der Kanzerogenese von Zellen (Dragomir *et al.*, 2018). Im Allgemeinen können miRNAs die Translation ihrer Zieltranskripte durch Bindung an deren 3'-nicht-translatierte Regionen inhibieren und als *competitive endogenous* RNAs (ceRNA) agieren (Zhong *et al.*, 2018). Auch circRNAs werden der Klasse der ceRNAs zugeordnet, da sie über ihre miRNA-Bindungsstellen die Stabilität oder Translation von Zieltranskripten durch Kompetition um die gleichen miRNAs beeinflussen können (Zhong *et al.*, 2018). Weiterhin können circRNAs miRNA-Spezies auch temporär binden und speichern sowie an entfernte Orte in der Zelle transportieren (Zhao *et al.*, 2019). Die ersten als miRNA-Schwämme identifizierten circRNAs waren CDR1as (ciRS-7) und circSry, wobei letztere im Hoden exprimiert wird und 16 spezifische Bindungsstellen für die miR-138 aufweist. CDR1as kommt im Gehirn von Menschen und Mäusen vor und kann mit mehr als 70 konservierten Bindungsstellen für miR-7 dessen Aktivität inhibieren (Hansen *et al.*, 2013).

1.4.4.3 Bindung von RBPs

Zirkuläre Transkripte können auch über die Bindung von RBPs in diverse biologische Prozesse eingreifen, beispielsweise durch die Ausbildung einer RNA-Haarnadelstruktur in Kombination mit der durch doppelsträngige RNA aktivierte Proteinkinase (PKR) zur Regulation der Immunantwort von Zellen (Liu *et al.*, 2019a). Weiterhin kann circ-Foxo3 den *inhibitor of DNA binding 1* (ID-1), *E2F transcription factor 1* (E2F1) und weitere RBPs zum Einleiten der Seneszenz von Kardiomyozyten binden (Du *et al.*, 2017a). Zusätzlich können circRNAs die post-transkriptionelle Regulation durch Bindung von Argonauten-Proteinen, QKI und Hu-antigen R (HuR) beeinflussen (Hansen *et al.*, 2011; Huang *et al.*, 2020; Jeck and Sharpless, 2014).

1.4.4.4 Translation von zirkulären RNAs

Mehr als 80 % der identifizierten circRNAs enthalten nur exonische Sequenzen und haben somit das Potential zur Kodierung eines Polypeptids (Pamudurti *et al.*, 2017). Die Translation von linearen mRNAs ist jedoch abhängig von der bei circrnas fehlenden 5'-Capstruktur, weshalb interne ribosomale Eintrittsstellen (IRES) als Erkennungsstellen für Ribosomen in circRNAs mit einem offenen Leserahmen (ORF) vorgeschlagen wurden (Li *et al.*, 2018c). Dieser alternative Mechanismus der Cap-unabhängigen Translation wurde bereits in Zellen unter Stressbedingungen oder einer viralen Infektion auch für lineare Transkripte beobachtet (Godet *et al.*, 2019). Obwohl IRES-Elemente in ca. 10 % der humanen mRNAs gefunden werden konnten (Weingarten-Gabbay *et al.*, 2016), sind die biologischen Implikationen einer IRES-gesteuerten Translation noch Gegenstand der Forschung (Lei *et al.*, 2020).

Bereits in frühen Studien wurde die Translation von IRES-enthaltenden circRNAs durch eukaryotische Ribosomen beschrieben (Chen and Sarnow, 1995), was durch eine synthetische circRNA mit insertierter IRES und die Synthese des *green fluorescent protein* bestätigt werden konnte (Wang and Wang, 2015). Daraufhin konnte auch die Translation von spezifischen endogenen eukaryotischen circRNAs gezeigt werden: Ein Beispiel ist das Transkript circ-FBXW7, das in das 21-kDa Protein FBXW7-185aa translatiert werden kann und die Stabilität des c-Myc-Proteins beeinflusst sowie die Progression von malignen Glioma inhibieren könnte (Yang *et al.*, 2018c). Zudem konnten durch eine Analyse der Translation in menschlichem Herzmuskelgewebe 40 Mikroprotein-kodierende circRNAs identifiziert werden (van Heesch *et al.*, 2019), deren zumeist verkürzte Versionen eines kanonischen Proteins eine biologische Relevanz haben könnten. Da diesen Peptiden jedoch oft essentielle Domänen fehlen, wurden vor allem Funktionen als dominant-negative Proteinvarianten, Protein-Decoys oder Modulatoren von alternativen Protein-Komplexen vorgeschlagen (Legnini *et al.*, 2017). Weitere Studien konnten sowohl eine 5'-Cap- als auch IRES-unabhängige Translation von circRNAs zeigen, die sich vermutlich durch eine spezifische Sequenz nahe dem Translationsstart erklären lässt. Diese ähnelt dem Konsensus-Motiv für eine N6-Methyladenosin-Modifikation, wurde vermehrt in circRNAs detektiert und kann die Translation in humanen Zellen antreiben (Yang *et al.*, 2017b).

1.4.5   Zirkuläre RNAs in Krebserkrankungen

Zirkuläre Transkripte können vielfältige Funktionen in der Progression von malignen Tumoren erfüllen (Feng *et al.*, 2019) und in die Zellproliferation, zelluläre Apoptosemechanismen, den epithelial-mesenchymalen Übergang (EMT) sowie die Zellkommunikation über Exosomen involviert sein. Beispielsweise konnten für das Prostatakarzinom 171 circRNA-Spezies eindeutig mit der Krebszellproliferation in Verbindung gebracht werden (Chen *et al.*, 2019). In Darmkrebsproben traten stets niedrigere circRNA:mRNA-Ratios im Vergleich zu gesundem Gewebe auf, was für eine negative Korrelation von zirkulären Transkripten mit steigender Proliferationsrate spricht (Bachmayr-Heyda *et al.*, 2015). Allgemein konnte überwiegend eine Herabsetzung der circRNA-Expression in Tumoren beobachtet werden (Li *et al.*, 2019), welche auch auf die hohen Proliferationsraten und einen Verdünnungseffekt in Krebszellen zurückgeführt werden kann (Bachmayr-Heyda *et al.*, 2015). Im Gegensatz dazu war das zirkuläre Transkript circ_0026134 signifikant in Geweben und Zelllinien des *non-small-cell lung cancer* (NSCLC) hochreguliert und konnte mit der Proliferation und Metastasierung von Krebszellen durch Bindung von miR-1256 und miR-1287 in Verbindung gebracht werden (Chang *et al.*, 2019). Besonders interessant ist die Regulation verschiedener Krebsarten durch circTADA2A: Während die circTADA2/ miR-203a-3p/CREB3-Achse in die Progression und Metastasierung von Osteosarkomen involviert ist (Wu *et al.*, 2019), konnte für die circTADA2A-E6/miR-203a-3p/SOCS3-Achse eine Inhibition beider Prozesse im Brustkrebs gezeigt werden (Xu *et al.*, 2019). Zudem scheint das Transkript circRNA_0023642 die EMT von Magenkrebszellen durch eine Steigerung der E-Cadherin- und Senkung der N-Cadherin-, Vimentin- und Snail-Expression zu beeinflussen (Zhou *et al.*, 2018). Weiterhin kann circFoxo3 Komplexe mit der E3-Ubiquitin-Ligase Mdm2 bilden und mit p53 ein Schlüsselprotein der Zellzykluskontrolle und Apoptose regulieren (Du *et al.*, 2017b). Durch die genetische Instabilität von Tumorzellen konnten Fusions-circRNAs (f-circRNAs) als Ergebnis von chromosomalen Translokationen in Lymphomen mit der Resistenz gegenüber apoptotischen Signalen und therapeutischen Wirkstoffen in Verbindung gebracht werden (Guarnerio *et al.*, 2016). Nicht zuletzt sind circRNAs auch in die Vesikel-gesteuerte Zellkommunikation eingebunden, indem beispielsweise ciRS-133 über Exosomen in Präadipozyten eingeschleust werden kann und eine Rolle in der Kachexie von Magenkrebspatienten zu spielen scheint (Zhang *et al.*, 2019).

1.4.6 Zirkuläre RNAs im Harnblasenkarzinom

In einer Microarray-Analyse zur Identifikation von differentiell exprimierten Transkripten des Harnblasenkarzinoms konnten 285 hoch- sowie 184 herunterregulierte circRNA-Spezies festgestellt werden, wobei die circRNA-MYLK durch eine signifikante Überexpression auffiel und eine positive Korrelation mit dem mRNA-Level des *vascular endothelial growth factor A* (VEGFA) erkennen ließ. Daraufhin konnte die Bindung von miR-29a an die circRNA-MYLK zur

Regulation der VEGFA-Expression gezeigt werden, die zur Steigerung der Zell-proliferation und Migration sowie zur Induktion der EMT führte. Zudem waren die Expressionslevel der circRNA-MYLK mit einem steigenden *Staging* und *Grading* von Blasentumoren korreliert (Zhong *et al.*, 2017). In einer weiteren Studie konnten 14 hoch- und 42 herunterregulierte zirkuläre Transkripte via NGS von Tumoren und gesundem Gewebe der Harnblase festgestellt sowie mittels quantitativer Polymerase-Kettenreaktion (qPCR) bestätigt werden (Yang *et al.*, 2017a). Für die bereits aus anderen Tumorerkrankungen bekannte circ-ITCH konnten ebenfalls niedrigere Expressionslevel im Harnblasenkarzinom festgestellt werden: So könnte die circRNA-Spezies zu einem G1-Zellzyklusarrest durch Bindung von miR-17 und miR-224 führen und dessen Fehlen die Proliferation und Invasion von Blasentumoren vorantreiben (Yang *et al.*, 2018a). Auch für die circRNAs BCRC-3 (Xie *et al.*, 2018) und circHIPK3 (Li *et al.*, 2017) konnten miRNA-Sponge-Aktivitäten und eine Inhibition der Progression von Blasentumoren ermittelt werden. Letztere kann über die Bindung von miR-588 die Expression der Heparanase regulieren und könnte daher ebenso wie BCRC-3 via die miR-182-5p/p27-Achse als ein therapeutisches Zielmolekül für die Behandlung des Harnblasenkarzinoms fungieren. Zuletzt erwähnt sei das zirkuläre Transkript circTCF25 mit der potentiellen Bindung von miR-103a-3p und miR-107, welche die Hochregulation der CDK6 und 13 weiteren mit der Proliferation, Migration und Invasion von Tumorzellen assoziierten Genen zur Folge haben könnte (Zhong *et al.*, 2016).

Diese Ergebnisse schlagen eine Rolle für circRNAs in der Diagnostik, Behandlung und Verlaufskontrolle von Blasentumoren vor. Da insbesondere eine verbesserte Früherkennung von Tumoren des Harntraktes den Therapie-erfolg maßgeblich steigern könnte, wurden in einer Transkriptomanalyse von NMIBC-Patienten circHIPK3 und circCDYL als vielversprechende diagnostische Zielmoleküle identifiziert (Okholm *et al.*, 2017). Bislang liegen jedoch nur zwei Studien zur Genexpression von circRNAs im Urin vor: NGS-Analysen von exo-somaler uriner RNA detektierten 1092 circRNAs im Prostatakarzinom-Patienten (Vo *et al.*, 2019), sodass der Nachweis von circRNAs in der Nuklease-geschützten Umgebung von Exosomen möglich ist. Aber auch freie zirkuläre Transkripte konnten in einer ersten Microarray-Analyse von Urinproben von Harnblasenkar-zinompatienten und gesunden Probanden als eine neue Klasse von nicht-invasiven Biomarkern identifiziert werden (Song *et al.*, 2020).

1.4.7   Klinische Anwendungen von zirkulären RNAs

1.4.7.1   Zirkuläre RNAs als potentielle Biomarker

Bereits in vielen Studien konnte eine Deregulation von zirkulären Transkripten in malignen Tumoren im Vergleich zum gesunden Gewebe gezeigt werden, die oftmals mit klinisch-pathologischen Eigenschaften wie der Tumorgröße und dem TNM-Staging korreliert ist (Huang *et al.*, 2017) und die potentielle Funktion von circRNAs als Biomarker für Krebserkrankungen unterstreicht. Beispielsweise erhöhte sich die Expression einer circ-RNA-Spezies in Gebärmutterhalstumoren mit steigendem TNM-Stadium sowie der Zunahme an Metastasen (Song *et al.*, 2019). Zudem konnten circRNAs aufgrund ihrer erhöhten Stabilität im Blutserum (Li *et al.*, 2015a), im Speichel (Jh *et al.*, 2015) sowie im Urin (Song *et al.*, 2020) detektiert werden und stellen daher vielversprechende Markerkandidaten für eine nicht-invasive Tumordiagnostik dar. Die Halbwertszeit der zirkulären Transkripte wird zusätzlich durch deren Verpackung in Exosomen gesteigert, die eine Nuklease-geschützte Umgebung darstellen und circRNAs in Körperflüssigkeiten zu entfernten Geweben und Organen transportieren können (Li *et al.*, 2015a). So konnte erst kürzlich eine Reihe deregulierter circRNA-Spezies in den Exosomen des Serums von Brustkrebspatienten identifiziert werden (Wang *et al.*, 2019).

1.4.7.2   Zirkuläre RNAs als potentielle therapeutische Ziele und Vektoren

Verschiedene therapeutische Strategien wurden für zirkuläre Transkripte mit unterschiedlichen Funktionen vorgeschlagen: Onkogene circRNAs könnten durch *small interfering* RNAs (siRNA) mit perfekter Komplementarität zum Backsplicing-Übergang gezielt gehemmt werden (Zhang and Xin, 2018). Weiterhin wurden Antisense-Oligonukleotide (asON) zur Inhibition der prä-mRNAs von zirkulären Ziel-Transkripten diskutiert (Geng *et al.*, 2018). Dagegen könnte die Expression von Tumorsuppressor-circRNAs durch das Einbringen von exogenen Sequenzen angeschaltet bzw. gesteigert werden (Geng *et al.*, 2018). Dennoch bringt dieses noch junge Forschungsfeld viele Herausforderungen mit sich wie die Reduktion von Nebenwirkungen, der Ausschluss von Off-Target-Effekten sowie die spezifische Inhibition von zirkulären ohne gleichzeitige Hemmung der linearen Transkripte eines Genlokus (Frazier, 2014; Wang *et al.*, 2017; Zhang and Xin, 2018). Nicht zuletzt würde sich aufgrund der hohen Stabilität von circRNAs und der Fähigkeit zur Bindung von miRNAs und Proteinen auch eine Funktion als therapeutischer Vektor anbieten, indem spezifische circRNAs mit Bindungsstellen für onkogene miRNAs oder Proteine in Tumorzellen eingebracht werden und dort physiologische Regulationsmechanismen wiederherstellen könnten (Zhao *et al.*, 2019).

1.5   Zielsetzung dieser Arbeit

Das Standardverfahren für die Diagnose und Nachsorge von Harnblasenkar-
zinomen ist nach wie vor die invasive Zystoskopie, die als einzige Methode
ausreichend hohe Werte für die Sensitivität und Spezifität des Nachweises
von Blasentumoren aufweist. Die vielfältigen Nachteile dieses medizinischen
Eingriffes legen den Fokus zukünftiger Diagnostik jedoch auf nicht-invasive
Tumormarkersysteme z. B. auf Grundlage der RNA-Zusammen-setzung des
Urins, sodass im Vorfeld dieser Arbeit eine Transkriptomanalyse der urinen
RNA von gesunden Probanden und Patienten mit Harnblasenkarzinom im fortgeschrittenen Tumorstadium durchgeführt wurde (Rüger, 2017). Die erste Aufgabe
bestand daher in der Auswahl geeigneter RNA-Markermoleküle und der Defi-
nition von Kriterien für die *in silico* Suche nach potentiellen Tumormarkern
des Harnblasenkarzinoms. Nach der Festlegung auf die linearen und insbesondere die zirkulären Transkripte des TRAM1- und S100A6-Genlokus als
Untersuchungsobjekte stellte sich zunächst die Frage, ob die RNA-Spezies in
Harnblasenkarzinomzelllinien experimentell nachgewiesen werden können. Dafür
wurden verschiedenste Nachweisverfahren entwickelt und der Fokus auf die
Validierung von zirkulären RNA-Spezies der genannten Genloki gelegt.

Im nächsten Schritt sollte die differentielle Genexpression von TRAM1- und
S100A6-Transkripten in Harnblasenkarzinomzelllinien und den Urinproben der
Transkriptomanalyse untersucht werden. Im Mittelpunkt dieser Genexpressions-
studien stand auch die Frage nach der Übereinstimmung der experimentellen
Ergebnisse mit den *in silico* Analysen der Transkriptomdaten. Zudem sollten
mögliche Rückschlüsse von einer rein diagnostischen auf eine potentielle tumor-
biologische Funktion der Zieltranskripte in der Entstehung und Progression des
Harnblasenkarzinoms gezogen werden.

Da nur für den TRAM1-Genlokus zirkuläre RNA-Spezies verifiziert werden konnten, wurde dieser Markerkandidat im letzten Teil der Arbeit in das
Zentrum der Betrachtungen gerückt. Zunächst sollten mögliche Funktionen insbesondere der bestätigten circRNA-Spezies hinterfragt werden, weshalb *in silico*
Analysen von miRNA-Bindungsstellen und potentiell bindenden RBPs sowie die
Untersuchung der zellulären Lokalisation von TRAM1-Transkripten durchgeführt
wurden. Auch der Nachweis des TRAM1-Proteins und die Identifikation von
vorhergesagten Interaktionspartnern sollten weitere Einblicke in die Biologie des

Markerkandidaten erlauben. Schließlich wurden Suppressionsstudien von linearen und zirkulären TRAM1-Transkripten in Harnblasenkarzinomzelllinien geplant, um deren Auswirkungen auf der RNA- und Proteinebene sowie auf tumorbiologisch relevante Parameter zu untersuchen und weitere potentielle Funktionen von TRAM1-Transkripten validieren zu können.

Material

2

Im Folgenden sind die Firmensitze der Material- und Gerätehersteller aufgelistet. Diese werden in den Tabellen und im weiteren Verlauf der Arbeit nicht mehr angegeben.

A	Agilent Technologies (Santa Clara, CA, USA), Air Liquide (Düsseldorf, D)
B	Beckman Coulter (Brea, CA, USA), Becton Dickinson (East Rutherford, NJ, USA) Biometra (Göttingen, D), Bio-Rad (Hercules, CA, USA), Biosan (Riga, LVA), Biozym (Hessisch- Oldendorf, D), Bosch (Gerlingen-Schillerhöhe, D), Büfa (Oldenburg, D)
C	California Institute of Technology (Charlottesville, VA, USA), Carl Roth (Karlsruhe, D)
D	Denver Instrument GmbH (Göttingen, D), DSMZ (Braunschweig, D)
E	Epicentre (Madison, WI, USA), Eppendorf (Hamburg, D), Epson (Meerbusch, D)
F	Fackelmann (Hersbruck, D), Feather (Osaka, Japan), Fluka (Buchs, CH), Forma Scientific (Marietta, USA)
G	GE Healthcare (München, D), Gibco (Dublin, IRL), Gilson (Middleton, WI, USA), Greiner Bio-One (Frickenhausen, D), GSL Biotech LLC (Chicago, IL, USA)

Ergänzende Information Die elektronische Version dieses Kapitels enthält Zusatzmaterial, auf das über folgenden Link zugegriffen werden kann https://doi.org/10.1007/978-3-658-40358-4_2.

J. Dubois, *Untersuchung von linearen und zirkulären Transkripten des TRAM1- und S100A6-Genlokus im Kontext des Harnblasenkarzinoms*,
https://doi.org/10.1007/978-3-658-40358-4_2

H	Heidolph Instruments (Schwabach, D), Heraeus (Hanau, D), Hettich (Tuttlingen, D), Hoefer (Holliston, MA, USA), HP Medizintechnik (Oberschleißheim, D)
I	IKA (Staufen, D), Infors (Bottmingen, CH), Institute for Theoretical Chemistry (Wien, AT), Integra Biosciences (Zizers, CHE)
K	Kern & Sohn (Balingen-Frommern, D), KNF (Freiburg, D)
L	Labortechnik Medingen (Arnsdorf, D), Liebherr (Bulle FR, CHE), LKB Instruments (Mount Waverly, Australien), Lonza (Basel, Schweiz)
M	Macherey-Nagel (Düren, D), Marienfeld Superior (Lauda-Königshofen, D), Meditrade (Kiefersfelden, D), Merck (Darmstadt, D), Metabion (Planegg / Steinkirchen, D), Microsoft Corporation (Redmond, USA), Millipore (Eschborn, D), Molecular Dynamics (Caesarea, IL)
N	NCBI (Rockville Pike, MD, USA), nerbe plus (Winsen / Luhe, D), New England Biolabs (Ipswich, MA, USA), Nimagen (Nijmegen, NL)
O	OriGene Technologies (Herford, D)
P	PBIL-IBCP (Lyon, FR), Pharmacia Biotech (Freiburg, D), Phase (Lübeck, D), Promega (Madison, WI, USA)
Q	Qiagen (Hilden, D)
R	Renner GmbH (Dannstadt-Schauernheim, D)
S	Santa Cruz Biotechnology (Dallas, TX, USA), Sanyo (München, D), Sarstedt (Nürmbrecht, D), Sartorius (Göttingen, D), Sci Ed (Boulder, CO, USA), Schott (Mainz, D), Scaltec Instruments (Göttingen, D), Scotsman (Vernon Hills, USA), Serva (Heidelberg, D), Sigma-Aldrich (St. Louis, MO, USA), Systec (Linden, D)
T	Techne (Staffordshire, UK), Technische Universität Wien (Wien, AT), The Scripps Research Institute (La Jolla, CA, USA), Thermo Fisher Scientific (Waltham, MA, USA), The RNA Institute (Washington Ave Albany, NY, USA)
V	Vilber-Lourmat (Eberharzell, D), VWR (Erlangen, D)
Z	Zeiss (Jena, D)

2.1   Geräte

Im Folgenden sind die für diese Arbeit verwendeten Geräte aufgelistet (Tabelle 2.1).

Tabelle 2.1 Geräte

Bezeichnung	Hersteller
ABI PRISM Genetic Analyzer 3130	Thermo Fisher Scientific
ABI PRISM qPCR-Gerät 7900HT	Thermo Fisher Scientific
Autoklav Systec V–65	Systec
Autoklav Systec VX–95	Systec
Autoklav Varioklav	HP Medizintechnik
Blotapparatur TE77X	Hoefer
Brutschrank Function Line	Heraeus
Chemilumineszenz-Imagingsystem Fusion Solo	Vilber-Lourmat
CO_2-Inkubator Forma Series II Water Jacket	Thermo Fisher Scientific
Destille Destamat	Heraeus
Edelstahlbehälter	Carl Roth
Eismaschine Scotsman AF 100	Scotsman
Elektrophorese Netzteil Power Supply EPS 3500	Pharmacia Biotech
Elektrophorese Netzteil PowerPac 300	Bio-Rad
Feinwaage ALJ 220–5 DNM	Kern & Sohn
Fluoroskan Ascent FL	Thermo Fisher Scientific
Gefrierschrank MDF-U7386S	Sanyo
Gefrierschrank −20°C	Liebherr
Gefrierschrank −80°C	Forma Scientific
Geldokumentation Variocam	Phase
Gelkammer Agarosegele Sub-Cell GT	Bio-Rad
Gelkammer PAGE Multigel-Long C47	Biometra
Gelkammer SDS-PAGE SE260	Hoefer
Glasflaschen mit Gewinde	Schott
Heizblock DRI-Block DB 2D	Techne
Heizschrank	Heraeus
Kühlfalle Savant RVT400	Thermo Fisher Scientific
Kühlschrank GSL1801	Bosch
Magnetheizrührer IKA-Combimag RCT	IKA
Messzylinder	Schott
Mikroskop Axiowert 25	Zeiss

(Fortsetzung)

Tabelle 2.1　(Fortsetzung)

Bezeichnung	Hersteller
Mikrowelle	Bosch
Millipore-Anlage	Millipore
NALGENE Cryo 1°C Freezing Container	Thermo Fisher Scientific
Neubauer Zählkammer	Marienfeld-Superior
PCR-Block UNO II	Biometra
pH-Meter Lab 850	Schott
Pipetten	Eppendorf
Pipetten	Gilson
Pipettierhilfe	Integra Biosciences
Präzisionswaage ALJ 220–5DNM	Kern und Sohn
Präzisionswaage SBA 41	Scaltec Instruments
Ria Rotator	Heidolph Instruments
Rotator	Renner GmbH
Scanner Epson Perfection 2580 Photo	Epson
Schüttelinkubator HT	Infors
Schüttler Vibrofix VFI	IKA
schwenkende Plattform Polymax 1040	Heidolph Instruments
schwenkende Plattform WT 16	Biometra
Spektralphotometer Nanodrop ND–1000	VWR
Sterilwerkbank Herasafe	Heraeus
Stickstofftank GT140	Air Liquide
Thermoblock T Gradient	Biometra
Thermomix 5436	Eppendorf
Tischzentrifuge Combi-Spin FVL–2400	Biosan
Trockenschrank	Heraeus
Typhoon FLA 9500	GE Healthcare
UV-Tisch	Phase
Vakuumpumpe Laboport	KNF
Vakuumzentrifuge Speed Vac	Thermo Fisher Scientific
Vortexer Vibrofix VF1	IKA

(Fortsetzung)

Tabelle 2.1 (Fortsetzung)

Bezeichnung	Hersteller
Waage Mixx-412	Denver Instrument GmbH
Waage Sartorius 2354	Sartorius
Wasserbad W22	Labortechnik Medingen
Zellhomogenisator	Carl Roth
Zentrifuge 5804R	Eppendorf
Zentrifuge Avanti J-25	Beckman Coulter
Zentrifuge Microfuge R	Beckman Coulter
Zentrifuge Microfuge 22R	Beckman Coulter
Zentrifuge Rotixa/RP	Hettich
Zentrifuge Universal 32	Hettich

2.2 Verbrauchsmaterialien

Im Folgenden sind die für diese Arbeit verwendeten Verbrauchsmaterialien aufgelistet (Tabelle 2.2).

Tabelle 2.2 Verbrauchsmaterialien

Bezeichnung	Hersteller
Blotting-Papier Rotilabo (1 mm)	Carl Roth
Einmalhandschuhe	Meditrade
Filtermembranen 0,2 μm, regenerierte Zellulose	GE Healthcare
Kryo-Röhrchen 1,5ml / 2 ml	Greiner Bio-one
MasterClear real-time PCR Film	Eppendorf
NucleoSEQ-Säulen	Macherey-Nagel
PCR-Röhrchen 8er-Strips, 0,2 ml	Biozym Scientific
Petrischalen (10 cm)	Sarstedt
Pipettenspitzen mit Filter	Thermo Fisher Scientific
Pipettenspitzen mit Filter	nerbe plus
Pipettenspitzen ohne Filter	Sarstedt

(Fortsetzung)

Tabelle 2.2 (Fortsetzung)

Bezeichnung	Hersteller
Plastik-Einmalpipetten	Greiner Bio-one
PVDF-Membran Immobilon-P (Porengröße: 0,45 μm)	Merck
Reaktionsgefäße 0,2 ml / 1,5 ml / 2 ml	Sarstedt
Reaktionsgefäße 15 ml / 50 ml	Greiner Bio-one
Skalpell	Feather
Spritzen	Becton Dickinson
384-Well-PCR-Platte farblos	Eppendorf
96-Well-Platte weiß	Greiner Bio-one
12-Well Zellkulturplatte	Greiner Bio-one
Zahnstocher	Fackelmann
Zellkulturflaschen (75 cm^2, 175 cm^2) für adhärente Zellen mit Filter	Sarstedt
Zellkulturschalen (60·15 mm, 21 cm^2 Wachstumsfläche)	Greiner Bio-one
Zellkulturschalen (100·20 mm, 58 cm^2 Wachstumsfläche)	Greiner Bio-one
Zellschaber	Greiner Bio-one

2.3   Chemikalien

Im Folgenden sind die für diese Arbeit verwendeten Chemikalien aufgelistet (Tabelle 2.3).

Tabelle 2.3 Chemikalien

Bezeichnung	Hersteller
Acrylamid/Bisacrylamid-Lösung (19:1 v/v)	Carl Roth
Acrylamid/Bisacrylamid-Lösung (37,5:1 v/v)	Carl Roth
Agar	Gibco
Agarose LE	Biozym
Ammoniumperoxodisulfat (APS)	Carl Roth
Ampicilin	Carl Roth
ß-Mercaptoethanol	Sigma-Aldrich

(Fortsetzung)

2.3 Chemikalien 31

Tabelle 2.3 (Fortsetzung)

Bezeichnung	Hersteller
Borsäure	Carl Roth
Bromphenolblau (BPB)	Sigma-Aldrich
Calciumchlorid	Sigma-Aldrich
Chloroform/Isoamylakohol (24:1)	Merck
Coomassie brilliant blue R-250	Sigma-Aldrich
D(+)-Sucrose	Fluka
DEPC-behandeltes Wasser	Thermo Fisher Scientific
Desoxyribonukleosidtriphosphat (dNTP) *Solution Mix*	New England Biolabs
Dimethylsulfoxid (DMSO)	Sigma-Aldrich
Dithiothreitol (DTT)	Sigma-Aldrich
Dinatriumhydrogenphosphat	Carl Roth
Essigsäure	Carl Roth
Ethanol > 99,8%	Merck
Ethanol, vergällt	Büfa
Ethidiumbromid	Gibco
Ethylendiamintetraacetat (EDTA)	Sigma-Aldrich
Ficoll 400	Fluka
Formamid 99,5%, deionisiert	Sigma-Aldrich
Glycerin 87%	Carl Roth
Glycin	Carl Roth
Guanidiniumthiocyanat (GuSCN)	Merck
Harnstoff	Carl Roth
Hefeextrakt	Carl Roth
Hi-Di Formamide	Thermo Fisher Scientific
2-(4-(2-Hydroxyethyl)-1-piperazinyl)-ethansulfonsäure (HEPES)	Carl Roth
Isopropanol	Merck
Kaliumacetat	Sigma-Aldrich
Kaliumchlorid	Carl Roth
Kaliumdihydrogenphosphat	Carl Roth
Kanamycin	Carl Roth
Lipofectamine 2000	Thermo Fisher Scientific

(Fortsetzung)

Tabelle 2.3 (Fortsetzung)

Bezeichnung	Hersteller
Magnesiumacetat-Tetrahydrat	Merck
Magnesiumchlorid	Merck
Magnesiumsulfat	Sigma-Aldrich
Methanol	Carl Roth
Milchpulver	Carl Roth
Natriumacetat	Merck
Natriumchlorid	Carl Roth
Natriumdesoxycholat	Merck
Natriumdihydrogenphosphat	Merck
Natriumdodecylsulfat (SDS)	Carl Roth
Natriumhydroxid	Merck
N-Lauroylnatriumsarcosin	Serva
Nonidet P–40 (NP–40)	LKB Instruments
Phenol/Chloroform/Isoamylakohol (25:24:1, pH 4,5–5,0)	Carl Roth
Phenol/Chloroform/Isoamylakohol (25:24:1, pH 7,5–8,0)	Carl Roth
Ponceau S	Sigma-Aldrich
QIAzol Lysis-Reagenz	Qiagen
Salzsäure 32%	Merck
SYBR-Gold (10.000-fach Konzentrat in DMSO)	Thermo Fisher Scientific
Tamoxifen	Sigma-Aldrich
N,N,N',N'-Tetramethylethylendiamin (TEMED)	Carl Roth
Tris-HCl	Carl Roth
α, α, α-Tris-(hydroxymethyl)-methylamin (Tris)	Carl Roth
Trypton/Pepton aus Casein	Carl Roth
Triton X–100	Serva
Tween 20	Carl Roth
Wasserstoffperoxid, 35%	Carl Roth
Xylencyanol (XC)	Sigma-Aldrich

2.4 Puffer und Lösungen

Die verwendeten Puffer und Lösungen wurden mit demineralisiertem Wasser aus einer Millipore-Anlage (Millipore GmbH) hergestellt (Tabelle 2.4).

Tabelle 2.4 Puffer und Lösungen

Bezeichnung	Zusammensetzung
Blockierlösung	5 % (w/v) Milchpulver in TBST
Coomassie-Entfärbelösung	40% (v/v) Methanol, 10% (v/v) Essigsäure
Coomassie-Färbelösung	50% (v/v) Methanol, 7% (v/v) Essigsäure, 0,25% (w/v) Coomassie brilliant blue R-250
DNA-Isolationspuffer	100 mM NaCl, 10 mM Tris-HCl (pH 8,0), 25 mM EDTA (pH 8,0), 0,5% (w/v) SDS, 0,1 mg/ml Proteinase K, 20 µg/ml RNase A
6x DNA-Ladepuffer für Agarosegele	50% (v/v) Glycerin, 1x TAE, 1mM EDTA, 0,2% (w/v) SDS, 0,025% (w/v) BPB und XC
Elektrophoresepuffer für Agarosegele	1x TAE-Puffer, pH 8,5
Elektrophoresepuffer für PAGE	1x TBE-Puffer, pH 8,3
10x Elektrophoresepuffer für SDS-PAGE	250 mM Tris (pH 8,3), 2 M Glycin, 1% (w/v) SDS, pH 8,3
FDA-Gebrauchslösung	40 µM FDA in Tricine-NaCl-Puffer
FDA-Stocklösung	10 mM FDA in DMSO
Ficoll-Ladepuffer	20% Ficoll / 1x TBE
Fraktionierungspuffer	150 mM NaCl, 50 mM Tris-HCl (pH 8,0), 1 mM EDTA (pH 8,0)
5x Hybridisierungspuffer	75 mM HEPES, 250 mM Kaliumacetat, 5 mM Magnesiumacetat-Tetrahydrat, pH 7,4
2x Ladepuffer für semidenaturierende PAGE	50% (v/v) Glycerin, 2x TBE, 0,1% (w/v) BPB und XC
Ladepuffer für denaturierende PAGE	7 M Harnstoff, 1x TBE, 0,1% (w/v) BPB und XC
2x Laemmli-Probenpuffer	125 mM Tris-HCl, 4% (w/v) SDS, 20% (v/v) Glycerin, 10% (v/v) ß-Mercaptoethanol, 0,004% (w/v) BPB, pH 6,8

(Fortsetzung)

Tabelle 2.4   (Fortsetzung)

Bezeichnung	Zusammensetzung
Lyse-Puffer	8% (w/v) Sucrose, 5% (v/v) Triton X–100, 50 mM EDTA, 50 mM Tris-HCl, pH 8,0
Lysozym-Lösung	10 mg/ ml Lysozym in 1x TE-Puffer
Nonidet P–40 Puffer (NP–40)	50 mM Tris-HCl (pH 8,0), 150 mM NaCl, 1% (v/v) NP-40 oder 0,1% (v/v) Triton X-100
PBS^{++}	137 mM NaCl, 2,7 mM KCl, 8 mM $Na_2HPO_4 \cdot$ 2 H_2O, 1,5 mM KH_2PO_4, 0,9 mM $CaCl_2$, 0,5 mM $MgCl_2$, pH 7,4
Phosphatgepufferte Salzlösung (PBS)	137 mM NaCl, 2,7 mM KCl, 8 mM $Na_2HPO_4 \cdot$ 2 H_2O, 1,5 mM KH_2PO_4, pH 7,4
15% Polyacrylamidlösung, denaturierend	15% (v/v) Acrylamid/ bis-Polyacrylamid (Vernetzungsgrad 19:1, v/v), 0,1% (w/v) APS, 0,1% (v/v) TEMED, 1x TBE, 7 M Harnstoff
15% Polyacrylamidlösung, semidenaturierend	15% (v/v) Acrylamid/ bis-Polyacrylamid (Vernetzungsgrad 19:1, v/v), 0,1% (w/v) APS, 0,1% (v/v) TEMED, 1x TBE, 4 M Harnstoff
Ponceau S-Färbelösung	0,2% (w/v) Ponceau S, 3% (v/v) Essigsäure
2x Probenpuffer für Proteinextrakte aus Zellen	500 mM Tris-HCl, 20 mM DTT, 4% (w/v) SDS, 20% (v/v) Glycerin, 0,05% (w/v) BPB, pH 6,8
radioimmunoprecipitation assay Puffer (RIPA)	50 mM Tris-HCl (pH 8,0), 150 mM NaCl, 1% (v/v) NP-40 oder 0,1% (v/v) Triton X-100, 0,1% (w/v) SDS, 0,5% (w/v) Natriumdesoxycholat
2x RNA-Ladepuffer für Agarosegele	95% (v/v) Formamid, 0,5 mM EDTA, 0,025% (w/v) SDS, 0,025% (w/v) BPB und XC, 0,025% (w/v) Ethidiumbromid
4% Sammelgellösung	4% (v/v) Acrylamid/ bis-Polyacrylamid (Vernetzungsgrad 37,5:1, v/v), 0,1% (w/v) SDS, 0,1% (w/v) APS, 0,1% (v/v) TEMED, 1x Sammelgelpuffer
4x Sammelgelpuffer	1 M Tris, pH 6,8
Strip-Puffer	200 mM Glycin, 0,1% (w/v) SDS, 1% (v/v) Tween 20, pH 2,2
SYBR-Gold Gebrauchslösung	0,002% (v/v) SYBR-Gold (10.000-fach Konzentrat in DMSO) in 1x TBE

(Fortsetzung)

Tabelle 2.4 (Fortsetzung)

Bezeichnung	Zusammensetzung
Transferpuffer	1x Elektrophoresepuffer für SDS-PAGE, 15% (v/v) Methanol
12% Trenngellösung	12% (v/v) Acrylamid/ bis-Polyacrylamid (Vernetzungsgrad 37,5:1, v/v), 0,1% (w/v) SDS, 0,1% (w/v) APS, 0,1% (v/v) TEMED, 1x Trenngelpuffer
4x Trenngelpuffer	1,5 M Tris, pH 8,8
Tricine-NaCl-Puffer	10 mM Tricine, 150 mM NaCl, pH 7,8
50x Tris-Acetat-EDTA-Puffer (TAE)	2 M Tris (pH 8,5), 1 M Essigsäure, 100 mM EDTA, pH 8,5
10x Tris-Borat-EDTA-Puffer (TBE)	890 mM Borsäure, 20 mM EDTA (pH 8,3), 890 mM Tris (pH 8,3), pH > 8,0
Tris-EDTA-Puffer (TE)	10 mM Tris-HCl (pH 8), 1 mM EDTA, pH 7,4
1x Trypsin/ EDTA-Gebrauchslösung	Trypsin/ EDTA (10x) in PBS
Waschpuffer *Tris-buffered saline with Tween 20* (TBST)	30 mM Tris, 150 mM NaCl, 0,1% (v/v) Tween 20, pH 7,4

2.5 Zellkultur

2.5.1 Zellkulturmedien und -zusätze

Im Folgenden sind die für diese Arbeit verwendeten Zellkulturmedien und -zusätze aufgelistet (Tabelle 2.5).

Tabelle 2.5 Zellkulturmedien und -zusätze

Bezeichnung	Hersteller
Dulbecco's modified Eagle's Medium (DMEM)	Sigma-Aldrich
Fetales bovines Serum Superior (FBS)	Merck
Medium 199	Lonza
Opti-MEM I	Thermo Fisher Scientific
RPMI 1640	GE Healthcare
0,4% Trypanblau (in 0,81% (w/v) NaCl & 0,06% (w/v) Kalium-Phosphat)	Sigma-Aldrich
10x Trypsin/ EDTA (0,5% (v/v), 0,2% (v/v))	GE Healthcare

2.5.2   Humane Zelllinien

Alle in dieser Arbeit verwendeten Zelllinien sind humanen Ursprungs und Adhäsionszelllinien, die als *Monolayer* wachsen und kultiviert wurden (Tabelle 2.6).

Tabelle 2.6 Humane Zelllinien

Bezeichnung	Beschreibung	Bezugsquelle
ECV–304	humane Harnblasenkarzinomzelllinie, Derivat von T–24, histologischer Grad G3, p53-Mutation (DSMZ-Nr. ACC 310)	DSMZ
RT–4	humane Harnblasenkarzinomzelllinie, klinisches Stadium T2, histologischer Grad G1 (DSMZ-Nr. ACC 412)	DSMZ
293T	humane embryonale Nierenzelllinie, Träger eines Plasmids kodierend für die Temperatur-sensitive Mutante des großen SV-40 T-Antigens (DSMZ-Nr. ACC 635)	DSMZ

2.6   Bakterienkultur

2.6.1   Bakterienkulturmedien

Die verwendeten Puffer und Lösungen wurden mit demineralisiertem Wasser aus einer Millipore-Anlage (Millipore GmbH) hergestellt und vor dem Gebrauch für 20 min bei 120°C autoklaviert (Tabelle 2.7).

Tabelle 2.7 Bakterienkulturmedien

Bezeichnung	Zusammensetzung
Luria broth Medium (LB)	0,5% (w/v) Hefeextrakt, 1% (w/v) Trypton/Pepton aus Casein, 1% (w/v) NaCl, pH 7,4
Super Optimal broth with Catabolite repression Medium (SOC)	2% (w/v) Trypton/Pepton aus Casein, 0,55% (w/v) Hefeextrakt, 10 mM NaCl, 10 mM KCl, 20 mM $MgCl_2$, 20 mM Glucose, pH 7,0

Für das Gießen von Agarplatten wurden 1 Liter LB-Medium mit 1,5% (w/v) Agar versetzt und wie oben beschrieben autoklaviert. Bevor das jeweilige Antibiotikum zugesetzt werden konnte, musste die Lösung zunächst auf 55 °C abgekühlt werden. Je nach vorhandenem Resistenzgen im Bakterienstamm wurden entweder 30 µg/ ml Kanamycin oder 100 µg/ ml Ampicillin dem Medium hinzugefügt. Anschließend wurde die Lösung unter der Sterilwerkbank in Petrischalen gegossen, ca. 2 h abkühlen und trocknen lassen und bei 4 °C gelagert.

2.6.2 Bakterienstämme

Im Folgenden sind die für diese Arbeit verwendeten Bakterienstämme aufgelistet (Tabelle 2.8).

Tabelle 2.8 Bakterienstämme

Bezeichnung	Genotyp	Hersteller
E. coli DH5α	F- endA1 glnV44 thi-1 recA1 relA1 gyrA96 deoR nupG φ80dlacZΔM15 Δ(lacZYA-argF)U169, hsdR17(rK− mK+), λ–	Thermo Fisher Scientific

2.7 Enzyme

Im Folgenden sind die für diese Arbeit verwendeten Enzyme aufgelistet (Tabelle 2.9).

Tabelle 2.9 Enzyme

Bezeichnung	Hersteller
AmpliTaq-DNA-Polymerase, 5 U/ µl, mit Puffer I und II	Thermo Fisher Scientific
EcoRI, 10 U/ µl	Thermo Fisher Scientific
FastDigest EcoRI, 1 µl/ Reaktion	Thermo Fisher Scientific
Lysozym aus Hühnereiweiß, ≥ 40.000 U/ mg	Sigma-Aldrich

(Fortsetzung)

Tabelle 2.9 (Fortsetzung)

Bezeichnung	Hersteller
Proteinase K, 20 mg/ ml	Merck
RiboLock RNase Inhibitor, 40 U/ μl	Thermo Fisher Scientific
RNase A, 10 mg/ ml	Thermo Fisher Scientific
RNase H, 2 U/ μl	Thermo Fisher Scientific
RNase R, 20 U/ μl	Epicentre
Taq-DNA-Polymerase, 5 U/ μl, mit ThermoPol Puffer	New England Biolabs
TURBO DNase, 2 U/μl	Thermo Fisher Scientific

2.8   Antikörper

Im Folgenden sind die für diese Arbeit verwendeten Antikörper aufgelistet
(Tabelle 2.10).

Tabelle 2.10 Antikörper

Bezeichnung	Hersteller
Rabbit-anti-TRAM1 (TA308042), IgG, polyklonal	OriGene Technologies
Goat-anti-Rabbit (P0448), HRP-gekoppelt, IgG, polyklonal	Agilent Technologies
Mouse-anti-β-Aktin (sc-47778), IgG, polyklonal	Santa Cruz Biotechnology
Goat-anti-Mouse (P0447), HRP-gekoppelt, IgG, polyklonal	Agilent Technologies

2.9   Kits

Im Folgenden sind die für diese Arbeit verwendeten Kits aufgelistet (Tabelle
2.11).

Tabelle 2.11 Kits

Bezeichnung	Hersteller
BigDye Terminator v3.1 Cycle Sequencing Kit	Thermo Fisher Scientific
Caspase-Glo 3/7 Assay Systems	Promega
Dual Promoter TA Cloning Kit with pCRII vector	Thermo Fisher Scientific
ExS-Pure Enzymatic PCR Cleanup Kit	Nimagen
GenElute Plasmid Miniprep Kit	Sigma-Aldrich
QIAquick Gel Extraction Kit	Qiagen
RevertAid First Strand cDNA Synthesis Kit	Thermo Fisher Scientific
RNeasy Midi Kit	Qiagen
SuperScript III First-Strand Synthesis System for RT-PCR	Thermo Fisher Scientific
SuperSignal West Dura Extended Duration Substrate Kit	Thermo Fisher Scientific
2x SYBR Select Master Mix	Thermo Fisher Scientific

2.10 Größenstandards

Im Folgenden sind die für diese Arbeit verwendeten Größenstandards aufgelistet (Tabelle 2.12).

Tabelle 2.12 Größenstandards

Bezeichnung	Hersteller
Gene Ruler DNA Ladder Mix	Thermo Fisher Scientific
Gene Ruler Ultra Low Range DNA Ladder	Thermo Fisher Scientific
PageRuler Prestained Protein Ladder	Thermo Fisher Scientific
RiboRuler High Range RNA Ladder	Thermo Fisher Scientific

2.11   Nukleinsäuren

2.11.1   Primerpaare

Die in dieser Arbeit für PCR-Reaktionen verwendeten Primerpaare wurden von
der Firma Metabion synthetisiert und gelöst in H_2O mit einer Endkonzentration
von 100 μM geliefert. Die Konzentrationen und der Reinheitsgrad der DNA-
Oligonukleotide wurden photometrisch überprüft (Abschnitt 3.3.3) sowie die
Qualitätskontrolle mittels denaturierender PAGE (Abschnitt 3.3.8.2) durchgeführt.
In Tabelle 2.13 sind nur die Primerpaare gelistet, die aus einer Vielzahl entworfener Primer pro Ziel-Transkript für nachfolgende Versuche ausgewählt oder
aus anderen Quellen bezogen wurden. Alle weiteren in dieser Arbeit angegebenen DNA-Oligonukleotide sind in Abschnitt 7.3 im elektronischen Zusatzmaterial
angeführt.

2.11.2   Antisense-Oligonukleotide

Die in dieser Arbeit verwendeten unmodifizierten Antisense-Oligonukleotide
(asON) wurden von der Firma Metabion synthetisiert und gelöst in H_2O mit
einer Endkonzentration von 100 μM geliefert (Tabelle 2.14). Die eingesetzten
modifizierten asONs (Gapmere) wurden zusätzlich per Hochleistungsflüssigkeit-
schromatographie (HPLC) aufgereinigt. Die Konzentrationen und der Reinheitsgrad der DNA-Oligonukleotide wurden photometrisch überprüft (Abschnitt 3.3.3)
sowie die Qualitätskontrolle mittels denaturierender PAGE (Abschnitt 3.3.8.2)
durchgeführt.

2.12   Programme

Im Folgenden sind die für diese Arbeit verwendeten Programme (Tabelle 2.15)
und Weblinks (Tabelle 2.16) aufgelistet.

Tabelle 2.13 Primerpaare mit deren zugehörigen Sequenzen, Amplikonlängen sowie den Zieltranskripten. (fwd/ for P = *forward* Primer, rev P = *reverse* Primer)

Bezeichnung	Sequenz 5' → 3'	Amplikonlänge	Ziel-Transkripte
18S fwd[1] 18S rev[1]	CACATCCAAGGAAGGCAGCAG GACTTGCCCTCCAATGGATCC	152 bp	18S-rRNA*
M13 fwd M13 rev	GTTTTCCCAGTCACGAC CAGGAAACAGCTATGAC	–	–
linTRAM1 fwd P8 linTRAM1 rev P8	ATCTGGTCAGCTTAGTGCGT TCTTATGGAGGGCTATCCCCA	111 bp	lineare und zirkuläre TRAM1-Transkripte
TRAMP1-for[2] TRAMP1-rev[2]	AATCACGCGGACATCGTCTC TGTTCTTCTGTTGCTGGGAGG	131 bp	lineare TRAM1-Transkripte
circjunction 56 – fwd 2 circTRAM1–56 rev P2	CTACTTCCAGAAAACCAAAAAAAAGA ACAGTAGCCAAATCTTTGATGCC	83 bp	circTRAM1-56
circTRAM1–57 fwd P4 circTRAM1–57 rev P4	CAGCTGGCTTACTGGCTTCA TTGCTGGGAGGGTGACATTG	118 bp	circTRAM1-57
linS100A6 fwd P9 linS100A6 rev P9	ACTTGGACCGGAACAAGGAC AGGGTGTCTCCATCTTCCCT	126 bp	lineare und zirkuläre S100A6-Transkripte
ICAM for[2] ICAM rev[2]	AGCCGCAGTCATAATGGGC TATTTCTTGATCTTCCGCTGGC	72 bp	ICAM1
HUPO fwd[1] HUPO rev[1]	CTGGAGAAACTGCTGCCTCAT CACCTTATTGGCCAGCAACA	99 bp	HUPO*
β-Glu fwd[1] β-Glu rev[1]	TTTGGAATTTTGCCGATTTCAT GCCGAGTGAAGATCCCCTTT	78 bp	GUSB*

(Fortsetzung)

Tabelle 2.13 (Fortsetzung)

Bezeichnung	Sequenz 5' → 3'	Amplikonlänge	Ziel-Transkripte
BCAP31 fwd P5 BCAP31 rev P5	AAGCAAAAACTAGAGAAAGCTGAA TGTCCATGGACCATCTACTG	133 bp	BCAP31§
BCRC-3 fwd *divergent*[3] BCRC-3 rev *divergent*[3]	GTCAGGAGGGCAGCAGTAGA AACTCAATAGCCATTTCACCAC	173 bp	BCRC-3
MALAT1 fwd[4] MALAT1 rev[4]	GACGGAGGTTGAGATGAAGC ATTCGGGGCTCTGTAGTCCT	84 bp	MALAT1
GAP2 fwd[1] GAP2 rev[2.1]	ATCCCATCACCATCTTCCAGG CCTTCTCCATGGTGGTGAAGA	108 bp	GAPDH*
p27 fwd[3] p27 rev[3]	TAATTGGGGCTCCGGCTAACT TGCAGGTCGCTTCCTTATTCC	116 bp	p27^{Kip1§}
BAX_2_fwd[1] BAX_2_rev[1]	TGGAGCTGCAGAGGATGATT AGCTGCCACTCGGAAAAAGA	71 bp	Bax§
Ki67 fwd[1] Ki67 rev[1]	CGGACTTTGGGTGCGACTT CAACTCTTCCACTGGGACGAT	202 bp	Ki-67§
circTRAM1 fwd P6 circTRAM1 rev P6	GTTTGGGGCACATTCATTCTCATC GGAGAAGTGCATTCGCCTGT	320 bp, 384 bp	zirkuläre TRAM1-Transkripte
circS100A6 fwd P6 circS100A6 rev P6	GGGTCCTCTCTGAGTCAAATCCA GGCTGGGCTTGGAGAAATTTGA	150 bp, 443 bp	zirkuläre S100A6-Transkripte
circS100A6-24 fwd P4 circS100A6-24 rev P4	GGTCAAATTT AAGCTGCAGGATGC AGGAAGGTGACATACTCCTGGAA	102 bp	circS100A6-24

(Fortsetzung)

Tabelle 2.13 (Fortsetzung)

Bezeichnung	Sequenz 5' → 3'	Amplikonlänge	Ziel-Transkripte
circS100A6-27 fwd P2	CATCTTCCACAAGTACTCCGGC	106 bp	circS100A6-27
circS100A6-27 rev P2	TCTGCGCAGCGAGCCAAT		

[1] zur Verfügung gestellt von Merle Hanke (IMM, Universität zu Lübeck)
[2] zur Verfügung gestellt von Rosel Kretschmer-Kazemi Far (IMM, Universität zu Lübeck)
[3] (Xie et al., 2018)
[4] (Tripathi et al., 2013)
* für weitere Informationen vgl. Tabelle 4.13
§ für weitere Informationen vgl. Tabelle 4.22

Tabelle 2.14 Antisense-Oligonukleotide mit deren zugehörigen Sequenzen und Ziel-Tran-skripten. Weiterhin wurde ein *scrambled* Gapmer (scr3) als Kontrolle ohne genomische Zielsequenz in dieser Arbeit verwendet. Phosphorothioat-modifizierte Internukleotid-Verknüpfungen sind mit einem Stern gekennzeichnet und 2'-O-Methyl-Modifikationen unterstrichen dargestellt

Bezeichnung	Sequenz 5' → 3'	Ziel-Transkripte
asOligo56-1	GTAGCTTGTTCTTTTTTTGG	circTRAM1-56
asOligo56-6	TCAGTAGCTTGTTCTTTTTT	circTRAM1-56
asOligo57-1	CTTTTGCCGTTATTTTTTGG	circTRAM1-57
asOligo58-1	ATTTTGTCATCAGGTTATGGG	circTRAM1-58
asOligo59-2	ATGTCCGCGTGATTGTCATCA	circTRAM1-59
asOligo-linE4-1	GTAGAACGCACTAAGCTGACC	lineare und zirkuläre TRAM1-Transkripte
asOligo-linE4-2	CTAAGCTGACCAGATTCATTA	lineare und zirkuläre TRAM1-Transkripte
asON linE1-T1	U*G*C*U*C**C*G*C*C*C*C*G*T*T*C*U*G*C*U	lineare TRAM1-Transkripte
asON linE1-T2	G*U*G*C*T*T*T*T*G*T*C*G*C*G*A*A*U*C*G*C	lineare TRAM1-Transkripte
asON linE1-T3	A*G*A*C*G*A*T*G*T*C*C*C*G*C*G*T*G*A*U*U*C	lineare TRAM1-Transkripte
asON linE3-T4	C*G*C*C*A*C*T*A*G*C*A*T*G*T*A*A*G*A*A*A	lineare und zirkuläre TRAM1-Transkripte
asON linE4-1	G*U*A*G*A*A*C*G*C*A*C*T*A*A*G*C*T*G*A*C*C	lineare und zirkuläre TRAM1-Transkripte
asON 56-1	G*U*A*G*C*T*T*G*T*T*C*T*T*T*T*T*U*U*G*G	circTRAM1-56
asON 56-6	U*C*A*G*T*A*G*C*T*T*G*T*T*C*T*T*U*U*U*U	circTRAM1-56
asON 57-1	C*U*U*U*T*G*C*C*G*T*T*A*T*T*T*T*U*U*G*G	circTRAM1-57
asON 57-5	A*A*G*C*T*T*T*T*G*C*C*G*T*T*A*T*T*U*U*U*U	circTRAM1-57
asON scr3[1]	C*C*G*G*T*C*A*C*A*A*C*C*A*G*T*G*C*G*U*C*C*G	–
asON ICAM1[2]	A*U*C*A*G*A*T*G*C*G*T*G*G*C*C*C*T*A*G*U*G	ICAM1

[1] (Kretschmer-Kazemi Far and Sczakiel, 2003)
[2] zur Verfügung gestellt von Rosel Kretschmer-Kazemi Far (IMM, Universität zu Lübeck)

Tabelle 2.15 Programme

Bezeichnung	Hersteller / Institut
Applied Biosystems 7900 Fast Real-Time PCR System Software SDSv2.4.1	Thermo Fisher Scientific .
BLAST / Primer-BLAST	NCBI
Chromas 2.6.6	Techne
Clone Manager 7.04	Sci Ed
Image Quant 5.2	Molecular Dynamics
IrfanView 4.44	Technische Universität Wien
LALIGN/PLALIGN	California Institute of Technology
mfold	The RNA Institute
Microsoft Office 2010	Microsoft Corporation
MULTALIN	PBIL-IBCP
NEB Tm Calculator v.12.0	New England Biolabs
Oligo Extinction Coefficient Calculator	The Scripps Research Institute
RNAfold WebServer	Institute for Theoretical Chemistry
Snapgene viewer 5.1	GSL Biotech LLC

Tabelle 2.16 Weblinks

Bezeichnung	Weblinks
BLAST	https://blast.ncbi.nlm.nih.gov/Blast.cgi
circNet	http://circnet.mbc.nctu.edu.tw/
Circular RNA Interactome	https://circinteractome.nia.nih.gov/
Ensembl	https://www.ensembl.org/index.html
LALIGN/PLALIGN	https://fasta.bioch.virginia.edu/fasta_www2/ fasta_www.cgi?rm=lalign
mfold	http://www.unafold.org/mfold.php
miRBase	http://www.mirbase.org/
miRDB	http://www.mirdb.org/
MULTALIN	https://npsa-prabi.ibcp.fr/cgi-bin/npsa_automat. pl?page=/NPSA/npsa_multalin.html

(Fortsetzung)

Tabelle 2.16 (Fortsetzung)

Bezeichnung	Weblinks
NCBI	https://www.ncbi.nlm.nih.gov/
NEB Tm Calculator v.12.0	https://tmcalculator.neb.com/#!/main
Oligo Extinction Coefficient Calculator	http://www.fechem.uzh.ch/MT/links/ext.html
Primer-BLAST	https://www.ncbi.nlm.nih.gov/tools/primer-blast/
reactome	https://reactome.org/
RNA22	https://cm.jefferson.edu/rna22/
RNAfold WebServer	http://rna.tbi.univie.ac.at/cgi-bin/RNAWebSuite/RNAfold.cgi
StarMir	http://sfold.wadsworth.org/cgi-bin/starmirtest2.pl
STRING	https://string-db.org/
TarBase	https://carolina.imis.athena-innovation.gr/diana_tools/web/index.php?r=tarbasev8%2Findex
TargetScan	http://www.targetscan.org/vert_72/
UniProt	https://www.uniprot.org/

Methoden 3

3.1 *In silico* Analysen von Transkripten und Anwendungen

3.1.1 *In silico* Analysen von linearen Transkripten

Für die *in silico* Analysen linearer Transkripte wurde zunächst der gesuchte Genlokus in *Ensembl* und *NCBI* betrachtet und die vorhergesagten Spleißvarianten beider Datenbanken miteinander verglichen. Konkret wurden die Exon-Intron-Strukturen, die Längen, der Biotyp, das *transcript support level* (TSL) sowie die log(fc)-Werte der einzelnen Spleißvarianten aus der Transkriptomanalyse ermittelt und diese Daten für den selektiven Entwurf von Primerpaaren (Abschnitt 3.1.3) verwendet. Weiterhin wurden die Produkte kodierender RNA-Spezies in *Uni-Prot* untersucht und unter anderem die Lokalisation und Funktionen der Proteine in der Zelle sowie mögliche Modifikationen und Protein-Isoformen studiert. Die Analyse der Beteiligung an Stoffwechselwegen und Identifikation von Interaktionspartnern eines Proteins wurde in *reactome* und *STRING* durchgeführt.

Ergänzende Information Die elektronische Version dieses Kapitels enthält Zusatzmaterial, auf das über folgenden Link zugegriffen werden kann https://doi.org/10.1007/978-3-658-40358-4_3.

3.1.2 *In silico* Analysen von zirkulären Transkripten

3.1.2.1 Analyse zirkulärer Transkripte eines Genlokus

Für die *in silico* Studien zirkulärer Transkripte wurden zunächst die in der Transkriptomanalyse auffälligen zirkulären RNAs (circRNA) in *Circular RNA Interactome* betrachtet und die Längen und Exon-Kompositionen sowie deren *backsplice junction* (BSJ) Sequenzen ermittelt, auf deren Basis die Entwicklung divergenter Primerpaare (Abschnitt 3.1.3) stattfand (Dudekula *et al.*, 2016).

3.1.2.2 Analyse RNA-bindender Proteine mit vorhergesagten Bindungsstellen in zirkulären Transkripten

Die Analyse RNA-bindender Proteine mit vorhergesagten Bindungsstellen in zirkulären Transkripten und deren flankierenden Regionen wurde mittels der Plattform *Circular RNA Interactome* durchgeführt (Dudekula *et al.*, 2016).

3.1.2.3 Analyse flankierender Intron-Sequenzen von zirkulären Transkripten

Die Analyse von Intron-Sequenzen zirkulärer Transkripte kann einen Hinweis darauf geben, mit welcher Wahrscheinlichkeit eine vorhergesagte circRNA-Spezies real in der Zelle vorkommt. Dafür wurden die flankierenden Introns der zirkulären RNAs auf invers komplementäre Sequenzen untersucht, welche nach deren Basenpaarung das *Backsplicing* durch räumliche Annäherung der Exonenden erleichtern können (Chen, 2016).

Zunächst wurden die Sequenzen der Introns bzw. untranslatierten Regionen (UTR)-Berei-che des jeweiligen linearen Referenztranskriptes für die Bildung von circRNAs aus der Datenbank *Ensembl* bezogen. Anschließend wurden die nicht-kodierenden Sequenzen miteinander verglichen, die bei dem jeweiligen zirkulären Transkript an die äußeren Exons der späteren BSJ angrenzen. Dafür wurde die Komplementarität der Sequenzen mittels der Software LALIGN/PLALIGN untersucht, welche nach dem Smith-Waterman Algorithmus (Smith and Water-man, 1981) lokale *Alignments* der Sequenz-Eingaben durchführt. Als Ergebnis erhält man die Ausgabe der invers komplementären Sequenzen sowie die Anzahl und den prozentualen Anteil der komplementären Nukleotide. Die höchsten drei Sequenzübereinstimmungen wurden daraufhin genauer betrachtet und alle weiteren lokalen *Alignments* nur mit der Anzahl und dem Anteil der komplementären Nukleotide zusammengefasst.

3.1.3 Entwicklung von Primerpaaren

Primer sind einzelsträngige DNA-Oligonukleotide, die als Startsequenz für die Amplifikation ausgewählter DNA-Sequenzen in der konventionellen und quantitativen PCR (Abschnitt 3.3.7) sowie der Sequenzierungsreaktion (Abschnitt 3.3.13) dienen. Die Entwicklung von konvergenten Primerpaaren wurde zunächst anhand der Sequenzeinträge des humanen Transkriptoms in der NCBI-Datenbank vorgenommen, die Spezifität der Primer mittels einer BLAST-Analyse untersucht und schließlich die Überprüfung auf ungünstige Sequenzmotive durchgeführt.

Konkret wurden für die Analyse von linearen Transkripten konvergente Primerpaare entworfen, die zu einem PCR-Produkt einer Länge von 70 – 150 Nukleotiden führen und eine Schmelztemperatur von 57 – 63 °C aufweisen, um Anwendung in der nachfolgenden *two-step* quantitativen PCR finden zu können. Weitere Kriterien während der Entwicklung der DNA-Oligonukleotide betreffen deren Position in der Zielsequenz, wobei man zwischen Exon-Exon-bindenden, Intron-umspannenden und innerhalb eines Exons liegenden Primerpaaren unterscheidet. Zu bevorzugen ist die erstgenannte Kategorie an Primerpaaren, da hier die Amplifikation von genomischer DNA nahezu ausgeschlossen ist und nur reife Transkripte mit vorhandenen Exon-Exon-Übergängen nachgewiesen werden können. Auch Intron-umspannende Primerpaare liefern eine höhere Sicherheit der Detektion von Nukleinsäuren des Transkriptoms, sofern das eingeschlossene Intron ausreichend groß ist und so die effiziente Amplifikation eines längeren PCR-Produktes auf genomischer Ebene verhindern kann. Schließlich bringen Primerpaare innerhalb des gleichen Exons das größte Risiko mit sich, dass neben den Zieltranskripten auch DNA-Sequenzen amplifiziert werden, sofern Spuren von genomischer DNA in den Proben der RNA-Isolation zu finden sind.

Weiterhin wird die Vorauswahl an Primerpaaren für den Nachweis eines bestimmten Transkriptes mittels einer BLAST-Analyse auf Bindung an unerwünschte Nukleinsäure-Sequenzen überprüft. Andererseits kann die Detektion von Spleißvarianten eines Genlokus durch das Primerpaar gegen das Zieltranskript nicht immer ausgeschlossen werden. Daher richtete sich in dieser Arbeit zusätzlich der Blick auf die Daten der Transkriptomanalyse und die gemessenen log(fc)-Werte der einzelnen Spleißvarianten eines Gens. Es wurde anhand der Auswahl der Oligonukleotidpaare versucht, Transkriptvarianten mit gleicher Tendenz der log(fc)-Werte einzuschließen und von solchen ohne oder mit umgekehrter Richtung abzugrenzen.

Zuletzt wurden die einzelnen Sequenzen der Oligonukleotide genauer betrachtet und auf ungünstige Motive geprüft. Dazu zählen mehrfache Wiederholungen des gleichen Nukleotids direkt hintereinander sowie ein zu hoher GC-Anteil insbesondere am 3'-Ende der Sequenzen. Außerdem wurde das Potential für die Bildung selbstkomplementärer Strukturen und eine mögliche Dimerisierung von Oligonukleotiden für die abschließende Entscheidung für oder gegen ein Primerpaar einbezogen.

Für den Nachweis von zirkulären Transkripten wurden neben den bereits beschriebenen konvergenten Primern mit aufeinander zulaufender Ausrichtung auch solche entworfen, die auf einer linearen Sequenz in entgegengesetzte Richtungen zeigen würden. Diese divergenten Primerpaare erzeugen nur dann ein spezifisches PCR-Produkt, wenn die Enden des vorhergesagten zirkulären Transkriptes aneinander gespleißt sind und die DNA-Polyme-rase die jeweils andere Primerbindungsstelle erreichen kann. Während das konvergente Oligonukleotidpaar also zeigt, ob ein bestimmtes Transkript überhaupt in der vorliegenden Probe vorhanden ist, können divergente Primerpaare einen Hinweis darauf geben, ob aus der Transkriptvariante auch zirkuläre RNA-Spezies hervorgehen.

Für den konkreten Entwurf der divergenten Primerpaare wurde die Plattform *Circular RNA Interactome* genutzt (Dudekula *et al.*, 2016), die bereits für die Suche nach zirkulären RNAs eines Genlokus verwendet wurde. Durch Eingabe der Bezeichnung der jeweiligen circRNA lässt sich unter anderem die BSJ-Sequenz ermitteln und kann für die Entwicklung der Oligonukleotide in NCBI übertragen werden. Das weitere Vorgehen für den Entwurf der divergenten Primerpaare entspricht der oben beschriebenen Prozedur für lineare Transkripte. Im Verlauf der Arbeiten an zirkulären RNAs stellte sich jedoch die Überprüfung, ob divergente Primer mehrere zirkuläre RNA-Spezies nachweisen können, als besonders wichtig heraus, da dies zu mehreren anstatt eines einzelnen spezifischen PCR-Produktes führt. Demnach mussten in einem fortgeschrittenen Stadium des Forschungsvorhabens neue Vorgehensweisen für den Entwurf von spezifischen divergenten Primern entwickelt werden.

3.1.4 Entwicklung von Antisense-Oligonukleotiden

Die Entwicklung von Antisense-Oligonukleotiden (asON) wurde mit dem Ziel einer Sequenz-spezifischen Degradation von Transkripten *in vitro* (Abschnitt 4.2.4) oder in Zellen (Abschnitt 4.7.4) durchgeführt. Dabei bilden die einzelsträngigen DNA-Oligonukleotide einer Länge von 13 bis 25 Nukleotiden einen Duplex mit der komplementären Sequenz des jeweiligen Transkriptes, welcher durch das Enzym RNase H erkannt und die RNA-Sequenz hydrolysiert werden kann (Lundin et al., 2015). Auch die Formierung transla-tionskompetenter

Komplexe kann durch die Bindung von asONs an ihr Ziel-Transkript sterisch erschwert werden (Chan *et al.*, 2006).

3.1.4.1 Faltung von Transkripten

Damit asONs ihre suppressive Wirkung auf ein Transkript optimal erzielen können, müssen die Bindungsstellen der mRNA frei zugänglich und nicht in stabilen Sekundärstrukturen involviert sein. Daher wurden die linearen Ziel-Transkripte zunächst unter Nutzung der Programme *mfold* und *RNAfold WebServer* mit den voreingestellten Bedingungen gefaltet und für die Suppression zugängliche Bereiche identifiziert. Dabei wurden verschiedene vorgeschlagene Sekundärstrukturen betrachtet und verglichen und ungepaarte Sequenzbereiche nur dann als zugänglich eingestuft, wenn diese in allen Strukturvorschlägen konserviert waren. Des Weiteren sollten die einzelsträngigen Sequenzbereiche eine Länge von 10 Nukleotiden nicht unterschreiten. Die Strukturvorhersagen beruhen auf der Berechnung der freien Enthalpie ΔG (Gibbs Enthalpie), wobei die Ausbildung von Sekundärstrukturen mit hoher Energiefreisetzung als wahrscheinlich angenommen wird und zu einer thermodynamisch stabilen Gesamtstruktur der RNA führt.

3.1.4.2 Entwurf von Antisense-Oligonukleotiden

Nachdem geeignete ungepaarte Sequenzbereiche der zu supprimierenden linearen Transkripte definiert waren, wurden pro zugängliche RNA-Sequenz mehrere asONs entworfen. Konkret wurde die jeweils erste Basenpaarung des DNA-RNA-Hybrides ausgehend vom 5'- und 3'-Ende des asONs möglichst im ungepaarten Bereich von Haarnadelstrukturen angesetzt, sodass das Auflösen partiell doppelsträngiger Bereiche der RNA-Sekundär-struktur und die Anlagerung des asONs aus beiden Richtungen erleichtert wird.

Für die Entwicklung von asONs gegen zirkuläre Transkripte wurden keine Sekundärstrukturvorhersagen einbezogen, da nur die BSJ für eine spezifische Suppression einer zirkulären RNA infrage kommt. Pro Transkript wurden mehrere DNA-Oligonukleotide entworfen und entlang der BSJ-Sequenz verschoben. Ebenso wie bei der Generierung von Primerpaaren (Abschnitt 3.1.3) wurden auch die asONs auf unerwünschte Sequenzmotive sowie Off-Target-Effekte überprüft und in die finale Auswahl der Sequenzen für die Suppressionsexperimente einbezogen.

3.1.4.3 Modifikationen von Antisense-Oligonukleotiden

Während für die *in vitro* Analyse der RNase H-Spaltung nicht-modifizierte asONs verwendet werden können, werden diese im zellulären Milieu noch vor Eintreten des Suppressionseffektes durch Nukleasen degradiert. Daher werden in zellulären Suppressionsstudien chemisch modifizierte asONs eingesetzt, die eine erhöhte intrazelluläre Stabilität aufweisen. Andererseits sollten diese Modifikationen nicht zytotoxisch sein oder Sequenz-unabhängige biologische Effekte hervorrufen sowie die Watson-Crick Basenpaarung nicht unterbinden. Die erste ausgewählte Modifikation betrifft daher das Zucker-Phosphat-Rückgrat des gesamten DNA-Oligonukleotids, wo der Austausch eines Sauerstoffatoms durch ein Schwefelatom in der Phosphodiesterbindung vorgenommen wird. Die zweite Modifikation wird jeweils an den 4 terminalen Nukleotiden vom 3'- und 5'-Ende des Phosphorothioats (PS) angewendet und die 2'-OH-Gruppe der Ribose durch eine 2'-O-Methylgruppe substituiert. Während die PS-Modifikation zu keiner Einschränkung des RNase H-Mechanismus führt, können die zusätzlich 2'-O-Methyl-modifizierten Regionen nicht durch das Enzym gespalten werden (Altmann et al., 1996). Daher werden beide Modifikationen in einem asON vereint und dieses als Gapmer bezeichnet, sodass die flankierenden 2'-O-Methyl-modifizierten Regionen die Resistenz gegenüber Nukleasen erhöhen und der zentrale PS-modifizierte Bereich weiterhin RNase H-abhängige Mechanismen erlaubt (Kurreck et al., 2002). Auch beim Entwurf und der Validierung der Gapmere insbesondere bezüglich Off-Target-Effekten muss die eingeschränkte RNase H-Spaltung des Ziel-Transkriptes nur an PS-modifizierten Nukleotiden des asONs beachtet werden.

3.1.5   Analyse von miRNA-Bindungsstellen in Transkripten

Für die Analyse von miRNA-Bindungsstellen in Transkripten wurde sich zunächst ein Überblick über die verfügbare Software und deren verwendete Algorithmen und Kriterien verschafft (Agarwal et al., 2015; Chipman and Pasquinelli, 2019; Peterson et al., 2014). Insgesamt wurden 26 Programme getestet, von denen 11 nicht mehr funktional waren oder auf einer veralteten Datenbank beruhten. Von den verbleibenden Programmen wurden 7 (*TargetScan, miRanda, TarBase, miRDB, miRNAMap, TargetSpy, miRNet*) für die Analyse der miRNA-Bindungsstellen in linearen RNA-Spezies genutzt, die nur die 3'-UTR eines Transkriptes erfassen. Weitere 4 Softwares (*miRBase, RNA22, StarMir, TargetScan*) erlaubten entweder eine beliebige Sequenzeingabe oder enthielten auch die kodierenden Bereiche von Transkripten in der Auswahl und konnten zusätzlich für die Untersuchung von miRNA-Bindungsstellen in circRNAs genutzt werden. Die Plattformen *Circular RNA Interactome* und *circNet* sind als einzige auf die Vorhersage der Bindungsstellen in zirkulären Transkripten spezialisiert, wobei letztere Datenbank für die Analyse von circRNA-miRNA-mRNA-Netzwerken genutzt wurde. Jedes Programm setzt eigene Schwerpunkte in der Berechnung von Bindungswahrscheinlichkeiten und der Gewichtung einzelner Parameter wie der Konservierung und Zugänglichkeit von Bindungsstellen, der Änderung der freien Enthalpie ΔG und der Bindung des seed-Bereiches von miRNAs, welche eine perfekte Komplementarität von 6 bis 7 Nukleotiden aufweisen sollte (Rajewsky, 2006). Daher wurden die Ergebnisse verschiedener Plattformen miteinander verglichen und wiederholt auftretende miRNAs als potentielle Kandidaten für eine reale Bindung an Transkripte in der Zelle betrachtet.

3.2 Zellbiologische Methoden

Die verwendeten Zelllinien wurden im CO_2-Inkubator bei einer Temperatur von 37 °C, 5 % CO_2-Begasung und einer Luftfeuchtigkeit von mindestens 95 % kultiviert. Alle Zellkulturarbeiten wurden bei Raumtemperatur unter einer sterilen Werkbank der Sicherheitsstufe II durchgeführt, wobei die verwendeten Puffer, Medien und Chemikalien vor der Benutzung im Wasserbad auf 37 °C erwärmt wurden. Vor Beginn der Zellkulturarbeiten wurden die Zellen hinsichtlich Kontaminationen, Wachstumsverhalten, Morphologie und Konfluenz lichtmikroskopisch kontrolliert.

3.2.1 Kultivierung und Passagieren von Zelllinien

ECV-304-Zellen wurden in Medium 199, RT-4-Zellen in Medium RPMI 1640 und 293 T-Zellen in Dulbecco's MEM in 75cm^2-, 175cm^2-Gewebekulturflaschen oder in Zellkulturschalen kultiviert, wobei alle verwendeten Medien mit 10 % FBS supplementiert wurden. Alle Zelllinien wurden ausgehend von einer Kryokultur aus 10^6 Zellen in 1 ml Einfriermedium (Abschnitt 3.2.2) in Kultur genommen. Zunächst wurde das jeweilige Medium in ein 50 ml-PPN-Röhrchen dekantiert und die Zellen zweimal mit PBS gewaschen. Nach Zugabe von 1 × Trypsin/EDTA folgte eine fünfminütige Inkubation der entsprechenden Zelllinie im Brutschrank bei 37 °C. Das Ablösen der Zellen vom Flaschenboden wurde im Lichtmikroskop überprüft und gegebenenfalls durch Klopfen gegen die Kulturflasche unterstützt. Zum Abstoppen der Reaktion wurde das aufgefangene Medium in die Zellkulturflasche zurückgeführt und die Zellsuspension in ein 50 ml-PPN-Röhrchen überführt. Dieses wurde für 4 min bei 1000 rpm zentrifugiert, der Überstand verworfen und das Zellpellet in 1 ml des jeweiligen Mediums resuspendiert.

Die Zellzahlbestimmung erfolgte mittels Neubauer Zählkammer und Trypanblaufärbung, dessen Farbstoff nur in „tote" Zellen eindringt. Vitale Zellen aus 4 Großquadraten wurden ausgezählt und deren Mittelwert zur weiteren Berechnung der Zellzahl herangezogen:

Zellzahl pro ml = mittlere Zellzahl aus 4 Großquadraten $\cdot$ 10.000 $\cdot$ 2 (Verdünnungsfaktor).

Zur weiteren Kultivierung wurde frisches Medium in eine neue Zellkulturflasche vorgelegt und das entsprechende Volumen der Zellsuspension hinzugefügt. Je nach Konfluenz und Zelllinie wurde zwei- bis dreimal pro Woche Medium gewechselt oder die Zelllinie ab einer Konfluenz von 80 % passagiert.

3.2.2 Kryokonservierung von Zelllinien

Zur Kryokonservierung von Zelllinien wurde zunächst der *NALGENE Cryo 1 °C Freezing Container* mit Isopropanol befüllt und für einen Tag bei −80 °C gelagert. Das Einfrierme-dium wurde aus dem jeweiligen Zellkulturmedium versetzt mit 20 % FBS und 10 % DMSO hergestellt. Die Zellen wurden über mehrere Passagen expandiert und 10^6 Zellen in 1 ml Einfriermedium in ein Kryo-Röhrchen überführt. Nach einer Lagerung von mindestens einem Tag bei -80 °C in der Einfrierhilfe, die eine langsame und kontinuierliche Temperaturreduktion um 1 °C pro Minute garantiert, konnten die Kryo-Röhrchen zur langfristigen Konservierung der Zelllinien in den Flüssigstickstoff-Tank überführt werden.

3.2.3 Transfektion von Zelllinien mit Antisense-Oligonukleotiden

Die Transfektionsversuche erfolgten in 12-Well-Platten, wobei sich nachfolgende Volumenangaben auf ein Loch der Platte beziehen. 100.000 ECV-304-Zellen oder 150.000 RT-4-Zellen wurden ca. 18 h vor der Transfektion pro *Well* ausgebracht, sodass die Konfluenz bei Versuchsbeginn bei 90 % lag.

Zunächst wurde der Transfektionsmix aus der doppelten Konzentration des jeweiligen asONs in OptiMEM I hergestellt, während in einem weiteren Ansatz das Transfektionsreagenz Lipofectamine 2000 (LF) ebenfalls in doppelter Konzentration in OptiMEM I pipettiert wurde. Nach einer Inkubationszeit von 5 Minuten des LF-Ansatzes wurden gleiche Anteile beider Mischungen vereint, sodass die Endkonzentration von 5 µg/ml für LF und von 100 nM für das verwendete asON erzielt wurden. Eine weitere Inkubation von 20 min bei Raumtemperatur diente der Micellenbildung mit den darin eingeschlossenen asONs. Das jeweilige Medium wurde während der 20-minütigen Komplexbildung abgesaugt und die Zellen mit 1 ml OptiMEM I gewaschen. Nachdem 400 µl des Transfektionsmixes in jedes *Well* gegeben wurden, erfolgte eine vierstündige Inkubation der Zellen im Brutschrank. Anschließend wurde der Transfektionsmix mit 1 ml nicht-supplementierten Zellkulturmediums verdünnt und abgesaugt und durch 1 ml des jeweiligen Vollmediums ersetzt. Die Zellen wurden bis zur Zellernte für weitere 48 h im CO_2-Inkubator kultiviert und beobachtet.

3.2.4   Tamoxifen-Behandlung von ECV-304-Zellen

Als Positivkontrolle für die Induktion von apoptotischen Prozessen wurden ECV-304 für 5 h mit 100 µM Tamoxifen in supplementiertem Zellkulturmedium behandelt und anschließend die Zellernte für die RNA-Isolation (Abschnitt 3.2.5.1), für Western Blot Analysen (Abschnitt 3.2.5.3) sowie für die Vitalitäts- und Apoptosemessung (Abschnitt 3.2.7) vorgenommen.

3.2.5   Zellernte

3.2.5.1   Zellernte für RNA-Isolation
ECV–304- und RT-4-Zellen wurden zur Isolation der Gesamtzell-RNA wie in Abschnitt 3.2.1, 3.2.3 und 3.2.4 beschrieben in Zellkulturschalen (60·15 mm, 21 cm^2 Wachstumsfläche) oder 12-Well-Platten kultiviert. Das Zellkulturmedium wurde abgesaugt und durch 1 ml QIAzol-Reagenz ersetzt, welches unter anderem Phenol und Guanidiniumthiocyanat enthält und für die Denaturierung von Zellen, Proteinen und Membranen sowie die Inhibierung von RNasen sorgt. Die in 12-Well-Platten kultivierten transfizierten Zellen wurden ebenfalls in 1 ml QIAzol-Reagenz pro drei *Wells* einer Mehrfachbestimmung aufgenommen. Nach mehrmaligem Resuspendieren und einer Zelllyse von 5 min wurde die homogenisierte Zellsuspension in einem 1,5 ml-Reaktionsgefäß bis zur weiteren Bearbeitung bei −80 °C gelagert oder direkt mit der in Abschnitt 3.3.1 beschriebenen RNA-Isolation fortgefahren.

3.2.5.2   Zellernte für DNA-Isolation
ECV–304-Zellen wurden nach Abschnitt 3.2.1 in 75 cm^2-Zellkulturflaschen kultiviert und die Zellernte bis zur Trypsinierung der Zellen durchgeführt.

Das Abstoppen der Reaktion wurde jedoch mit eisgekühltem supplementiertem Medium 199 durchgeführt und die anschließende Zentrifugation für 4 min bei 1000 rpm und 4 °C durchgeführt. Der Überstand wurde daraufhin abgenommen, das Pellet in 1 ml gekühltem PBS resuspendiert und die Zellsuspension in ein 1,5 ml-Reaktionsgefäß überführt. Nach einem weiteren Zentrifuga-tionsschritt von 1 min bei 4000 rpm wurde der Überstand erneut abgesaugt und das Pellet nochmals nach gleichem Vorgehen mit 1 ml PBS gewaschen, um auch letzte Reste des Zellkulturmediums zu entfernen. Das Zellpellet wurde abschließend in 2 ml DNA-Isolationspuffer resuspendiert und auf vier 1,5 ml-Reaktionsgefäße verteilt, die über Nacht für 12 – 18 h schüttelnd bei 50 °C inkubiert wurden. Dabei sorgt die im Puffer enthaltene RNase A für die Hydrolyse der zellulären RNA, während SDS und die zugesetzte Proteinase K zur Denaturierung bzw. dem Abbau von Proteinen führen. Am nächsten Tag wurde mit der in Abschnitt 3.3.2 beschriebenen DNA-Isolation fortgefahren.

3.2.5.3 Zellernte für Western Blot Analysen

Unbehandelte ECV–304- und RT-4-Zellen wurden nach Abschnitt 3.2.1 in Zellkulturflaschen kultiviert und die Zellernte inklusive der Zählung der Zellen wie beschrieben durchgeführt. Nach Abschnitt 3.2.3 in 12-Well-Platten transfizierte Zellen wurden nach Absaugen des Mediums zweimalig mit 1 ml vorgewärmten PBS gewaschen und unter Zugabe von 150 µl 1 × Trypsin/EDTA 5 bis 7 min im Brutschrank inkubiert, wobei das Ablösen der Zellen vom Boden der 12-Well-Platten lichtmikroskopisch überprüft wurde. Zum Abstoppen der Trypsinierung wurde 1 ml des jeweiligen vorgewärmten supplementierten Mediums verwendet und die erhaltenen Zellsuspensionen pro Transfektionsansatz zusammen in 15 ml-PPN-Röhrchen überführt. Es erfolgte der Zentrifugationsschritt und die Zellzahlbestimmung wie in Abschnitt 3.2.1 beschrieben.

Nachdem die Gesamtzellzahlen aller Proben vorlagen, wurden diese erneut für 1 min bei 4000 rpm zentrifugiert, der Überstand abgenommen und die Zellpellets mit 1 ml PBS gewaschen. Nach Überführen der Proben in 1,5 ml-Reaktionsgefäße wurden diese nochmals wie beschrieben zentrifugiert und das Pellet in 50 µl PBS aufgenommen. Schließlich wurden 50 µl 2 × Probenpuffer hinzugefügt, die Ansätze für 5 min bei 95 °C denaturiert und anschließend bei −20 °C gelagert.

3.2.5.4 Zellernte für Western Blot Analysen nach alternativen Protokollen

Da Western Blots der zellulären Proteinextrakte nach TRAM1-Detektion ein sehr komplexes Bandenmuster aufwiesen, sollte anhand verschiedener Vorgehensweisen bei der Probenaufbereitung der Zellextrakte überprüft werden, ob der beobachtete Effekt auf die Biologie des TRAM1-Proteins zurückgeführt werden kann oder durch verschiedene Protokolle zur Herstellung der Proteinextrakte variiert wird. Dafür wurden die unbehandelten Zellen wie in Abschnitt 3.2.5.3 beschrieben geerntet und gezählt.

Nach der Zentrifugation für 1 min bei 4000 rpm wurde der Überstand abgenommen und die Zellpellets mit 1 ml eisgekühltem PBS gewaschen. Die Proben wurden in 1,5 ml-Reaktionsgefäße überführt, nochmals wie beschrieben zentrifugiert und das Pellet in 1 ml kaltem NP–40- oder RIPA-Puffer pro 10^7 Zellen aufgenommen. Es folgte die Zelllyse schüttelnd bei 4 °C für 30 min und eine Zentrifugation bei 12.000 rpm und 4 °C für 20 min. Lysispuffer unterscheiden sich in der Fähigkeit zur Solubilisierung von Proteinen und werden nach der Lokalisation des Ziel-Proteins ausgewählt: Für die Lyse von Membran-gebundenen Proteinen wie TRAM1 werden der NP–40- und der RIPA-Puffer empfohlen, wobei letzterer zusätzliche ionische Detergenzien für die Solubilisierung schwer löslicher Proteine enthält. Der NP–40-Puffer dagegen kann auch für die Lyse von Proteinen aus Gesamtzellextrakten verwendet werden, sodass der Einsatz beider Puffer sinnvoll für die vorliegenden Versuchsbedingungen ist.

Die Überstände wurden in neue Reaktionsgefäße transferiert und zu gleichen Anteilen mit 2 × Laemmli-Probenpuffer versetzt. Anschließend wurden die Proben für 5 min bei 70 °C statt 95 °C denaturiert, da es bei zu hohen Temperaturen für Membranproteine zur Bildung von Aggregaten kommen kann. Bis zur Auftrennung in der SDS-PAGE (Abschnitt 3.4.1) wurden die Proteinextrakte bei − 20 °C gelagert.

3.2.5.5 Zellernte für Vitalitäts- und Apoptosemessung

Zunächst wurden unbehandelte, Tamoxifen-behandelte und transfizierte ECV–304–Zellen im Lichtmikroskop hinsichtlich Konfluenz, Morphologie und Anteil toter Zellen im Medium beurteilt. Nach Absaugen des Mediums wurden die Zellen zweimalig mit 1 ml vorgewärmten PBS gewaschen und anschließend unter Zugabe von 150 µl 1 × Trypsin/EDTA 5 bis 7 min im Brutschrank inkubiert, wobei das Ablösen der Zellen vom Boden der 12-Well-Platten lichtmikroskopisch überprüft wurde. Zum Abstoppen der Trypsinierung wurde 1 ml eisgekühltes PBS versetzt mit 10 % FBS zugefügt und die erhaltenen Zellsuspensionen nach mehrmaligem Mischen in 1,5 ml-Reaktionsgefäße auf Eis überführt. Zur Erstellung von Standardreihen wurden ECV–304–Zellen zunächst wie bereits beschrieben ausgezählt und dann mit der Zellernte fortgefahren. Es folgte eine Zentrifugation bei 1000 rpm für 4 min bei 4 °C, an die sich das Abnehmen des gebildeten

Überstandes anschloss. Das Pellet wurde in 500 µl gekühltem PBS resuspendiert und die Zellsuspension erneut zentrifugiert. Der Überstand wurde nochmals abgenommen, die Zellpellets in 100µl Tricine-NaCl-Puffer aufgenommen und auf Eis gehalten. Es folgten die Vitalitätsmessung der transfizierten ECV–304–Zellen und die Bestimmung der Apoptoserate (Abschnitt 3.2.7).

3.2.6   Zellfraktionierung

Die Auftrennung von Zellen in Kern- und Cytoplasmafraktion per differentieller Zentrifugation wurde zur Analyse des Vorkommens bzw. der Anreicherung verschiedener Transkripte in den zwei unterschiedlichen Zellkompartimenten durchgeführt. Dafür wurden ECV–304–Zellen wie in Abschnitt 3.2.1 beschrieben in Zellkulturschalen (100·20 mm, 58 cm^2 Wachstumsfläche) kultiviert und expandiert. Zunächst wurde das Zellkulturmedium dekantiert und die Zellen zweimal mit eisgekühltem PBS^{++} gewaschen. Nach der Zugabe von 1 ml Fraktionierungspuffer wurden die Zellen mit einem Zellschaber von der Platte gelöst und mehrfach resuspendiert. Die Zellsuspension wurde daraufhin in den vorgekühlten Zellhomogenisator gefüllt und die Zellen auf Eis durch auf- und abbewegen des Stempels weiter lysiert. Nach Überführen der homogenisierten Zelllösung in 1,5 ml-Reaktions-gefäße erfolgte eine Zentrifugation bei 4 °C für 10 min mit 540 × g, sodass sich Kern- und Cytoplasmafraktion auftrennten. Die im Überstand befindliche cytoplasmatische Fraktion wurde abgenommen, auf mehrere 1,5 ml-Reaktionsgefäße verteilt und das doppelte Volumen QIAzol-Reagenz hinzugefügt. Das Zellpellet mit der Kernfraktion wurde in 500 µl QIAzol resuspendiert und alle Proben 5 min bei Raumtemperatur inkubiert. Anschließend wurde mit der RNA-Isolation nach Abschnitt 3.3.1 fortgefahren oder die Proben bei −80 °C gelagert.

3.2.7   Vitalitäts- und Apoptosemessung

Die Zellernte für die Vitalitäts- und Apoptosemessung wurde nach Abschnitt 3.2.5.5 durchgeführt und zunächst Standardreihen anhand definierter Zellzahlen für unbehandelte und Tamoxifen-behandelte ECV–304–Zellen aufgenommen. Diese dienten der Überprüfung, ob sich die Zellviabilität und

Apoptoseraten unter den gegebenen Versuchsbedingungen bestimmen lassen und das gewählte System zur Apoptosedetektion valide Ergebnisse in ECV–304–Zellen liefert.

Die Zellviabilität wurde über die Stoffwechselaktivität mittels Fluoresceindiacetat (FDA) bestimmt, welches die Zellmembran durchdringen kann und durch intrazelluläre Esterasen zu Fluorescein umgesetzt wird. Die Fluoreszenzintensität des gebildeten Farbstoffs angegeben in relativen Fluoreszenzeinheiten (RFU) ist linear mit der Lebendzellzahl korreliert und diente der Abschätzung von zellschädigenden Einflüssen nach der Suppression verschiedener TRAM1-Transkripte. Für die Untersuchung von transfizierten ECV–304–Zellen wurden 25 µl der in 100 µl Tricine-NaCl-Puffer aufgenommenen Zellen in weiße 96-Well-Platten auf Eis überführt. Anschließend wurden 25 µl gekühlte 40 µM FDA-Gebrauchslösung zu den Proben hinzugefügt und die Platte so lange auf Eis gehalten, bis die Fluoreszenz-Messung im Fluorometer gestartet werden konnte. Nach dem Schütteln der Platte für 15 s bei 300 rpm wurde die Fluoreszenz-Zunahme bei einer Extinktion von 485 nm und Emission von 538 nm über 20 Messpunkte innerhalb von 10 min aufgenommen. Zur Auswertung wurde das Fluoreszenz-Signal gegen die Zeit aufgetragen und die Steigung der Geraden im linearen Bereich der Kurve bestimmt.

Der Nachweis der Apoptoserate erfolgte über die Messung der Caspase 3/7-Aktivität mittels des *Caspase-Glo 3/7 Assay Systems,* dessen Reagenz zunächst die Zellen lysiert und die Freisetzung von intrazellulären Caspasen bewirkt. Im nächsten Schritt wird das enthaltene Caspase 3/7-Substrat gespalten und die Menge des erzeugten Produktes per Luciferase-Aktivität in Biolumineszenz übersetzt. Das auf diese Weise generierte Lumineszenz-Signal wird in relativen Lichteinheiten (RLU) gemessen und beschreibt die Lichtausbeute pro Zeiteinheit, die proportional zur Caspase 3/7–Aktivität der jeweiligen Probe ist. Nach Abschluss der Vitalitätsmessung wurde das Caspase 3/7-Reagenz in 1:1–Verdünnung zu den Proben hinzugefügt und die Platte für 90 min lichtgeschützt bei Raumtemperatur gelagert, sodass bei der Bestimmung der Caspase 3/7-Aktivität die maximale Effektstärke ermittelt werden kann. Die Biolumineszenz-Messung am Fluorometer wurde durch 5 Datenpunkte im Abstand von je 1 min vorgenommen. Die gemessene Caspase 3/7-Aktivität wurde zudem auf die Zellviabilität normiert, um Schwankungen der Zellzahlen auszugleichen und das Ausmaß an Transfektionsschäden einzubeziehen.

3.3   Molekularbiologische Methoden

3.3.1   RNA-Isolation

3.3.1.1   RNA-Isolation aus Zelllinien

Die Isolation der Gesamtzell-RNA der in 1 ml QIAzol gelagerten ECV–304– und RT–4–Zellsuspensionen (Abschnitt 3.2.5.1) wurde nach dem Prinzip der Phenol-Chloroform-Extraktion durchgeführt. Dafür wurden die Proben zunächst auf Eis aufgetaut und anschließend 200 µl Chloroform/Isoamylalkohol (24:1) hinzugefügt. Es folgte das Invertieren der Ansätze für 15 s, eine Inkubation für 3 min bei Raumtemperatur und ein Zentrifugationsschritt für 15 min bei 4 °C und 12.000 × g. Die Zellsuspension wird so in 3 Phasen aufgetrennt, wobei sich Zellbestandteile, Lipide und Proteine in der unteren organischen Phase ansammeln und die zelluläre DNA in der Interphase akkumuliert. Die in der oberen wässrigen Phase befindliche Gesamtzell-RNA wird in ein neues 1,5 ml-Reaktionsgefäß transferiert und 500 µl 100 % Isopropanol zugesetzt. Anschließend werden die Proben gemischt, 10 min bei Raumtemperatur inkubiert und 10 min bei 4 °C und 12.000 × g zentrifugiert, sodass die Nukleinsäuren durch Aussalzen gefällt werden. Der Überstand wird im nächsten Schritt abgenommen und das Pellet zum Entfernen von Salzen mit 75 % Ethanol gewaschen. Nach einem weiteren Zentrifugationsschritt von 7.500 × g für 5 min bei 4 °C wird der Überstand erneut abgesaugt und das Pellet ca. 10 min auf Eis getrocknet. Es folgte das Resuspendieren des Pellets in 45 µl destilliertem Wasser sowie die Quantifizierung und Qualitätskontrolle der isolierten Gesamtzell-RNA (Abschnitt 3.3.3). Nach Bestehen der Reinheitsprüfung und Isolation ausreichender Mengen an Nukleinsäure konnte mit der DNA-Hydrolyse (Abschnitt 3.3.1.2) fortgefahren werden.

3.3.1.2 DNA-Hydrolyse

Im Anschluss an die RNA-Isolation aus ECV–304– und RT–4–Zellen (Abschnitt 3.3.1.1) wurde eine zusätzliche DNA-Hydrolyse durchgeführt, um Rest-Mengen störender zellulärer DNA für die nachfolgenden Analysen zu entfernen. Dafür wurde pro 10 µg Nukleinsäure-Ausbeute ein 50 µl-Ansatz mit 2 U Turbo-DNase und 10 × Turbo-DNase-Puffer angesetzt und für größere Ausbeuten entsprechend hochskaliert. Es folgte eine 30-minütige Inkubation bei 37 °C mit anschließender Phenol-Chloroform-Extraktion nach Abschnitt 3.3.1.3.

3.3.1.3 Phenol-Chloroform-Extraktion

Im Anschluss an die DNA-Hydrolyse (Abschnitt 3.3.1.2), RNase R-Hydrolyse (Abschnitt 3.3.5) sowie RNase H-Spaltung (Abschnitt 3.3.4) wurde eine Phenol-Chloroform-Extraktion durchgeführt, um Nukleinsäuren von Proteinen und Lipiden abzutrennen. Das verwendete 1:1-Gemisch aus Phenol und Chloroform ist zudem mit Isoamylalkohol versetzt, um das Aufschäumen der organischen Phase zu verhindern. Wird Phenol mit einem pH-Wert von 4,5 – 5,0 gewählt, ist eine weitestgehend DNA-freie RNA-Isolation möglich. Bei saurem pH-Wert lagern sich Protonen an die negativ geladenen Phosphodiestergruppen der DNA an, sodass diese eine neutrale Nettoladung erhält und in die organische Phase gelangt. Die zelluläre RNA dagegen bleibt aufgrund ihres höheren pK_a-Wertes im pH-Bereich von 4,5 – 5,0 negativ geladen und liegt in der wässrigen Phase vor.

Die Ansätze wurden in 1:1-Verdünnung mit der eisgekühlten Phenol-Chloroform-Isoamyl-alkohol-Lösung (25:24:1) versetzt, 5 min lang intensiv gemischt und anschließend für 5 min bei 18.000 × g und 4 °C zentrifugiert. Nach der Zentrifugation liegen drei Phasen vor: In der oberen wässrigen Phase liegen Nukleinsäuren, in der weißen Interphase und unteren organischen Phase dagegen Proteine vor. Die obere Phase wurde in neue 1,5 ml-Reaktions-gefäße überführt und in 1:1-Verdünnung mit Chloroform/Isoamylalkohol (24:1) versetzt, um verbliebene Phenolreste aus den Proben zu entfernen. Erneut wurden die Lösungen zum Durchmischen der Phasen für 3 min kräftig geschüttelt und anschließend 5 min lang bei 18.000 × g und 4 °C zentrifugiert, um daraufhin ein zweites Mal die obere Phase in neue 1,5 ml-Reaktionsgefäße zu transferieren. Im Anschluss erfolgte eine Ethanolfällung der Nukleinsäuren nach Abschnitt 3.3.1.4.

3.3.1.4 Ethanolpräzipitation von Nukleinsäuren

Die Ethanolfällung im Anschluss an die Phenol-Chloroform-Extraktion (Abschnitt 3.3.1.3) diente der Aufkonzentrierung der Nukleinsäurelösung sowie dem Entfernen von Salzen, die sich auf nachfolgende Anwendungen störend auswirken könnten. Dafür wurden die Proben mit einem Zehntel des Volumens der wässrigen Phase an 3 M Natriumacetat (pH-Wert 5,2), welches die Hydrathülle der Nukleinsäuren aufbricht und deren Löslichkeit senkt, und dem 2,5-fachen Volumen eisgekühlten 100 % Ethanol versetzt und gemischt. In Gegenwart der monovalenten Kationen und dem sauren pH-Wert bilden die Nukleinsäuren einen unlöslichen Niederschlag, der nach einer Lagerung für 45 min bei − 80 °C und anschließender Zentrifugation für 60 min bei 18.000 × g und 4 °C sichtbar wird. Alternativ wurde eine Präzipitation über Nacht bei −20 °C mit einer Zentrifugation von 45 min bei 18.000 × g und 4 °C durchgeführt. Der

Überstand der Proben wurde nun abgenommen und das Pellet mit 1 ml 70 % eisgekühltem Ethanol gewaschen. Nach einem weiteren Zentrifugationsschritt für 30 min bei 18.000 × g und 4 °C wurde der Überstand erneut abgesaugt, das Pellet auf Eis getrocknet und anschließend in variablen Volumina an destilliertem Wasser resuspendiert. Abschließend wurde im Falle der RNA-Isolation aus Zelllinien die Konzentrationsbestimmung und Reinheitsprüfung vorgenommen (Abschnitt 3.3.3).

3.3.1.5 RNA-Isolation aus Urin

Das Verfahren zur RNA-Isolation aus humanem Urin sowie die Stabilisierung von Spontanurin wurde am Institut für Molekulare Medizin von Merle Hanke etabliert (Hanke, 2007) und für die nachfolgend beschriebene Urinpräparation verwendet. Direkt nach dem Erhalt der Urinprobe eines Probanden wurden 6 ml Urin in eine Monovette aufgezogen, die mit 3,54 g GuSCN-Pulver gefüllt ist. Das chaotrope Salz führt unter anderem zur Denaturierung von Nukleasen, die andernfalls zu einem raschen Abbau der urinen RNA führen würden. Durch Rotieren der Monovette wurde das GuSCN-Pulver in Urin gelöst und die stabilisierte Urinlösung mit 500 µl 1 M Natriumacetat (pH 7,0) sowie 167 µl 30 % N-Lauroylsarcosin versetzt. Schließlich wurde die Urinprobe durch Zugabe von 1 M HEPES (pH 7,0) auf ein Volumen von 10 ml und einen pH-Wert von 7,0 gebracht und in 2,5 ml-Aliquots bei −80 °C gelagert.

Für die RNA-Isolation wurden die Proben rotierend aufgetaut und zu 1,9 ml der stabilisierten Urinlösung 190 µl 1 M HEPES (pH 7,0), 2,09 ml 70 % Ethanol sowie 21 µl β-Mercap-toethanol hinzugefügt. Alle weiteren Schritte erfolgten nach Herstellerangaben mittels des *RNeasy Midi Kits*, welches unter anderem auch eine DNA-Verdauung auf der Silica-Membran beinhaltet. Das Eluat wurde schließlich lyophilisiert und in 16 µl RNase-freiem Wasser resuspendiert. Die urine RNA wurde bis zur Reversen Transkription (Abschnitt 3.3.6) bei −80 °C gelagert und keine Konzentrationsbestimmung durchgeführt, da die RNA-Konzentration zu gering für eine photometrische Detektion ist.

3.3.2 DNA-Isolation aus Zelllinien

Nachdem ECV–304–Zellen über Nacht in DNA-Isolationspuffer nach Abschnitt 3.2.5.2 lysiert worden waren, wurde mit der DNA-Isolation nach dem Prinzip der bereits in Abschnitt 3.3.1.3 beschriebenen Phenol-Chloroform-Extraktion fortgefahren. Im Unterschied zur RNA-Isolation wird jedoch eine

Phenol-Lösung mit pH 7,5 – 8,0 eingesetzt, bei welcher sowohl die Phosphodiestergruppen der RNA als auch der DNA ihre negative Ladung beibehalten und
somit beide Nukleinsäuren in der wässrigen Phase vorliegen. Da der eingesetzte
DNA-Isolationspuffer aber unter anderem 20 µg/ ml RNase A enthält und
die zelluläre RNA über Nacht hydrolysiert wird, gelingt durch die Phenol-
Chloroform-Extraktion bei neutralem pH-Wert eine weitestgehend RNA-freie
Isolation der zellulären DNA.

Die Ansätze wurden in 1:1-Verdünnung mit Phe-
nol/Chloroform/Isoamylalkohol (25:24:1, pH 7,5–8,0) versetzt, 5 min lang
intensiv gemischt und anschließend für 5 min bei $18.000 \times g$ zentrifugiert. Die
obere wässrige Phase wurde daraufhin in neue 1,5 ml-Reaktionsgefäße überführt
und der Schritt wiederholt, um eine möglichst reine DNA-Lösung zu erhalten.
Alle weiteren Schritte erfolgten analog zur Beschreibung in Abschnitt 3.3.1.3
gefolgt von der Ethanolpräzipitation nach Abschnitt 3.3.1.4, wobei auf das Arbeiten auf Eis bzw. bei 4 °C verzichtet werden konnte. Eine weitere Änderung ergab
sich nach der Zugabe von 3 M Natriumacetat und 100 % Ethanol, auf die keine
Lagerung im Gefrierschrank erfolgte, sondern für die Fällungsreaktion direkt
mit der Zentrifugation bei $18.000 \times g$ für 30 min fortgefahren wurde. Weiterhin
wurde das Waschen der Pellets mit 1 ml 70 % Ethanol zweimal durchgeführt
und jeweils nur für 15 min bei $18.000 \times g$ zentrifugiert. Schließlich wurden die
DNA-Pellets nach dem Trocknen in destilliertem Wasser bei 65 °C resuspendiert und gelöst und die Konzentrationsbestimmung und Reinheitsprüfung am
Spektrometer vorgenommen (Abschnitt 3.3.3).

3.3.3 Photometrische Konzentrationsbestimmung von Nukleinsäuren

Die photometrische Konzentrationsmessung von Nukleinsäuren bei einer Absorption (A) von 260 nm erfolgte mittels des Spektrometers Nanodrop ND–1000
und diente zudem auch der Bestimmung der Reinheit und Qualitätskontrolle der
vorliegenden Nukleinsäurelösung. Diese lässt sich durch zusätzliche Absorpti-
onsmessungen bei 230 nm, 260 nm und 280 nm und den daraus generierten
Quotienten ableiten. Konkret wurde nach Initialisierung des Spektrometers mit
destillierten Wassers zunächst der Nullwert der Absorption des Lösungsmittels
ermittelt und anschließend 1,5 µl der Nukleinsäurelösung auf den Probenteller
aufgetragen. Die Konzentrationsmessung fand unter Nutzung der Einstellungen
„RNA–40" oder „DNA–50" in Zweifachbestimmung statt.

Der A_{260}/A_{280} -Wert gibt Auskunft über die Verunreinigung einer Nukleinsäurelösung mit Proteinen: Für RNA sollte er zwischen 1,9 und 2,1 liegen, während reine DNA-Lösungen einen Quotienten zwischen 1,8 und 2,0 aufweisen. Werte < 1,8 deuten dagegen auf eine Kontamination mit Proteinen hin, da insbesondere die aromatischen Aminosäuren monochromatisches Licht bei einer Wellenlänge von 280 nm absorbieren. Nukleinsäuren dagegen weisen ein Absorptionsmaximum von 260 nm aufgrund der aromatischen Ringstrukturen der Purine und Pyrimidine auf. Der A_{230}/A_{260} -Wert gibt Aufschluss über eine mögliche Kontamination mit organischen Verbindungen wie Phenol oder Guanidiniumthiocyanat oder chaotropen Salzen – reine Nukleinsäurelösungen verfügen über einen Quotienten zwischen 2,0 und 2,2. Organische Verbindungen dagegen weisen ein Absorptionsmaximum von 230 nm auf und führen zu A_{230}/A_{260} -Werten < 2,0. Unter Nutzung des Lambert-Beer-Gesetzes konnte die Konzentration der Nukleinsäurelösung über die Absorption bei 260 nm berechnet werden:

$$A_{260} = \varepsilon \cdot c \cdot d \Leftrightarrow c = \frac{A_{260}}{\varepsilon \cdot d}$$

(A_{260} = Absorption bei 260 nm, ε = molare Extinktionskoeffizient [cm^{-1} M^{-1}], c = Konzen- tration [M], d = Schichtdicke der Küvette [cm]).

Der Extinktioneffizient wurde entweder dem Synthesezettel der bestellten Nukleinsäuren entnommen oder selbst berechnet mittels des Werkzeugs „Oligo Extinction Coefficient Calculator". Die Schichtdicke d betrug bei allen Messungen 1 cm. Bei einer unbekannten Sequenz wurde die Konzentration näherungsweise bestimmt unter der Annahme, dass eine A_{260} von 1 einer Konzentration von 50 µg/ml doppelsträngiger DNA, 40 µg/ml einzelsträngiger RNA oder 33 µg/ml einzelsträngiger DNA entspricht.

3.3.4 Hybridisierung von Nukleinsäuren und RNase H-Spaltung

Die Hybridisierung von Nukleinsäuren wurde in dieser Arbeit zur Bindung von asONs an die BSJs von zirkulären RNAs sowie an ungepaarte Sequenzbereiche von linearen Transkripten mit anschließender RNase H-Hydrolyse genutzt. Dafür wurden 750 ng ECV–304 Gesamtzell-RNA mit 12 ng des jeweiligen asONs in verdünntem 5 × Hybridisierungspuffer versetzt, wobei sich die eingesetzten Mengen der Nukleinsäuren an den nachgeschalteten Experimenten und ausreichender Nachweisbarkeit von Gelbanden orientierten. Die Ansätze wurden daraufhin zum Auflösen von Sekundärstrukturen 3 min bei 95 °C denaturiert und anschließend eine Stunde lang bei 37 °C hybridisiert. Der nächste Schritt bestand in der RNase H-Spaltung des doppelsträngigen Bereiches des RNA-DNA-Hybrides, der mit der Zugabe von 2 U RNase H zum Ansatz eingeleitet wurde. Nach einer Inkubation von 20 min bei 37 °C wurde erneut die gleiche Menge Enzym zugesetzt und der Inkubationsschritt wiederholt. Es folgten eine Phenol-Chloroform-Extraktion (Abschnitt 3.3.1.3) und Ethanolpräzipitation (Abschnitt 3.3.1.4), die Umschrift von RNA in cDNA mittels reverser Transkription (Abschnitt 3.3.6), die Amplifikation der zu untersuchenden Transkripte in der konventionellen PCR (Abschnitt 3.3.7.1) und schließlich die Visualisierung der erhaltenen PCR-Produkte im Agarosegel (Abschnitt 3.3.8.1) oder denaturierenden Polyacrylamidgel (Abschnitt 3.3.8.2).

3.3.5 RNase R-Hydrolyse

Die RNase R stellt eine hochprozessive 3'– 5'-Exonuklease dar und verdaut lineare Transkripte mit mindestens sieben ungepaarten Nukleotiden (Vincent and Deutscher, 2006), sodass zirkuläre RNAs ohne freie 3'-Enden nicht durch das Enzym hydrolysiert werden. Die RNase R-Verdauung von zellulärer RNA diente daher als ein wichtiges Werkzeug zur Unterscheidung von linearen und zirkulären Transkripten per Quantifizierung der jeweiligen PCR-Amplifikate (Abschnitt 3.3.7.3).

Zunächst wurden verschiedene Reaktionsbedingungen für die RNase R-Hydrolyse getestet, wobei sich die nachfolgend genannten als am effektivsten für die Nutzung der Proben in der quantitativen PCR herausstellten. Konkret wurden 2 μg ECV–304 RNA mit 1 U RNase R, 40 U RiboLock RNase Inhibitor sowie 2 μl 10 × RNase R-Puffer versetzt und mit destilliertem Wasser auf 20 μl aufgefüllt. Parallel wurde eine Kontrolle aus zellulärer RNA und Puffer ohne Enzymzugabe mitgeführt und die Ansätze für 30 min bei 37 °C inkubiert. Es folgten eine Phenol-Chloroform-Extraktion (Abschnitt 3.3.1.3) und Ethanolpräzipitation (Abschnitt 3.3.1.4), die Umschrift von RNA in cDNA mittels reverser Transkription (Abschnitt 3.3.6) und schließlich die Amplifikation der zu untersuchenden Transkripte in der quantitativen PCR (Abschnitt 3.3.7.3).

3.3.6 Reverse Transkription

Die nach Abschnitt 3.3.1 isolierte zelluläre und urine RNA kann nicht direkt in der konventionellen oder quantitativen PCR (Abschnitt 3.3.7) verwendet werden, da die dort zum Einsatz kommende Taq-Polymerase nur DNA-Stränge amplifizieren kann. Daher muss zunächst die Reverse Transkription der RNA in komplementäre cDNA erfolgen. Zudem sind DNA-Moleküle im Gegensatz zur RNA wesentlich stabiler und laufen viel weniger der Gefahr einer Degradation durch Nukleasen. Die isolierte zelluläre RNA wurde nur dann revers transkribiert, wenn sowohl die photometrische Qualitätskontrolle (Abschnitt 3.3.3) als auch die Reinheits- und Integritätsprüfung in der analytischen Agarose-Gelelek-trophorese (Abschnitt 3.3.8.1) bestanden wurde. Die niedrig konzentrierte urine RNA wurde dagegen ohne standardisierte Kontrollen direkt in cDNA umgeschrieben.

Das Umschreiben von zellulärer RNA in cDNA erfolgte mittels des *RevertAid First Strand cDNA Synthesis Kits* unter Nutzung von *Random Hexamer* Primern, die aus zufälligen Sequenzen von sechs Nukleotiden bestehen und sich an verschiedene Stellen der RNA anlagern können. Auf diese Weise kann gewährleistet werden, dass die cDNA-Synthese an unterschiedlichen Startpositionen der RNA-Sequenz beginnt und sich das gesamte Transkriptom der Zellen in der cDNA-Sequenz widerspiegelt. Die nach Abschnitt 3.3.1 isolierte zelluläre RNA wurde zunächst mit 100 pmol dieser Primer pro 20 µl-Ansatz versetzt, für 5 min bei 65 °C denaturiert und danach sofort auf Eis gestellt. Anschließend wurden die *Mastermixe* für RT- und NoRT-Ansätze pipettiert, wobei letzterer eine Negativkontrolle ohne Reverse Transkriptase darstellt und somit keine Umschrift in cDNA erfolgen kann. Folglich lassen sich Signale dieses Kontroll-Ansatzes in nachgeschalteten Versuchen auf DNA-Kontaminationen der isolierten RNA zurückführen und Aussagen auf der Ebene des Transkriptoms eindeutig zuordnen. Die genaue Zusammensetzung der Ansätze ist in Tabelle 3.1 aufgelistet.

Nachdem die *Mastermixe* für RT- und NoRT-Ansätze den Proben hinzugefügt wurden, konnte die Reverse Transkription im *Thermalcycler* mit folgendem Programm gestartet werden: Die Hybridisierung von *Random Hexamer* Primern an die zelluläre RNA für 5 min bei 25 °C gefolgt von der Elongationsphase für 1 h bei 42 °C und der Inaktivierung der Reversen Transkriptase für 5 min bei 70 °C. Anschließend wurden die Proben bei −20 °C gelagert oder Verdünnungs-reihen für nachfolgende Experimente angefertigt. Obwohl laut dem Hersteller eine maximale Konzentration von 4 µg RNA pro 20 µl-Ansatz eingesetzt werden können, wurde für den gesamten Versuchsablauf RT-Reaktionen mit einem RNA-Input von 2 µg als vorteilhaft bewertet und etabliert. Unter der Annahme,

Tabelle 3.1
Zusammensetzung von RT-
und NoRT-Proben aus
zellulärer RNA

Reagenz	Konzentration/ Menge	Volumen
Zelluläre RNA	2 μg (maximal 4 μg)	11 μl
100 μM *Random Hexamer* Primer oder 20 μM spezifischer Primer	100 pmol 20 pmol	1 μl 1 μl
5 × *Reaction Buffer*	1 × Bedingungen	4 μl
10 mM dNTP Mix	20 pmol	2 μl
20 U/ μl RiboLock RNase Inhibitor*	20 U	1 μl
200 U/ μl RevertAid M-MuLV RT*	200 U	1 μl

* wurde bei NoRT-Proben durch 1 μl destilliertes Wasser ersetzt

dass die eingesetzte RNA vollständig in cDNA umgeschrieben wird, liegt die Endkonzentration der RT-Ansätze demnach bei 100 ng/ μl cDNA.

Das Umschreiben von uriner RNA in cDNA erfolgte mittels des *SuperScript III First-Strand Synthesis System for RT-PCR*. Zunächst wurden 7,5 μl RNA-Lösung für die RT- und NoRT-Proben in PCR-Röhrchen vorgelegt und mit *Random Hexamer* Primern sowie dem dNTP-Mix nach Tabelle 3.2 versetzt. Der Ansatz wurde ebenso für 5 min bei 65 °C denaturiert und sofort auf Eis gestellt. Nun konnten alle weiteren aufgelisteten Reagenzien in einem Mastermix zusammengeführt und den Proben hinzugefügt werden. Es folgte die Hybridisierung der *Random Hexamer* Primer an die urine RNA für 10 min bei 25 °C gefolgt von der Elongationsphase für 50 min bei 50 °C und dem Beenden der Reaktion für 5 min bei 85 °C. Anschließend wurden die Proben bei −20 °C gelagert oder Verdünnungsreihen für nachfolgende qPCRs (Abschnitt 3.3.7.3) angefertigt: Faktor 1:16 für die Detektion von ausgewählten Markermolekülen sowie eine 1:180-Verdünnung für den Nachweis des Standardgens 18 S-rRNA.

Tabelle 3.2 Zusammensetzung von RT- und NoRT-Proben aus uriner RNA	Reagenz	Konzentration/ Menge	Volumen
	urine RNA	–	7,5 µl
	200 ng/ µl *Random Hexamer* Primer	300 ng	1,5 µl
	10 × *Reaction Buffer*	1 × Bedingungen	2 µl
	10 mM dNTP Mix	10 pmol	1 µl
	25 mM MgCl$_2$	100 pmol	4 µl
	100 mM DTT	200 pmol	2 µl
	40 U/ µl RNaseOUT*	40 U	1 µl
	200 U/ µl Superscript III RT*	200 U	1 µl

* wurde bei NoRT-Proben durch 1 µl destilliertes Wasser ersetzt

3.3.7 Polymerase-Kettenreaktion (PCR)

3.3.7.1 Konventionelle PCR mittels der Taq-Polymerase

Die konventionelle PCR unter Verwendung der hitzestabilen Taq-DNA-Polymerase wurde zum spezifischen Nachweis von Transkripten mittels der in Abschnitt 2.1.1.1 und 7.3 gelisteten Primerpaare eingesetzt. Dabei erfolgt die Amplifikation von Nukleinsäuren nach einer zuvor festgelegten Anzahl von PCR-Zyklen, die bei allen durchgeführten Versuchen zwischen 30 und 40 Zyklen lag und je nach Abundanz des nachzuweisenden Transkriptes variiert wurde. Weiterhin enthält ein PCR-Ansatz die zur Vervielfältigung nötigen Nukleotide (dNTPs), einen auf die DNA-Polymerase abgestimmten Reaktionspuffer sowie die nach Abschnitt 3.3.6 synthetisierte cDNA. Die eingesetzte Menge an cDNA-Template variierte ebenfalls je nach zu amplifizierendem Transkript und wurde nach Tabelle 3.3 zusammen mit allen Komponenten auf Eis angesetzt. Zudem wurden auch die erstellten NoRT-Proben in die Reaktion einbezogen und gleichberechtigt zu den RT-Ansätzen behandelt. Eine weitere eingeführte Kontrolle, die sogenannte *non template control* (NTC), enthielt alle Komponenten der PCR-Reaktion bis auf das cDNA-Template und diente dem Ausschluss von DNA-Kontaminationen des PCR-Reaktionsansatzes. Anschließend wurden die PCR-Ansätze in den *Thermalcycler* gestellt und das in Tabelle 3.4 angeführte Programm gestartet.

Tabelle 3.3
Zusammensetzung eines
Standard-PCR-
Reaktionsansatzes

Reagenz	Konzentration/ Menge	Volumen
10 × Thermopol Puffer	1 × Bedingungen	2,5 µl
2 mM dNTP-Mix	je 200 µM	2,5 µl
0,25 U/ µl Taq-Polymerase	0,625 U	2,5 µl
2 µM *forward* und *reverse* Primer	je 200 nM	je 2,5 µl
cDNA	10 pg – 1 µg	2,5 µl
destilliertes Wasser	–	ad 25 µl

Tabelle 3.4 Temperatur-
und Zeiteinstellungen der
Phasen der konventionellen
PCR sowie Zyklenanzahl
eines
Standard-PCR-Programmes

Phase	Zeit	Temperatur	Anzahl Zyklen
Initiale Denaturierung	30 s	95 °C	1
Denaturierung	20 s	95 °C	30 – 40
Hybridisierung	30 s	50 – 60 °C	
Elongation	30 s	68 °C	
Finale Elongation	5 min	68 °C	1

Tabelle 3.5
Zusammensetzung des
PCR-Reaktionsansatzes
unter Nutzung der
AmpliTaq-DNA-
Polymerase

Reagenz	Konzentration/ Menge	Volumen
10 × Puffer II	1 × Bedingungen	2,5 µl
2 mM dNTP-Mix	je 200 µM	2,5 µl
25 mM MgCl$_2$	1,5 mM	1,5 µl
0,25 U/ µl Ampli*Taq*-Polymerase	0,625 U	2,5 µl
2 µM *forward* und *reverse* Primer	je 200 nM	je 2,5 µl
cDNA	10 pg – 1 µg	2,5 µl
destilliertes Wasser	–	ad 25 µl

Tabelle 3.6 Temperatur- und Zeiteinstellungen der Phasen der konventionellen PCR sowie Zyklenzahl des PCR-Programmes unter Nutzung der AmpliTaq-Polymerase

Phase	Zeit	Temperatur	Anzahl Zyklen
Initiale Denaturierung	120 s	95 °C	1
Denaturierung	15 s	95 °C	30 – 40
Hybridisierung	30 s	50 – 60 °C	
Elongation	60 s	72 °C	
Finale Elongation	5 min	72 °C	1

Nach Abschluss der Reaktion wurden die PCR-Ansätze zur Überprüfung und Quantifizierung der Amplifikate auf ein Agarosegel aufgetragen (Abschnitt 3.3.8.1), für die Sequenzierung vorbereitet (Abschnitt 3.3.13), für die weitere Verwendung in der qPCR verdünnt (Abschnitt 3.3.7.3) oder bei −20 °C gelagert

Die Temperatur für die Hybridisierung der Primerpaare wurde mittels des „NEB Tm Calculators" unter Eingabe der verwendeten Polymerase und des Puffers sowie der Konzentration der Primer an die Bedingungen der konventionellen PCR angepasst. Nach Abschluss der Reaktion wurden die PCR-Ansätze zur Überprüfung und Quantifizierung der Amplifikate auf ein Agarosegel aufgetragen (Abschnitt 3.3.8.1), für die Sequenzierung vorbereitet (Abschnitt 3.3.13), für einen Ligationsansatz verwendet (Abschnitt 3.3.11.1) oder zunächst bei −20 °C gelagert.

3.3.7.2 Konventionelle PCR mittels der AmpliTaq-Polymerase

Die praktische Umsetzung der konventionellen PCR unter Nutzung der Taq-DNA-Poly-merase wurde bereits im vorherigen Abschnitt beschrieben und lässt sich bis auf wenige Änderungen auf die Herstellung von PCR-Amplifikaten mittels der AmpliTaq-DNA-Poly-merase übertragen. Der Grund für die Verwendung einer modifizierten Taq-Polymerase mit veränderten Pufferbedingungen ist der Einsatz dieses Enzyms in der qPCR (Abschnitt 3.3.7.3) im 2 × SYBR Select Master Mix. Unter den dort eingestellten Temperatur- und Pufferbedingungen konnten insbesondere für die zirkulären Transkripte stabile PCR-Amplifi-kate detektiert werden, was in der konventionellen PCR mit verschiedenen Variationen der Einstellungen nicht gelang. Daher wurde für ausgewählte PCR-Produkte auch in der konventionellen PCR auf die Vervielfältigung mittels der AmpliTaq-Polymerase unter den nachfolgend angeführten Parametern umgestellt (Tabellen 3.5 und 3.6).

3.3.7.3 Quantitative PCR

Im Unterschied zur konventionellen PCR, die eine Quantifizierung des Amplifikats nur am Ende der Reaktion erlaubt, erfolgt die Quantifizierung der PCR-Produkte bei der qPCR in Echtzeit und wird daher auch als *Real-time* quantitative PCR bezeichnet. Andererseits wurde auch der Begriff der RT-qPCR geprägt, der auf die in dieser Arbeit eingesetzte Quantifizierung von Transkripten mit vorgeschalteter reverser Transkription abhebt.

Zunächst wurden 4 μl der verdünnten RT- und NoRT-Proben für eine Vierfachbestimmung nach einem zuvor erstellten Schemata in eine 384-Well-Platte vorgelegt. Anschließend wurde pro nachzuweisendem Transkript ein *Mastermix* bestehend aus 0,2 μl 10 μM *forward* und *reverse* Primer (f.c. 200 nM), 0,6 μl destilliertem Wasser und 5 μl 2 × *SYBR Select Master Mix* hergestellt und 6 μl dieser Lösung pro Probe hinzugefügt. Dabei wird auch in der quantitativen PCR die *non template control* pro Reaktionsansatz mitgeführt und 4 μl destilliertes Wasser mit 6 μl des *Mastermixes* versetzt. Die Platte wurde schließlich durch eine Folie abgedichtet, für 2 min bei 1000 rpm zentrifugiert und in den *Thermalcycler* Abi Prism 7900HT eingefahren. Nach Eingabe der Proben konnte das in Tabelle 3.7 angeführte Programm zur Durchführung der qPCR gestartet werden. Die Auswertung der erhaltenen Daten erfolgte mit der Software SDSv2.4.1.

Tabelle 3.7 Temperatur- und Zeiteinstellungen der Phasen der quantitativen PCR sowie Zyklenanzahl des qPCR-Programmes

Phase	Zeit	Temperatur	Anzahl Zyklen
Aktivierung der Uracil-DNA-Glykosylase (UDG)	120 s	50 °C	1
Aktivierung der AmpliTaq-DNA-Polymerase	120 s	95 °C	1
Denaturierung	15 s	95 °C	40
Hybridisierung und Elongation	60 s	60 °C	
Aufnahme der Dissoziationskurve	15 s	95 °C	1
	15 s	60 °C	
	15 s	95 °C	

Die Einstellungen des qPCR-Programmes werden nachvollziehbar nach Betrachtung der Komponenten des *SYBR Select Master Mixes*, der sich aus den Farbstoffen *SYBR Green* und Carboxy-X-Rhodamin (ROX), den Enzymen AmpliTaq-DNA-Polymerase und Uracil-DNA-Glykosylase (UDG) und dNTPs inklusive dUTP zusammensetzt. Dabei verhindert die Aktivierung der UDG die Reamplifikation verbliebener PCR-Produkte durch Entfernen von Uracil in Einzel- oder Doppelsträngen, sodass die entstehenden apyrimidinischen Positionen des Phosphodiester-Rückgrats die Vervielfältigung von Amplifikaten blockieren (Longo *et al.*, 1990). Der ROX-Farbstoff dagegen stellt eine interne Referenz zur Normierung des Reportersignals R_n während der Datenanalyse dar. Nach der Aktivierung der AmpliTaq-Polymerase und anschließenden Denaturierung der Nukleinsäuren kommt es in der gewählten *two-step* qPCR im gleichen Temperaturintervall zur Hybridisierung der Primer an die Einzelstränge und Elongation durch die DNA-Polymerase. Während des Auffüllens des beginnenden DNA-Doppelstranges interkaliert der Fluoreszenzfarbstoff *SYBR Green* sequenzunabhängig in die kleine Furche der PCR-Amplifikate, was zu einer 1000-fach stärkeren Signalintensität des gebundenen gegenüber dem ungebundenen Farbstoff führt. Das emittierte Fluoreszenzsignal ist dabei proportional zur Menge der gebildeten PCR-Produkte.

Abbildung 3.1 beschreibt exemplarisch die Darstellung des Amplifikationsplots eines Markermoleküls, der eine Funktion des normierten Reportersignals R_n gegen die Anzahl durchgeführter PCR-Zyklen darstellt. Die typische Amplifikationskurve einer RT-Probe lässt drei Phasen erkennen: Zu Beginn der Messung ist die Menge an PCR-Produkt noch zu gering, um über das Hintergrundsignal hinauszuwachsen, welches durch das manuelle Setzen einer *Baseline* für jedes untersuchte Transkript individuell anhand der Abszissenachse festgelegt wird. In der zweiten Phase kommt es zur exponentiellen Zunahme der Amplifikate einer Ziel-Sequenz, die sich in einem ebenso starken Anstieg des Fluoreszenzsignals widerspiegelt. Schließlich folgt die Plateau-Phase ohne signifikante Zunahme der Fluoreszenzaktivität, da die Amplifikation von PCR-Produkten durch die Reduktion von Ressourcen wie Nukleotiden oder der DNA-Polymerase und inhibitorische Effekte stark eingeschränkt wird.

Neben der *Baseline* wird auch der *Threshold* der Proben eines Markermoleküls manuell eingestellt, indem anhand der Ordinatenachse des Amplifikationsplots der Beginn der exponentiellen Zunahme des Fluoreszenzsignals abgeschätzt wird. Während ein zu hoch angesetzter *Threshold* nicht den gesamten Anstieg der exponentiellen Phase einbezieht und somit zu Signalverlust führt, kommt es bei einem zu niedrig gesetzten Wert zur zusätzlichen Detektion von unspezifischen Hintergrundsignalen und damit zu überhöhten Probensignalen. Korrekt eingestellte Werte für *Threshold* und *Baseline* haben demnach einen entscheidenden Einfluss auf die akkurate Bestimmung des *Cycle Thresholds* bzw. C_Ts und sollten für die Vergleichbarkeit von verschiedenen qPCR-Experimenten möglichst konstant gehalten werden.

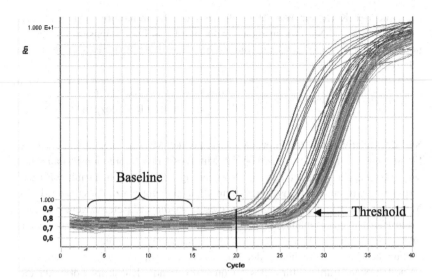

Abbildung 3.1 Darstellung des Amplifikationsplots eines Markermoleküls. (Aufgetragen ist Funktion des normierten Reportersignals R_n gegen die Anzahl durchgeführter PCR-Zyklen. Die *Baseline* für die zu untersuchenden Transkripte wurde in diesem Beispiel auf den Bereich zwischen 3 und 15 Zyklen festgelegt und beschreibt das Hintergrundsignal der Fluoreszenz-Detektion zusammen mit dem *Threshold*. Dieser wurde beispielsweise für die blau gekennzeichneten Amplifikationskurven auf 0,85 eingestellt. Der *Cycle Threshold* (C_T) der genannten Kurven liegt bei einem Wert von ca. 20 und beschreibt den ersten Anstieg des Fluoreszenz-Signals über den *Threshold* hinaus)

Der C_T-Wert wiederum beschreibt die Anzahl an Zyklen auf der Abszissen-achse, bei der die exponentielle Zunahme des PCR-Produktes beginnt und ist zunächst der Wert, mit dem sich die Ergebnisse eines Experimentes beschreiben und vergleichen lassen. Je höher der C_T-Wert einer Probe ist, desto niedriger ist die Zahl der detektierten PCR-Produkte bzw. das Expressionsniveau, welches sich durch folgende Formel berechnen lässt:

$$\text{Expressionsniveau} = 2^{40-\,C_T}$$

Neben der Normierung auf die interne Referenz durch den ROX-Farbstoff findet nach der ersten Analyse aller aufgenommenen Daten eine zweite Normierung statt, die der Korrektur von Abweichungen der Konzentration und des Volumens einzelner cDNA-Proben dient. Dafür wird das Expressionsniveau des zu untersuchenden Transkriptes auf die Werte eines oder mehrerer Referenzgene relativiert.

$$\text{relatives Expressionsniveau} = \frac{\text{Expressionsniveau Transkript}}{\text{Expressionsniveau Referenzgen}} \times 10^6$$

Soll die Relativierung des Expressionsniveaus des Markermoleküls auf mehrere Standardgene erfolgen, wird zuvor der Mittelwert des Expressionsniveaus dieser Referenzgene gebildet und zur Normierung herangezogen. Damit wird das Expressionsniveau des Transkriptes indirekt auf die eingesetzte Gesamtzell-RNA Menge normiert und unabhängig von dieser, da die als Referenzgene verwendeten Haushaltsgene unabhängig von genregulatorischen Ereignissen sein sollten und somit die cDNA-Menge der jeweiligen Probe repräsentieren.

Für die genaue Berechnung der Kopienzahlen ist die Anfertigung einer individuellen Standardreihe für jedes zu quantifizierende Transkript nötig, da die genannte Formel zur Berechnung des Expressionsniveaus die Amplifikations-Effizienz des Amplikons und Laufunterschiede zwischen qPCR-Experimenten nicht einbezieht. Dennoch wurde in dieser Arbeit von dem Mitführen einer Standardreihe in jedem Versuch abgesehen und der Begriff „Kopienzahlen" auf das berechnete Expressionsniveau eines Markermoleküls nach der oben angeführten Formel bezogen.

Zur einmaligen Bestimmung von Amplifikations-Effizienzen ausgewählter Markermoleküle wurden serielle Verdünnungsreihen von PCR-Amplifikaten aus der konventionellen PCR mittels der AmpliTaq-DNA-Polymerase eingesetzt. Die gemessenen C_T-Werte der Verdünnungen werden in Abhängigkeit des dekadischen Logarithmus der Verdünnung aufgetragen und die Steigung der Standardgeraden zur Berechnung der Amplifikationseffizienz ermittelt.

$$E = 10^{-\frac{1}{m}}$$

(E = Amplifikationseffizienz, m = Steigung der Standardgeraden)

Eine perfekte Amplifikationseffizienz von 100 % entspricht einer Verdopplung der Amplifikate pro PCR-Zyklus. Die Effizienz der Amplifikation eines PCR-Produktes sollte zwischen 90 % und 110 % liegen, um annähernd vergleichbare Aussagen über die vorliegenden Kopienzahlen von Transkripten treffen zu können.

Schließlich erfolgt im letzten Schritt des qPCR-Programmes die Aufnahme der Dissoziationskurve und Bestimmung des Schmelzpunktes T_m des vorliegenden PCR-Produktes. Die Dissoziationskurve beschreibt die Änderung des Fluoreszenzsignals mit der Temperatur, die sich durch die Wechselwirkung des *SYBR Green* Farbstoffes mit dem PCR-Produkt ergibt. Dafür wird direkt nach Abschluss der 40 PCR-Zyklen ein Temperaturprofil gefahren bestehend aus der Denaturierung der PCR-Produkte bei 95 °C, gefolgt von der Temperaturreduktion auf 60 °C und dem graduellen Erhöhen der Temperatur auf 95 °C (Tabelle 3.7). Die Schmelztemperatur kennzeichnet sich durch die maximale Abnahme des Fluoreszenzsignales und ist spezifisch für eine bestimmte Sequenz, sodass diese die Identifikation des korrekten PCR-Amplikons ohne zusätzliche Kontrolle im Agarosegel erlaubt (vgl. Abbildung 4.10 C). Darüber hinaus gibt die Dissoziationskurve Hinweise auf das Vorliegen von Primerdimeren oder anderen unspezifischen Nebenprodukten, die sich durch weitere lokale Maxima im Kurvenverlauf äußern (vgl. Abbildung 4.15 A und 4.15 B).

3.3.8 Elektrophoretische Auftrennung und Detektion von Nukleinsäuren

3.3.8.1 Analytische Agarose-Gelelektrophorese

Die analytische Agarose-Gelelektrophorese dient der Auftrennung von Nukleinsäuren nach deren Ladung und Größe und wurde zur Quantifizierung und Qualitätskontrolle der zellulären RNA nach der RNA-Isolation (Abschnitt 3.3.1), von Amplifikaten der konventionellen PCR und qPCR (Abschnitt 3.3.7) und für die Restriktionsanalyse von Plasmiden (Abschnitt 3.3.11.4) eingesetzt. Weiterhin wurden im Agarosegel aufgetrennte diskrete Banden von PCR-Produkten ausgeschnitten und für nachfolgende Anwendungen aufgereinigt (Abschnitt 3.3.10). Die Prozentigkeit des Agarosegels wurde in Abhängigkeit der Länge der aufzutrennenden Nukleinsäuren nach Tabelle 3.8 gewählt.

Tabelle 3.8 Optimaler Auftrennungsbereich von Agarosegelen verschiedener Prozentigkeit

Anteil Agarose	optimaler Auftrennungsbereich
0,5 %	1.000 – 10.000 bp
1 %	1.000 – 5.000 bp
2 – 3 %	200 bp – 1.000 bp
5 %	bis maximal 500 bp

Die entsprechende Menge Agarose wurde in einem Glaskolben eingewogen, mit 1 × TAE auf das benötigte Volumen pro Gel aufgefüllt und im Anschluss im Mikrowellenofen mehrmals aufgekocht, bis die Agarose vollständig gelöst war. Die Agaroselösung wurde daraufhin mit 2 µl 10 mg/ ml Ethidiumbromid pro 50 ml Lösung versetzt und für die Polymerisation in horizontale Gel-schlitten gegossen. Nach Verfestigung der Gele wurden diese in mit 1 × TAE gefüllte horizontale Gelkammern gelegt und mit Proben sowie einer geeigneten DNA- oder RNA-Leiter beladen, die zuvor mit 6 × DNA-Ladepuffer oder 2 × RNA-Ladepuffer für Agarosegele versetzt wurden.

Zur Quantifizierung und Qualitätskontrolle der isolierten zellulären RNA wurden 0,6 µg der Proben und 3 µl des Größenstandards *RiboRuler High Range RNA Ladder* mit destilliertem Wasser auf 10 µl Gesamtvolumen gebracht, mit 2 × RNA-Ladepuffer versetzt und in einprozentigen Agarosegelen aufgetrennt. Die zelluläre Gesamt-RNA weist eine Zusammensetzung von ca. 80 % rRNA, 15 % tRNA, 5 % mRNA und einem geringen Anteil anderer RNA-Typen auf. Dementsprechend sind im Agarosegel vor allem die Banden der ribosomalen RNA detektierbar: Die humane 28 S-rRNA bei ca. 5 kb, die 18 S-rRNA bei 2 kb und die 5,8 S- sowie 5 S-rRNA bei 100 – 200 b. Die tRNA einer Größe von 70 – 100 b ist häufig nicht oder nur sehr schwach erkennbar, während sich mRNAs aufgrund ihrer unterschiedlichen Längen keinen distinkten Banden zuordnen lassen. Eine intakte zelluläre Gesamt-RNA zeichnet sich durch ein Intensitätsverhältnis von 2:1 der Banden der 28 S- zur 18 S-rRNA aus und lässt diese als scharfe Banden hervortreten, wohingegen ein Schmier oder Abbauprodukte im unteren Größenbereich für eine schlechte RNA-Integrität sprechen.

Für die gelelektrophoretische Auftrennung von Amplifikaten der konventionellen PCR wurden variierende Volumina der 25 µl-Ansätze mit 6 × DNA-Probenpuffer versetzt und in drei- bis fünfprozentigen Agarosegelen aufgetragen. Für die Spezifitätsprüfung von qPCR-Amplifikaten wurde stets der gesamte 10 µl-Reaktionsansatz auf das Agarosegel geladen. Zusätzlich wurde in Abhängigkeit der erwarteten Längen der aufzutrennenden Amplifikate 3 µl der *Gene Ruler Ultra Low Range DNA Ladder* oder des *Gene Ruler DNA Ladder Mix* als Längenstandard mitgeführt.

Der Gellauf fand jeweils bei 10 V/ cm statt (Gelkammer: Sub-Cell GT) und wurde je nach Fragmentgröße nach 45 – 120 min gestoppt, sodass sich die BPB-Bande ca. auf halber Höhe des Gels befand. Die anschließende Detektion der Nukleinsäuren unter UV-Licht ist möglich, da Ethidiumbromid sowohl in DNA als auch in RNA interkaliert und dadurch deren Anregungsspektrum verschiebt. Die Anregung bei Licht einer Wellenlänge von 312 nm erzeugt ein Fluoreszenzsignal, welches proportional zur Menge der eingesetzten Nukleinsäuren ist. Die

Gele wurden bei verschiedenen Expositionszeiten detektiert und photographisch festgehalten.

3.3.8.2 Analytische Polyacrylamid-Gelelektrophorese (PAGE)

Die analytische PAGE dient der Auftrennung geladener Moleküle und wurde zur Überprüfung der Integrität von Nukleinsäuren verwendet. Zur Bestimmung von Fragmentgrößen wurde die Position der Banden der zu untersuchenden Nukleinsäuren mit denen eines Längenstandards ins Verhältnis gesetzt. Die Färbung der Polyacrylamidgele zum Nachweis der aufgetragenen Nukleinsäuren erfolgte bei Raumtemperatur lichtgeschützt für 15 min mittels des sensitiven Fluoreszenzfarbstoffes SYBR-Gold, anschließend wurde die Detektion am Typhoon FLA 9500 bei einer Wellenlänge von 495 nm vorgenommen.

Denaturierende Polyacrylamid-Gelelektrophorese
Unter Verwendung der denaturierenden, vertikalen PAGE wurden PCR-Produkte sowie gelieferte Primerpaare und asONs visualisiert und kontrolliert. Der in der Polyacrylamidgellösung und im Probenpuffer enthaltene Harnstoff sowie der Gellauf bei hohen Temperaturen dienen der Denaturierung von Sekundärstrukturen, sodass eine Auftrennung der Nukleinsäuren nach der Größe möglich ist.

Die zehn- oder 15-prozentige Polyacrylamidgellösung wurde laut Abschnitt 2.4 hergestellt, Harnstoff für eine 7 M Lösung eingewogen und unter Wärmezufuhr auf dem Magnetrührer gelöst. Anschließend wurde die Lösung mittels eines 0,2 μm Filters filtriert und APS (f.c. 0,1 %) und TEMED (f.c. 0,1 %) zum Start und zur Katalyse der Reaktion hinzugefügt, worauf die radikalische Polymerisation und Quervernetzung der Gellösung einsetzt. Es folgte das sofortige Gießen der Lösung in die vorbereiteten Gelkammern und die Polymerisierung für 10 min bei Raumtemperatur. Die Gele konnten nun in die Laufapparatur eingespannt und der Gelvorlauf bei 25 V/ cm (Gelkammer: Multigel-Long C47) für 30 min bei Raumtemperatur zur gleichmäßigen Verteilung von Salzen im Gel und dem Vorwärmen des Gels durchgeführt werden. Als Laufpuffer wurden ca. 400 ml 1 × TBE pro Gelapparatur verwendet. Währenddessen wurden die Proben für den Gelauftrag vorbereitet, wobei zur Kontrolle der erworbenen DNA-Oligonukleotide 2 pmol und zur Analyse der PCR-Produkte 10 μl eines 25μl-Ansatzes mit 250 ng Template und 40 PCR-Zyklen aufgetragen wurden. Die Ansätze wurden in 1:1-Verdünnung mit Formamid oder Ladepuffer versetzt, für 5 min bei 95 °C denaturiert und bis zum Gelauftrag auf Eis gelagert. Der verwendete Größenstandard wurde 1:100 verdünnt und 2 μl dieser Verdünnung ebenfalls in Formamid denaturiert. Nach Beenden des Vorlaufs wurden die Taschen des Gels mehrmals gespült, um den beim Probeneinlauf störenden Harnstoff zu entfernen. Zunächst wurden die nicht benötigten Taschen des

Gels mit Ladepuffer befüllt, anhand dessen BPB-Bande der spätere Lauffortschritt des Gels nachvollzogen werden konnte. Anschließend erfolgte der Gelauftrag der Proben und deren Auftrennung bei Raumtemperatur und 25 V/ cm für 90 – 120 min. Je nach gewünschtem Grad der Auftrennung der Nukleinsäuren wurde der Gellauf erst gestoppt, wenn sich die BPB-Bande in der 2. Hälfte des Gels oder an der unteren Gelkante befand.

Semidenaturierende Polyacrylamid-Gelelektrophorese
Durch den Einsatz der semidenaturierenden, vertikalen PAGE wurden die Hybridisierungsprodukte aus ECV-304 Gesamtzell-RNA und den einzelsträngigen asONs aufgetrennt. Die verwendeten nativen Bedingungen im Probenpuffer und der Gellauf mit niedriger Spannung und Temperatur dienen dem Erhalt von Sekundärstrukturen. Lediglich die Polyacrylamidgellösung enthält 4 M Harnstoff, sodass die Vielzahl an möglichen ausgebildeten Strukturen auf stabile Isoformen reduziert und die Analyse des Bandenmusters erleichtert wird.

Die 15-prozentige Polyacrylamidgellösung wurde laut Abschnitt 2.4 hergestellt, Harnstoff für eine 4 M Lösung unter Erwärmen gelöst und APS (f.c. 0,1 %) und TEMED (f.c. 0,1 %) zugesetzt. Der Gelvorlauf bei 12,5 V/ cm (Gelkammer: Multigel-Long C47) wurde für 30 min im Kühlraum durchgeführt, gefolgt vom Gellauf mit Proben für ca. 2,5 h bei 4 °C und 12,5 V/ cm. Die Ansätze und der Längenstandard wurden zuvor in 1:1–Verdünnung mit Ficoll-Ladepuffer versetzt und sich an den oben genannten Auftragsmengen für den SYBR-Gold-Nachweis orientiert. Alle nicht genannten Schritte verliefen analog zur denaturierenden PAGE.

3.3.9 Quantifizierung von Gelbanden

Die Quantifizierung von Gelbanden erfolgte unter Nutzung des Programmes *Image Quant* und diente der Auswertung von Signalen in Polyacrylamidgelen (Abschnitt 3.3.8.2) und Western Blots (Abschnitt 3.4). Dafür wurden zunächst gleich große Kästchen um alle Gelbanden gelegt und zusätzlich ein weiteres Rechteck zur Quantifizierung und späteren Subtraktion des Hintergrundsignals. Im Falle der Western Blot Auswertung fand zusätzlich eine Normierung von Probensignalen eines Proteins auf die dazugehörigen Banden eines Standardgens statt.

3.3.10 DNA-Isolation aus Agarosegelen

Im Anschluss an die analytische Agarose-Gelelektrophorese (Abschnitt 3.3.8.1) und Visualisierung der Nukleinsäuren unter UV-Licht wurden die Banden von Amplikons aus konventionellen PCR-Ansätzen mit einem sterilen Skalpell aus dem Agarosegel ausgeschnitten und in ein 2 ml-Reaktionsgefäß überführt. Zur Vermeidung von Photoaddukten und fehlerhaften DNA-Sequenzen wurden sehr kurze Expositionszeiten der Gele unter UV-Licht eingehalten. Die weitere Aufreinigung der PCR-Produkte erfolgte nach Herstellerangaben mittels des *QIAquick Gel Extraction Kits*, wobei die Elution der Nukleinsäuren von der Säule durch Zugabe von 50 µl destilliertem Wasser erfolgte. Nach erneuter Kontrolle der aufgereinigten Amplifikate im Agarosegel wurden diese für die konventionelle PCR mit anschließender Sequenzierung (Abschnitt 3.3.13) oder Ligation in einen Plasmidvektor (Abschnitt 3.3.11.1) eingesetzt.

3.3.11 Klonierung von DNA-Fragmenten in kompetente Bakterienzellen

Für die Klonierung von DNA-Fragmenten in kompetente Bakterienzellen wurde zunächst per konventioneller PCR ein Amplifikat hergestellt (Abschnitt 3.3.7.1), welches anschließend in einen Vektor ligiert (Abschnitt 3.3.11.1) und das Ligationsprodukt in kompetente Bakterienzellen transformiert wurde (Abschnitt 3.3.11.2). Nach der Überprüfung des *In-serts* per Kolonie-PCR (Abschnitt 3.3.11.3) wurden die Bakterien vermehrt und eine Plasmidpräparation durchgeführt (Abschnitt 3.3.12). Schließlich wurde eine Restriktionsanalyse des *Inserts* vorgenommen (Abschnitt 3.3.11.4) oder die Proben direkt für die Sequenzierreaktion vorbereitet (Abschnitt 3.3.13).

3.3.11.1 Ligation von DNA-Fragmenten

Die für diese Arbeit verwendete Ligationsstrategie basiert auf dem sogenannten *TA-Cloning*, bei der ein linearisierter Vektor mit Thymidin-Überhang mit einer doppelsträngigen DNA-Sequenz mit Adenin-Überhang fusioniert wird. Der Überhang des *Inserts* wird durch das Enzym Taq-Polymerase während der konventionellen PCR erzeugt, welche häufig ein Adenin an das Ende des Amplifikats anhängt (Hu, 1993). Konkret wurde die Ligation von Vektor und *Insert* mittels des *Dual Promoter TA Cloning Kits with pCRII vector* nach Herstellerangaben durchgeführt und 1 µl des PCR-Ansatzes von linearen Transkripten sowie 3 µl des PCR-Ansatzes von zirkulären Transkripten in der Reaktion eingesetzt. Ein Ansatz ohne *Insert* zur Überprüfung der Religation des Vektors wurde nur in den ersten Klonierungsarbeiten mitgeführt und fiel mehrfach negativ aus. Anschließend wurde mit der Transformation des Plasmids in *E. coli* DH5α Zellen fortgefahren.

3.3.11.2 Transformation von Plasmid-DNA in kompetente Bakterienzellen

Im Anschluss an die Ligation von Vektor und *Insert* wurden 50 μl chemisch kompetente *E. coli* DH5α in vorgekühlte Reaktionsgefäße vorgelegt und mit 2 μl der Ligationsansätze vermischt. Nach einer dreißigminütigen Inkubation auf Eis wurden die Ansätze für 30 s einem Hitzeschock von 42 °C unterzogen, um die Effizienz der Aufnahme der Plasmide in die Bakterienzellen zu steigern. Die Plasmid-Zellsuspension wurde sofort für 2 min zurück in Eis gestellt und anschließend in 250 μl vorgewärmten SOC-Medium aufgenommen und für 1 h bei 37 °C schüttelnd mit 225 rpm inkubiert. Nach dieser Regenerationsphase wurden 100 μl und 150 μl des Ansatzes auf 2 Agarplatten ausgestrichen und diese über Nacht bei 37 °C gelagert. Sobald einzelne Kolonien auf dem Nährboden sichtbar waren, wurde das Wachstum unterbrochen und die Platten bei 4 °C gelagert. Am nächsten Tag wurden die Agarplatten ausgewertet und die Kolonien eines Ausstrichs ausgezählt oder abgeschätzt. Für die weitere Bearbeitung der Amplifikate von linearen Transkripten wurden ca. zehn Bakterienklone von der Platte ausgewählt und für Amplifikate auf Grundlage vorhergesagter zirkulärer RNA-Spezies wurden alle Kolonien von den Agarplatten gepickt und für die nachfolgende Kolonie-PCR vorgesehen. Dieses Vorgehen begründete sich zum einen auf der Beobachtung, dass zirkuläre Transkripte erst nach 40 PCR-Zyklen in einer sichtbaren Bande auftreten und in ersten Versuchen eine niedrige Klonierungseffizienz festgestellt wurde und zum anderen auf der Tatsache, dass sich ein Überblick über potentiell vorhandene circRNAs eines Genlokus verschafft werden sollte.

3.3.11.3 Kolonie-PCR

Die Kolonie-PCR diente der Amplifikation und Identifikation der Vektor-Inserts bzw. der Überprüfung, ob eine DNA-Sequenz in den pCRII-Vektor eingebracht wurde. Dafür wurde ein 25 μl-Reaktionsansatz für eine konventionelle PCR nach Abschnitt 3.3.7.1 pipettiert und die vorgesehenen 2,5 μl für das cDNA-Template durch 2,5 μl destilliertes Wasser ersetzt. Als Primerpaare können entweder diejenigen verwendet werden, die auch zur Erzeugung des PCR-Inserts verwendet wurden oder M13-Primer, die Bindungsstellen *upstream* und *downstream* des *Inserts* in der Vektorsequenz aufweisen. Anschließend wurden die ausgewählten Kolonien mit einem Zahnstocher gepickt, auf ein nummeriertes Kästchen einer Kontroll-Platte übertragen und in den PCR-Ansatz gemischt. Nach 30 PCR-Zyklen unter den zuvor für jedes Primerpaar etablierten Bedingungen wurden die PCR-Ansätze im Agarosegel aufgetrennt und mit dem PCR-Amplifikat des Ligationsansatzes verglichen. Die ausgewählten Bakterienkolonien wurden schließlich in 3 ml-Übernachtkulturen vermehrt und die Plasmidpräparation nach Abschnitt 3.3.12 durchgeführt.

3.3.11.4 Analytische Restriktionsverdauung von Plasmid-DNA

Für eine weitere Validierung der mittels Minipräparation (Abschnitt 3.3.12) gewonnenen Plasmide wurden analytische Restriktionsansätze durchgeführt. Die dabei verwendeten Restriktionsenzyme können doppelsträngige DNA an spezifischen Sequenzmotiven spalten und erzeugen DNA-Fragmente definierter Länge. Diese können wiederum per Agarose-Gelelektrophorese visualisiert werden (Abschnitt 3.3.8.1) und geben Aufschlüsse über die Länge, Orientierung sowie die Sequenz des *Inserts* im Plasmid. Damit ein ausreichend starkes Signal der Fragmente für die Detektion mittels Ethidiumbromid erzeugt wird, wurde 1 µg Plasmid in der Restriktionsverdauung eingesetzt und diese vollständig im Agarosegel aufgetragen. Zusätzlich wurden auch 500 ng ungeschnittene Plasmid-DNA im Gel visualisiert. Zur Bestimmung der Größen der eingebrachten *Inserts* wurde die präparierte Plasmid-DNA mit *EcoRI* verdaut, da dieses Restriktionsenzym an Sequenzmotiven im Vektor nur wenige Nukleotide *upstream* und *downstream* vom *Insert* schneidet und das erzeugte DNA-Fragment nahezu der Länge des *Inserts* entspricht. Alle weiteren Restriktionsenzyme wurden spezifisch für das zu erwartende *Insert* gewählt und die analytische Restriktionsverdauung nach Herstellerangaben durchgeführt.

3.3.11.5 Herstellung von Glycerinkulturen zur Konservierung ausgewählter Bakterienstämme

Zur Konservierung der erzeugten Bakterienkulturen wurden 200 µl der nach Abschnitt 3.3.12 erzeugten Übernachtkulturen mit 200 µl 87-prozentiger sterilisierter Glycerinlösung versetzt und gemischt. Die Lagerung der so erhaltenen Glycerinkulturen erfolgte im Gefrierschrank bei −80 °C.

3.3.12 Präparation von Plasmid-DNA aus Bakterien

Zur Isolation von Plasmid-DNA aus *E. coli* DH5α Zellen wurde eine vereinzelte Kolonie von der Agarplatte „gepickt" und in 3 ml LB-Medium über Nacht bei 37 °C und 180 Upm im Warmluftschüttler inkubiert. Die benötigte Menge an

LB-Medium wurde zuvor mit einem Antibiotikum versetzt, welches sich nach den vorhandenen Resistenzgenen des Bakterienstammes richtete.

3.3.12.1 Minipräparation

Die Präparation der Plasmid-DNA wurde nach Herstellerangaben mittels des *GenElute Plasmid Miniprep* Kits bei Raumtemperatur durchgeführt. Die anschließende Konzentrationsbestimmung und Qualitätskontrolle der erhaltenen Plasmid-Lösungen erfolgte spektralphotometrisch (Abschnitt 3.3.3) und per Restriktionsanalyse (Abschnitt 3.3.11.4). Zur exakten Validierung der Sequenz und Orientierung des *Inserts* wurden Proben für eine Sequenzierreaktion vorbereitet (Abschnitt 3.3.13).

3.3.12.2 Kitlose Minipräparation

Für die Minipräparation ohne Verwendung eines kommerziellen Kits wurden die Übernachtkulturen in 15 ml-PPN-Röhrchen überführt und 1 min bei 8000 rpm zentrifugiert. Alle Schritte wurden bei Raumtemperatur durchgeführt und der Überstand nach der Zentrifugation verworfen. Das Pellet wurde in 80 µl Lyse-Puffer und 7 µl Lysozym-Lösung aufgenommen, in 1,5 ml-Reaktionsgefäße überführt und zum Hitzeaufschluss der Bakterien für 1 min bei 95 °C inkubiert. Nach einer zweiminütigen Lagerung auf Eis erfolgte die Zentrifugation für 15 min bei 14.000 rpm. Der Überstand wurde in ein neues 1,5 ml-Reak-tionsgefäß überführt und mit dem einfachen Volumen Isopropanol versetzt. Die Proben wurden gemischt und 5 min bei 14.000 rpm zentrifugiert. Anschließend wurde der Überstand abgenommen und das Pellet in 150 µl 70 % Ethanol resuspendiert. Nach einer Zentrifugation von 2 min bei 14.000 rpm wurde der Überstand erneut abgenommen und das Pellet für ca. 10 min getrocknet. Im Anschluss wurde das Pellet in 150 µl TE-Puffer aufgenommen, welcher zuvor mit 10 µg/ ml RNase A zum Abbau der bakteriellen RNA versetzt wurde. Die Ansätze wurden nach einer fünfminütigen Inkubation bei 37 °C entweder direkt der nachfolgenden Phenol-Chloroform-Extraktion unterzogen oder bei −20 °C gelagert.

Im zweiten Teil des Protokolls wurden die Proben in 1:1-Verdünnung mit Phenol/Chloro-form/Isoamylalkohol (25:24:1, pH 7,5–8,0) versetzt, 5 min lang intensiv gemischt und anschließend für 5 min bei 14.000 rpm zentrifugiert. Die obere wässrige Phase wurde daraufhin in neue 1,5 ml-Reaktionsgefäße überführt und alle weiteren Schritte analog zur Beschreibung in Abschnitt 3.3.1.3 gefolgt von der Ethanolpräzipitation nach Abschnitt 3.3.1.4 bei Raumtemperatur durchgeführt. Eine Änderung ergab sich nach der Zugabe von 3 M Natriumacetat (pH 5,2) und 100 % Ethanol, auf die keine Lagerung im Gefrierschrank erfolgte, sondern für die Fällungsreaktion direkt mit der Zentrifugation bei 14.000 rpm für 30 min fortgefahren wurde. Weiterhin wurde das Waschen der Pellets mit 700 µl 70 % Ethanol durchgeführt und für 15 min bei 14.000 rpm zentrifugiert. Schließlich wurden die Plasmid-DNA-Pellets nach dem Trocknen in 50 µl TE-Puffer aufgenommen und die in Abschnitt 3.3.12.1 beschriebene weitere Vorgehensweise gewählt.

3.3.13 Sequenzierung von DNA

Die Sequenzierung von DNA wurde zur Verifizierung von Amplifikaten der konventionellen PCR (Abschnitt 3.3.7) sowie von PCR-Inserts nach der Klonierung in Bakterienzellen (Abschnitt 3.3.11) und erfolgter Plasmidpräparation (Abschnitt 3.3.12) durchgeführt. Dafür wurde mit der Didesoxy- bzw. Kettenabbruch-Methode nach Sanger gearbeitet und zunächst komplementäre DNA-Stränge in einer linearen PCR-Reaktion hergestellt. Der PCR-Mix des *BigDye Terminator v3.1 Cycle Sequencing Kits* enthält neben dNTPs zur Kettenverlängerung auch fluoreszenzmarkierte ddNTPs, die aufgrund des fehlenden 3'-Hydroxyl-restes zum Kettenabbruch führen und PCR-Produkte unterschiedlicher Länge erzeugen. Der Sequenzierungsansatz wird schließlich durch eine Gelmatrix in den Glaskapillaren des Sequenziergerätes der Länge nach aufgetrennt und die 4 verschiedenen Fluoreszenzsignale je ddNTP am Ende der DNA-Stränge detektiert. Im Ergebnis erhält man eine Sequenz-Datei, in der die Basenreihenfolge durch verschiedenfarbige Kurven dargestellt ist und die Amplitude der Kurven Aufschluss über die Wahrscheinlichkeit des Auftretens der Base an dieser Position gibt.

Im Falle der direkten Sequenzierung von PCR-Produkten mussten diese zunächst von Primern und Nukleotiden befreit werden, um keinen störenden Einfluss auf die nachfolgende Sequenzierung auszuüben. Die Aufreinigung wurde mittels des *ExS-Pure Enzymatic PCR Cleanup Kits* nach Herstellerangaben durchgeführt und der gesamte Ansatz in der Sequenzierreaktion eingesetzt. Anschließend wurden die Sequenzierungsansätze nach Tabelle 3.10 pipettiert und das in Tabelle 3.11 angeführte Programm im *Thermalcycler* gestartet. Dabei wurden die aufgereinigten Amplifikate mit einem der verwendeten Primer der konventionellen PCR vervielfältigt, während die präparierten Plasmide mit dem *forward* oder *reverse* M13-Primer angesetzt wurden.

Nach dem Beenden der Reaktion wurden die Ansätze mittels NucleoSEQ-Säulen nach Herstellerangaben aufgereinigt, um bei der Sequenzierung störende Reagenzien wie Salze, Nukleotide, Primer und *Label* zu entfernen. Zudem wurden die Proben vor der Injektion in das Kapillarelektrophorese-System unter

Tabelle 3.10 Zusammensetzung eines Sequenzierungsansatzes

Reagenz	Konzentration/ Menge	Volumen
5 × Sequenzierungspuffer	1 × Bedingungen	3,5 µl
BigDye Terminator Ready Reaction Mix	–	1 µl
10 µM *forward* oder *reverse* M13-Primer oder spezifischer Primer	500 nM	1 µl
DNA	600 ng – 1 µg	5 µl – 14,5 µl
destilliertes Wasser	–	ad 20 µl

Tabelle 3.11 Temperatur- und Zeiteinstellungen sowie Zyklenanzahl des Sequenzierungsprogrammes

Phase	Zeit	Temperatur	Anzahl Zyklen
Initiale Denaturierung	3 min	96 °C	1
Denaturierung	10 s	98 °C	25
Hybridisierung	90 s	60 °C	
Elongation	90 s	50 °C	

Zugabe von 1:1 hochdeionisiertem *Hi-Di Form-amide* für 2 min bei 95 °C denaturiert, worauf sich die Lagerung auf Eis oder bei –20 °C bis zur Sequenzierung anschloss. Schließlich wurde die Platte für die Sequenzierung mit den Proben beladen und die Reaktion gestartet. Die Analyse der erhaltenen Daten und Validierung der Sequenzen wurde mittels der Programme „Chromas" und „Snapgene viewer" durchgeführt.

3.4   Biochemische Methoden

3.4.1   SDS-PAGE

Die diskontinuierliche vertikale Natriumdodecylsulfat-Polyacrylamid-Gelelektrophorese (SDS-PAGE) wurde zum Auftrennen von Proteinen aus Zellextrakten nach ihrer Größe verwendet. Die in Probenpuffer vorliegenden Proteine (Abschnitt 3.2.5.3 und 3.2.5.4) wurden vor dem Gelauftrag durch eine Inkubation bei 95 °C bzw. 70 °C für 5 min und das enthaltene DTT bzw. ß-Mercaptoethanol denaturiert, da es zum Auflösen von Disulfidbrücken und zur Anlagerung von SDS an hydrophobe Ketten der Proteine führt. Zudem erhalten die zellulären Proteine in diesem Schritt eine einheitliche negative Ladung und werden linearisiert, sodass diese lediglich nach ihrer Größe aufgetrennt werden können. Schließlich sorgen die im Probenpuffer enthaltenen Detergenzien insbesondere bei lipophilen Membranproteinen für die Löslichkeit in wässrigen Medien.

Zur Auftrennung der zellulären Proteinextrakte wurden ein 12 % Trenngel und 4 % Sammelgel eingesetzt und in die Gelkammer ($85 \times 100 \times 0{,}75$ mm) pipettiert, wobei die Prozentigkeit des Trenngels anhand der vorhergesagten Massen der TRAM1-Isoformen und der Ladekontrollen festgelegt wurde. Nach Auspolymerisieren des Gels und Zusammenbau der vertikalen Gelapparatur wurde diese mit $1 \times$ Elektrophoresepuffer als Laufpuffer befüllt und der Vorlauf für 30 min bei 15 V/ cm (Gelkammer: SE260) durchgeführt. Anschließend wurden die Proteinproben sowie 5 µl des Größenstandards *Pageruler Prestained Protein Ladder* in die Taschen des diskontinuierlichen Polyacrylamidgels geladen und der Gellauf mit einer Spannung 5 V/ cm gestartet, bis die Proben in das Trenngel eingelaufen waren. Der restliche Hauptlauf wurde bei 15 V/ cm für 60 – 90 min durchgeführt, bis die 10 kDa-Bande des Proteinstandards die untere Gelkante erreicht hatte. Nach dem Auseinanderbauen der Gelapparatur wurde das Trenngel für den nachfolgenden Western Blot zugeschnitten und 5 min in Transferpuffer äquilibriert.

3.4.2 Western Blot

Für den spezifischen Nachweis eines ausgewählten zellulären Proteins mittels primären und sekundären Antikörpern wurden die aufgetrennten Proteinextrakte auf einer Membran fixiert, da die Bindung von Immunglobulinen an ihr Antigen direkt im Polyacrylamidgel nicht möglich ist. Zunächst wurde die zugeschnittene PVDF-Membran ($8 \times 8{,}5$ cm) in 100 % Methanol für 2 min aktiviert und anschließend für mindestens 5 min in Transferpuffer äquilibriert. Ebenso wurden sechs Blotting-Papiere pro Blot für mindestens 5 min in Transferpuffer gelagert. Nachdem auch das SDS-Gel im Anschluss an die PAGE äquilibriert war, wurde das Blot-Sandwich aus der Anode, drei Blotting-Papieren, der PVDF-Membran, dem Gel, drei Blotting-Papieren und der Kathode gebaut. Das *Semi-Dry* Blotten der Proteine auf die Membran wurde mit 0,8 mA/ cm^2 für 2,5 h in der horizontalen Blotapparatur TE77X durchgeführt.

Für die ersten Versuche und Etablierungsarbeiten wurde das Gel zur Überprüfung der Auftrennung der zellulären Proteine und der Blotting-Effizienz mit Coomassie Brilliant Blue R gefärbt, der sich unspezifisch an die basischen Seitenketten der Aminosäuren anlagert. Dazu wurde das Gel für 10 min in der Coomassie-Färbelösung geschwenkt und anschließend mehrmals mit der Coomassie-Entfärbelösung gewaschen, bis der Gelhintergrund vollständig entfärbt war. Die Proteinbanden wurden dabei durch die jeweils enthaltene Essigsäure im Gel fixiert, sodass das Gel abschließend dokumentiert werden konnte. Weiterhin wurde bei jedem Versuch auch die Membran unspezifisch mittels der Ponceau S-Färbelösung angefärbt, dessen Farbstoff sich ebenfalls an positiv geladene Aminogruppen von Proteinen anlagert. Die PVDF-Membran wurde für 10 min in der Färbelösung inkubiert und anschließend mehrmals mit demineralisiertem Wasser gespült, bis sich die Banden der zellulären Proteinextrakte deutlich vom Hintergrund abhoben. Schließlich wurde die Membran in eine Folie gelegt und für die Auswertung eingescannt. Die Ponceau S-Färbung wurde im letzten Schritt durch Waschen der Membran mit Transferpuffer wieder entfernt und mit der Immunodetektion der Membran fortgefahren.

3.4.3 Immunodetektion mittels Antikörpern

Nach dem Blotten von zellulären Proteinen auf eine PVDF-Membran wurde diese zunächst für 1 h schwenkend in Blockierlösung inkubiert, um alle unspezifischen Bindungsstellen der Membran zu sättigen. Währenddessen wurden alle nachfolgend benötigten Antikörperlösungen in Blockierlösung nach Tabelle 3.12 angesetzt.

Tabelle 3.12 Verwendete Antikörper sowie deren Verdünnungen in Blockierlösung

Antikörper	Verdünnungsfaktor	Blockierlösung	Antikörperlösung
Rabbit-anti-TRAM1	1:1000	5 ml	5 µl
Goat-anti-Rabbit	1:2000	5 ml	2,5 µl
Mouse-anti-β-Aktin	1:1000	3 ml	3 µl
Goat-anti-Mouse	1:1000	5 ml	5 µl

Nach dem Blockieren der unspezifischen Bindungsstellen wurde die Membran für 1 h bei 4 °C mit dem jeweiligen Primärantikörper inkubiert, der sich gegen das Antigen des nachzuweisenden Proteins richtet. Es folgte das zweimalige Waschen der Membran mit TBST für 15 min und die Inkubation mit dem Sekundärantikörper für 1 h bei 4 °C. Dieser ist gegen den Fc-Stamm des

Antikörpers der Spezies gerichtet, in der der Primärantikörper hergestellt wurde und mit dem Enzym Meerrettichperoxidase für den Chemilumineszenz-Nachweis gekoppelt. Anschließend wurde die Membran erneut zweimal mit Waschpuffer gewaschen und die Chemilumineszenz-Detektion mittels des *SuperSignal West Dura Extended Duration Substrate* Kits nach Herstellerangaben vorgenommen. Dabei wird die Biolumineszenz durch Umsetzung von Luminol in seine oxidierte Form im Imagingsystem Fusion Solo nachgewiesen

Für die Detektion eines zweiten Proteins mussten zunächst alle gebundenen Antikörper entfernt werden, was durch eine zweimalige Inkubation der Membran für 10 min in Strip-Puffer erzielt werden konnte. Im nächsten Schritt wurde diese zweimal für 10 min in PBS äquilibriert und anschließend zweimal für 10 min mit TBST gewaschen, bevor erneut mit dem Blockieren der Membran begonnen und der gesamte Ablauf bis zur Detektion wiederholt werden konnte. Die so erhaltenen Aufnahmen des Größenstandards unter Weißlicht und der Proteine aus Zellextrakten mittels Chemilumineszenz wurden übereinander gelegt und die Quantifizierung der Gelbanden und Normalisierung auf ein Standardgen nach Abschnitt 3.3.9 durchgeführt.

Ergebnisse 4

4.1 Auswahl von Markerkandidaten für das Harnblasenkarzinom

4.1.1 Vorarbeiten

Die Suche und Identifikation von nicht-invasiven Tumormarkern für das Harnblasenkarzinom ist bereits seit vielen Jahren ein wichtiger Forschungszweig des Instituts für Molekulare Medizin. Wesentliche Meilensteile stellten dabei die Entwicklung eines standardisierten Verfahrens zur Stabilisierung und Präparation von uriner RNA dar sowie die Evaluation erster Markerkandidaten zur Unterscheidung maligner Krankheitsstadien der Harnblase (Hanke, 2007). Daraufhin wurde 2013 eine diagnostische Studie anhand von 284 Proben von Patientenurin gestartet und 5 potentielle Tumormarker zur Differenzierung von Harnblasenkarzinomstadien identifiziert. Diese ermöglichten bereits die Unterscheidung von *low grade* und *high grade* Harnblasenkarzinomen sowie gesunden Probanden mit einer Sensitivität von bis zu über 70 % (persönliche Mitteilung von Georg Sczakiel). Um im nächsten Schritt verbesserte Werte für die Sensitivität und Spezifität von Tumormarkern zu erreichen, sollte ein systematischer Ansatz per Transkriptomanalyse der Identifikation neuer Markerkandidaten dienen. Dieser basierte auf dem Vergleich der urinen RNA von gesunden Probanden (C) und Patienten mit Harnblasenkarzinom im fortgeschrittenen Tumorstadium (*high risk, high grade*

Ergänzende Information Die elektronische Version dieses Kapitels enthält Zusatzmaterial, auf das über folgenden Link zugegriffen werden kann https://doi.org/10.1007/978-3-658-40358-4_4.

(H)) und wurde 2017 am Institut für Molekulare Medizin durchgeführt (Rüger, 2017).

Für die Transkriptomanalyse wurde zunächst RNA aus jeweils 7 repräsentativen humanen Urinen der beiden Patientengruppen isoliert, nach definierten Kriterien *gepoolt* und zur Herstellung von cDNA-Bibliotheken verwendet. Die per *next generation sequencing* erhaltenen Daten wurden einer Qualitätskontrolle bezüglich der Sicherheit von Basenpositionen, dem GC-Gehalt und weiterer Eigenschaften unterzogen und mit einem Referenzgenom verglichen. Dieser als *Mapping* bezeichnete Schritt wurde anhand von Datenbanken wie *Ensembl* für kodierende und nicht-kodierende Transkripte sowie *circBase* für zirkuläre RNAs mittels des Burrow-Wheeler-Algorithmus (BWA) (Li and Durbin, 2009) durchgeführt. Zuletzt erfolgte die Normierung der Daten auf *transcripts per kilobase per million* (TPM), sodass Unterschiede in der Tiefe der Sequenzierung sowie den Transkriptlängen der beiden Vergleichsgruppen ausgeglichen werden konnten.

Für die differentielle Genexpressionsanalyse der Patientengruppen wurden die Expres-sionsunterschiede als log_{10}(*fold change*) bzw. log(fc) angegeben und wie folgt berechnet:

$$log(fc) = \frac{\text{PatientengruppeH[TPM]}}{\text{PatientengruppeC[TPM]}}$$

(log(fc) > 0 für überexprimierte Transkripte in der Patientengruppe H,

log(fc) = 0 ohne Expressionsunterschiede eines Transkriptes beider Patientengruppen

und log(fc) < 0 für unterexprimierte Transkripte in der Patientengruppe H).

Das vorläufige Endergebnis der Transkriptomanalyse waren sehr umfangreiche Listen für kodierende, nicht-kodierende und zirkuläre Transkripte unter Angabe des Gennamens, der Transkriptbezeichnung, der TPM-Werte für die Patientengruppen C und H sowie der zugehörigen log(fc)-Werte. Diese tabellarische Auflistung legte den Grundstein für die Auswahl der zu untersuchenden Markerkandidaten in der vorliegenden Arbeit.

4.1.2 Kriterien für die Auswahl von Markerkandidaten

Im ersten Schritt der Auswahl an potentiellen Tumormarkern für das Harnblasenkarzinom mussten Kriterien definiert werden, um aus der Vielzahl an Transkripten geeignete Kandidaten rausfiltern zu können. Dafür wurden die Listen aus der RNA-Sequenzierung zunächst nach Transkripten mit den jeweils höchsten und niedrigsten log(fc)-Werten für die differentielle Genexpression der Patientengruppen C und H sortiert. Als nächstes wurden die log(fc)-Werte der 5 bereits untersuchten Tumormarker der diagnostischen Studie betrachtet und der Schwellenwert für die Auswahl neuer Markerkandidaten auf log(fc) > 0,6 für überexprimierte bzw. log(fc) < 0,6 für unterexprimierte Transkripte der Patientengruppe H festgelegt. Da das Ziel der Transkriptomanalyse in einer verbesserten Sensitivität und Spezifität von Tumormarkern für das Harnblasenkarzinom bestand, wurden alle Transkripte unterhalb bzw. oberhalb dieser gesetzten Grenzwerte vorerst ausgeschlossen. Weitere Kriterien für die Selektion von Markerkandidaten wurden wie folgt definiert:

– das *transcript support level* (TSL) für lineare Transkripte sollte ≤ 2 bzw. nicht *not annotated* (NA) sein,
– für den Entwurf von Primerpaaren sollten die reifen Transkripte eine Länge von mindestens 150 Nukleotiden sowie deren ungespleißte prä-mRNAs eine Intron-Exon-Struktur aufweisen,
– alle *gemappten* Spleißvarianten eines Gens sollten ebenso einbezogen werden und möglichst das gleiche Vorzeichen bzw. ähnliche log(fc)-Werte aufweisen.

Der TSL gibt die Wahrscheinlichkeit an, mit der ein Transkript existiert oder nur auf bioinformatischen Vorhersagen beruht. Ein hoher TSL von 1 bis 2 steht dabei für ein RNA-Modell, dessen reales Vorkommen durch Primärdaten gestützt wird. Zudem wurde der Fokus dieser Arbeit auf die Untersuchung von zirkulären RNAs gelegt, da diese ein noch junges Forschungsfeld darstellen und aufgrund der postulierten höheren Stabilität in Körperflüssigkeiten eine neue Kategorie vielversprechender Tumormarker bilden könnten. Auch die bekannten biologischen Funktionen eines Transkriptes wurden betrachtet, um erste Erkenntnisse über potentielle Markerkandidaten zu gewinnen. Schließlich fiel die Wahl der zu untersuchenden Tumormarker auf TRAM1 und S100A6, da für beide Gene eine Vielzahl zirkulärer RNAs mit ähnlichen log(fc)-Werten detektiert wurden und außerdem eine Korrelation mit dessen kodierenden Transkripten erkennbar ist. Des Weiteren sollten zwei Markerkandidaten mit gegensätzlichen Expressionsprofilen untersucht werden, da dessen Quotient eine noch bessere Unterscheidung von gesunden Probanden und Harnblasenkarzinom-Patienten ermöglichen könnte. Im Folgenden werden die Ergebnisse der Transkriptomanalyse für die linearen und zirkulären Transkripte des S100A6- und TRAM1-Genlo-kus genauer betrachtet.

4.1.3 Ergebnisse der Transkriptomanalyse für S100A6

Für den S100A6-Genlokus konnten 5 lineare Transkriptvarianten identifiziert werden, deren log(fc)-Werte das gleiche Vorzeichen und ähnliche Tendenzen aufweisen (Tabelle 4.1). Alle S100A6-Transkripte verfügen laut *Ensembl* über die erforderliche Länge für den Entwurf von Primerpaaren und bis auf eine RNA-Spezies über TSL-Werte von 1–2. Die konvergenten Primerpaare wurden so entwickelt, dass die Transkriptvarianten mit log(fc)-Werten < 0,6 vom PCR-basierten Nachweis ausgeschlossen sind. Daraus ergibt sich vorerst ein theoretischer log(fc)-Wert von 0,62 für die verbleibenden drei S100A6-Transkripte zur Unterscheidung der Patientengruppen C und H, der in Abschnitt 4.4.1 allerdings nochmals thematisiert wird. Die Berechnung des log(fc)-Wertes für die Summe der drei S100A6-Transkripte erfolgte unter Mittelwertbildung der TPM-Werte für die Gruppen C und H, die dann zur Kalkulation des neuen log(fc)-Wertes nach der oben genannten Formel genutzt werden konnten.

Tabelle 4.1 Ergebnisse der Transkriptomanalyse für lineare S100A6-Transkripte. (Die Expressionsdaten der Patientengruppen C und H wurden auf TPMs normiert und für die Berechnung von log(fc)-Werten verwendet. Der TSL bewertet die Wahrscheinlichkeit für die reale Existenz eines RNA-Modells (Stand Mai 2020). Die *-markierte RNA-Spezies ist laut *circBase* die Transkriptvariante, aus der die zirkulären RNAs des S100A6-Genlokus hervorgehen. Die Transkriptvarianten S100A6-204 und S100A6-203 wurden beim Entwurf von Primerpaaren aufgrund der genannten Kriterien ausgeschlossen)

Transkriptname und Ensembl-ID	Länge [bp]	C [TPM]	H [TPM]	log(H/C)	TSL	Beschreibung
S100A6-205 ENST00000496817	673	19,22	79,05	0,61	2	Protein kodierend
S100A6-204 ENST00000462951	311	4,70	10,46	0,35	1	Intron
S100A6-202 ENST00000368720	673	17,23	70,63	0,61	3	Protein kodierend
S100A6-201* ENST00000368719	665	28,04	120,51	0,63	1	Protein kodierend
S100A6-203 ENST00000462776	479	4,24	13,01	0,49	2	Protein kodierend
Σ	–	21,49	90,06	0,62	–	–

Weiterhin konnten durch die Transkriptomanalyse 4 zirkuläre RNAs (circRNA) des S100A6-Genlokus identifiziert werden (Tabelle 4.2), die laut *circBase* die erforderliche Länge für den Entwurf von Primerpaaren aufweisen. Allerdings gibt es zum jetzigen Zeitpunkt (Stand Mai 2020) für circRNAs noch keinen Parameter wie den TSL-Wert, der eine Einschätzung über die reale Existenz bioinformatisch vorhergesagter zirkulärer Transkripte vornimmt. Die ermittelten log(fc)-Werte liegen für alle zirkulären S100A6-Transkripte zwischen 0,5 und 0,6 und stimmen damit mit den Werten der linearen S100A6-RNAs überein. Dennoch wurde die Entwicklung von divergenten Primerpaaren zunächst nach der circRNA ausgerichtet, die den höchsten log(fc)-Wert aufweist. Wie in Abschnitt 4.4.1 genauer erläutert wird, führt dies zum Ausschluss der Transkriptvarianten circS100A6-24 und circS100A6-27, während die circRNAs circS100A6-25 und circS100A6-26 durch die Primerpaare detektiert werden. Daraus ergibt sich ein theoretischer log(fc)-Wert für die beiden nachzuweisenden zirkulären S100A6-Transkripte von 0,57 zur Unterscheidung der Patientengruppen C und H. Da *circBase* keine offiziellen Namen für die aufgelisteten circ-RNAs eingeführt hat, wurden die im Text genutzten Transkriptnamen selbst vergeben und sollen der Vereinfachung und besseren Zuordnung der Transkripte zum Genlokus dienen.

Tabelle 4.2 Ergebnisse der Transkriptomanalyse für zirkuläre S100A6-Transkripte. (Die Expressionsdaten der Patientengruppen C und H wurden auf TPMs normiert und für die Berechnung von log(fc)-Werten verwendet. Die Transkriptnamen wurden selbst vergeben und sollen der Vereinfachung und besseren Zuordnung der Transkripte zum Genlokus dienen. Die in Transkriptvarianten circS100A6-24 und circS100A6-27 wurden wie im Text beschrieben beim Entwurf von Primerpaaren ausgeschlossen)

Transkriptname	circBase-ID	Länge [bp]	C [TPM]	H [TPM]	log(H/C)
circS100A6-24	hsa_circ_0014224	231	29,96	105,43	0,55
circS100A6-27	hsa_circ_0014227	452	7,32	21,51	0,47
circS100A6-25	hsa_circ_0014225	390	102,25	391,17	0,58
circS100A6-26	hsa_circ_0014226	683	87,06	314,28	0,56
Σ	–	–	94,66	352,73	0,57

4.1.4 Ergebnisse der Transkriptomanalyse für TRAM1

Für den TRAM1-Genlokus konnten ebenfalls 5 lineare Transkriptvarianten identifiziert werden, deren log(fc)-Werte bis auf eine RNA-Spezies ähnliche Tendenzen aufweisen und nur einen geringen Expressionsunterschied der beiden Patientengruppen aufzeigen (Tabelle 4.3). Lediglich für das Transkript TRAM1-203 konnte eine deutliche Unterexpression in Harnblasenkarzinompatienten gemessen werden, allerdings ist dessen Existenz mit einem TSL von 5 bisher nicht belegt. Dennoch wurden alle drei Transkriptvarianten mit negativem Vorzeichen der log(fc)-Werte in den Nachweis durch die entworfenen Primerpaare eingeschlossen, sodass sich in Summe ein theoretischer log(fc)-Wert von −0,46 für die detektierbaren linearen TRAM1-Transkripte ergibt. Während zwar alle RNA-Spezies über die erforderliche Länge für den Entwurf von Primerpaaren verfügen, weisen die von den konvergenten Primerpaaren ausgeschlossenen Transkriptvarianten darüber hinaus hohe TSL-Werte auf und wurden bisher nicht durch Primärdaten bestätigt.

Ausschlaggebend für die Wahl von TRAM1 als zweiten Markerkandidaten waren jedoch die in der Transkriptomanalyse detektierten circRNAs des TRAM1-Genlokus (Tabelle 4.4). Die log(fc)-Werte der zirkulären TRAM1-Transkripte sind alle im negativen Bereich und weisen eine deutliche Unterexpression in der Patientengruppe H auf. Auch hier erfolgte der Entwurf von divergenten Primerpaaren nach der circRNA mit der stärksten differentiellen Genexpression, was für die TRAM1-Transkripte auf circTRAM1-58 zutrifft. Die entwickelten Primerpaare können jedoch alle aufgelisteten circRNAs des TRAM1-Genlokus nachweisen, wie in Abschnitt 4.2.1 genauer erklärt wird. Da zudem alle Transkripte über die erforderliche Länge für eine PCR-basierte Detektion verfügen, kann der theoretische log(fc)-Wert für die ausgewählten zirkulären TRAM1-Transkripte in Summe mit −1,26 zur Unterscheidung der Patientengruppen angegeben werden.

4.2   Nachweisvon TRAM1-Transkripten in Zelllinien

4.2.1   Lineare und zirkuläre Transkripte des TRAM1-Genlokus

Das lineare Transkript TRAM1-201 verfügt über 11 Exons und ist laut *circBase* die Vorlage für die Generierung von zirkulären RNAs des TRAM1-Genlokus (Abbildungen 4.1 und 4.2). Die Exons 1 bis 6 sind in die Bildung von circRNAs involviert, wobei die Exons 4 und 5 in allen Transkripten vorkommen. Daher wurden zunächst 5 konvergente Primerpaare nach Abschnitt 3.1.3 entworfen, die in den Exons 4 und 5 liegen und sowohl lineare als auch zirkuläre Transkripte per PCR-Amplifikation nachweisen können. Diese beantworten auch die Eingangsfrage eines Experimentes, ob die Probe überhaupt TRAM1-Transkripte enthält. Bei positivem PCR-Signal kann im nächsten Schritt das Vorliegen zirkulärer RNAs untersucht werden, wobei unter Nutzung der konvergenten Primerpaare

Tabelle 4.3 Ergebnisse der Transkriptomanalyse für lineare TRAM1-Transkripte. (Die Expressionsdaten der Patientengruppen C und H wurden auf TPMs normiert und für die Berechnung von log(fc)-Werten verwendet. Der TSL bewertet die Wahrscheinlichkeit für die reale Existenz eines RNA-Modells (Stand Mai 2020). Die *-markierte RNA-Spezies ist laut *circBase* die Transkriptvariante, aus der die zirkulären RNAs des TRAM1-Genlokus hervorgehen. Die Transkriptvarianten TRAM1-204 und TRAM1-202 wurden beim Entwurf von Primerpaaren aufgrund der genannten Kriterien ausgeschlossen)

Transkriptname und Ensembl-ID	Länge [bp]	C [TPM]	H [TPM]	log(H/C)	TSL	Beschreibung
TRAM1-201* ENST00000262213	2785	8,43	6,08	–0,14	1	Protein kodierend
TRAM1-205 ENST00000521425	3394	8,14	5,13	–0,20	2	Protein kodierend
TRAM1-204 ENST00000521049	872	2,81	3,70	0,12	5	Prozessiertes Transkript
TRAM1-202 ENST00000518678	535	3,04	4,34	0,15	4	Protein kodierend
TRAM1-203 ENST00000520700	542	20,12	1,63	–1,09	5	Prozessiertes Transkript
Σ	–	12,23	4,28	–0,46	–	–

Tabelle 4.4 Ergebnisse der Transkriptomanalyse für zirkuläre TRAM1-Transkripte. (Die Expressionsdaten der Patientengruppen C und H wurden auf TPMs normiert und für die Berechnung von log(fc)-Werten verwendet. Die Transkriptnamen wurden selbst vergeben und sollen der Vereinfachung und besseren Zuordnung der Transkripte zum Genlokus dienen)

Transkriptname	circBase-ID	Länge [bp]	C [TPM]	H [TPM]	log(H/C)
circTRAM1-58	hsa_circ_0084758	176	41,33	0,66	–1,80
circTRAM1-56	hsa_circ_0084756	383	21,56	0,81	–1,43
circTRAM1-57	hsa_circ_0084757	447	18,51	0,98	–1,28
circTRAM1-59	hsa_circ_0084759	422	20,04	3,08	–0,81
Σ	–	–	25,36	1,38	–1,26

nur ein Amplifikationsprodukt erwartet wird. Demnach müsste in die Berechnung der Summe des log(fc)-Wertes aus Tabelle 4.3 neben den linearen Transkripten auch die circRNAs des TRAM1-Genlokus einbezogen werden. Da aber zu diesem

Zeitpunkt der Arbeit nicht bekannt war, welche der vorhergesagten TRAM1-Transkripte real existieren, wurden zunächst keine weiteren Kalkulationen von log(fc)-Werten bezüglich der konvergenten Primerpaare angestellt.

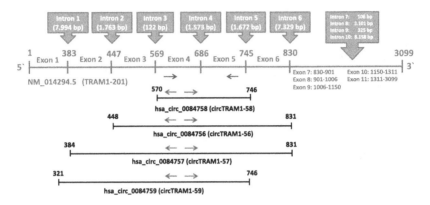

Abbildung 4.1 Schematische Darstellung von Transkripten des TRAM1-Genlokus. (In blau dargestellt ist das Referenz-Transkript TRAM1-201 als Ausgangspunkt für die in schwarz angegebenen zirkulären RNAs des TRAM1-Genlokus. In blauen Kästchen eingetragen sind die zugehörigen Introns und deren Größen. Die Exongrenzen sind durch vertikale Striche und die Anzahl Basenpaaren gekennzeichnet. Durch blaue Pfeile werden die entwickelten konvergenten Primerpaare symbolisiert. Die Transkriptnamen der zirkulären RNAs und deren Abkürzungen sind ebenfalls in schwarz angegeben. Rot dargestellt sind divergente Primerpaare, die zunächst anhand der Transkriptvariante circTRAM1-58 entworfen wurden, aber über Bindungsstellen in allen zirkulären RNAs des TRAM1-Genlokus verfügen)

4.2.2 PCR-basierter Nachweis von Transkripten des TRAM1-Genlokus

Der Nachweis von Transkripten des TRAM1-Genlokus anhand der entworfenen Primerpaare wurde zunächst per konventioneller PCR (Abschnitt 3.3.7.1) durchgeführt und 250 ng cDNA der humanen Harnblasenkarzinomzelllinien ECV-304 in 40 PCR-Zyklen amplifiziert. Alle PCR-Amplikons der konvergenten Primerpaare waren mit den erwarteten Größen im 5 %-Agarosegel nachweisbar und das Primerpaar mit der stärksten Signalintensität des RT-Ansatzes wurde für nachfolgende Versuche ausgewählt (elektronisches Zusatzmaterial, Abschnitt 7.2, Abbildung 7.1).

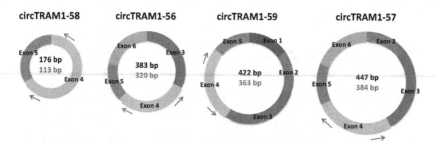

Abbildung 4.2 Zirkuläre Transkripte des TRAM1-Genlokus. (Die Exons der zirkulären RNAs sind farblich verschieden gekennzeichnet. Rot dargestellt sind divergente Primerpaare, die zunächst anhand der Transkriptvariante circTRAM1-58 entworfen wurden, aber über Bindungsstellen in allen zirkulären RNAs des TRAM1-Genlokus verfügen. In schwarz angegeben ist die Länge der reifen zirkulären RNAs, in rot dargestellt ist die Länge der PCR-Produkte nach Amplifikation mit dem final ausgewählten Primerpaar)

Die PCR-Reaktionen der divergenten Primerpaare ließen in allen Ansätzen PCR-Signale über 300 bp erkennen (Abbildung 4.3 A), die theoretisch den zirkulären Transkripten circTRAM1-56, circTRAM1-59 und circTRAM1-57 zugeordnet werden konnten. Lediglich für die RNA-Spezies circTRAM1-58 war per konventioneller PCR zunächst kein Amplifikat nachweisbar. Weitere Versuche mit verschiedenen Temperaturen für den Hy-bridisierungsschritt der PCR-Reaktion änderten das Ergebnis der Amplifikation nicht. Auch in diesem Fall wurde das Primerpaar mit der höchsten Signalintensität für weitere Untersuchungen festgelegt, wobei die NoRTs und NTCs aller PCR-Ansätze schwache Nebenprodukte erkennen ließen. Für die divergenten Primer fiel die Wahl auf „circTRAM1 fwd & rev Primer 6".

Um im nächsten Schritt erste Erkenntnisse über den Ursprung des PCR-Amplifikats der divergenten Primer zu gewinnen, wurden 5 µl des bereits amplifizierten 25 µl-PCR-Ansatzes unter den gewählten Bedingungen in 30 Zyklen erneut vervielfältigt und im Agarosegel analysiert (Abbildung 4.3 B). Das resultierende PCR-Amplifikat wies keine der zuvor beobachteten distinkten Banden mehr auf, sondern zeigte einen Schmier mit PCR-Produkten bis in den hohen kbp-Bereich. Dagegen führte die Reamplifikation des PCR-Amplikons des ausgewählten konvergenten Primerpaares zum gleichen PCR-Produkt nur mit stärkerer Signalintensität.

Für die nach der Reamplifikation entstehenden PCR-Produkte im hohen kbp-Bereich gibt es zwei mögliche Erklärungen. Einerseits erzeugen die divergenten Primerpaare auch sehr lange Amplifikationsprodukte, wenn ein nach

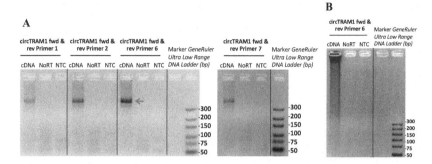

Abbildung 4.3 PCR-basierter Nachweis zirkulärer TRAM1-Transkripte. ((**A**) Nachweis von PCR-Produkten nach Amplifikation von 250 ng ECV-304 cDNA mittels divergenten Primerpaaren. Für alle PCR-Ansätze wurden Negativkontrollen mitgeführt. Der Probenauftrag nach 40 PCR-Zyklen erfolgte in 5 % Agarosegelen. (**B**) Reamplifikationsprodukt nach 30 PCR-Zyklen des PCR-Amplikons der ausgewählten divergenten Primerpaare nach 40 PCR-Zyklen und Auftrag im 2 % Agarosegel)

außen gerichteter Primer an ein lineares TRAM1-Transkript bindet und die Taq-Polymerase den komplementären Strang bis zum Ende des Transkriptes synthetisiert. Dabei handelt es sich zwar um eine lineare anstatt einer exponentiellen Amplifikation von PCR-Produkten, dennoch könnten diese Amplifikate nach einer hohen Anzahl PCR-Zyklen im Agarosegel nachweisbar werden. Andererseits könnten bei der reversen Transkription einer zirkulären RNA sogenannte Concatemere generiert werden, da die reverse Transkriptase bei einer zirkulären Matrize keinen Endpunkt erreicht und das Transkript bis zum Abbruch des Syntheseschrittes immer wieder umläuft. Dieser *rolling circle* Mechanismus würde demnach sehr lange cDNA-Stränge generieren, die ebenfalls zu geringen Anteilen lange Amplifikationsprodukte erzeugen könnten, wenn die divergenten Primerpaare an äußeren Stellen des Concatemers binden oder nur einer der beiden Primer bindet. Nach sehr vielen PCR-Zyklen könnten auch in diesem Fall detektierbare Signale im hohen kbp-Bereich produziert werden.

Weiterhin wurden die Amplifikationsprodukte der divergenten Primer nach verschiedenen Anzahlen von PCR-Zyklen analysiert (elektronisches Zusatzmaterial, Abschnitt 7.2, Abbildung 7.2). Im Ergebnis führten auch in diesem Experiment mehr PCR-Zyklen zu höheren Amplifikationsprodukten und zum Signalverlust kürzerer PCR-Produkte. Das bereits in Abbildung 4.3 A beobachtete Bandenmuster wurde jedoch stärker aufgetrennt und ließ daher zwei mögliche

Hypothesen für den Ursprung der PCR-Signale zu: Zum einen konnten die Banden den oben genannten circRNA-Kandidaten des TRAM1-Genlokus zugeordnet werden, zum anderen könnten die beobachteten distinkten PCR-Signale auf dem Nachweis von wiederholten Sequenzabschnitten eines Concatemers beruhen.

4.2.3 Klonierung und Sequenzierung von TRAM1-Amplifikaten

Die per konventioneller PCR hergestellten Amplifikate der konvergenten und divergenten Primerpaare wurden im nächsten Schritt in bakterielle Vektorsysteme ligiert (Abschnitt 3.3.11.1) und in *E. coli* DH5α Zellen transformiert (Abschnitt 3.3.11.2). Die anschließende Überprüfung der Vektor-Inserts per Kolonie-PCR (Abschnitt 3.3.11.3) ergab für das konvergente Primerpaar das PCR-Amplikon erwarteter Größe. Die Analyse des eingebrachten PCR-Produktes anhand der späteren Sequenz-Dateien konnte den korrekten Abschnitt der durch die konvergenten Primer eingegrenzten linearen TRAM1-Sequenz bestätigen (elektronisches Zusatzmaterial, Abschnitt 7.2, Abbildung 7.3).

Das Ergebnis der Amplifikation von Klonen mit Vektor-Inserts der divergenten Primer ist beispielhaft in Abbildung 4.4 dargestellt und zeigt, dass sowohl viele Proben ohne distinkte PCR-Produkte vorlagen als auch Ansätze mit Banden verschiedenster Größen. Für die Kolonie-PCR wurden die jeweiligen Bedingungen der konventionellen PCR übernommen, 30 PCR-Zyklen durchgeführt und 10 µl der PCR-Ansätze im Agarosegel aufgetragen.

Während zunächst nur Klone mit distinkten PCR-Banden für die Sequenzierung vorbereitet wurden, sollten in weiteren Versuchen alle hergestellten Bakterienklone einbezogen werden. Diese wurden in Übernachtkulturen vermehrt, die Plasmidpräparation nach Abschnitt 3.3.12 durchgeführt und die Sequenzierreaktion nach Abschnitt 3.3.13 vollzogen. Ziel dieser Vorgehensweise war es, nicht nur circRNAs des TRAM1-Genlokus zu identifizieren, sondern auch einen Überblick der Abundanzen potentiell zirkulärer TRAM1-Transkripte in Zellen zu gewinnen. Die Ergebnisse der Klonierungsversuche wurden zur besseren Übersichtlichkeit und Beschreibung in häufiger auftretende und weniger abundante Sequenzen aufgeteilt. Insgesamt wurden 89 Bakterienklone nach Einbringen des PCR-Amplifikats der divergenten Primerpaare analysiert.

Positiv ist zunächst zu erwähnen, dass sich alle analysierten Sequenzen dem TRAM1-Genlokus zuordnen ließen. Bei Betrachtung der weniger abundanten Bakterienklone (Abbildung 4.5) war auffällig, dass vor allem längere Sequenzen aufgelistet sind. Allgemein sind kürzere Amplifikate bei den durchgeführten

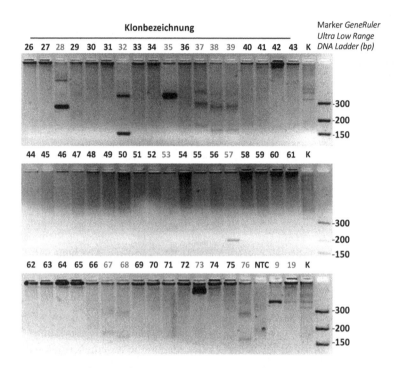

Abbildung 4.4 Kolonie-PCR zur Überprüfung von Vektor-Inserts mittels divergenten Primern gegen TRAM1-Transkripte. (Nachweis von Amplifikaten nach 30 PCR-Zyklen in 5 % Agarosegelen. Schwarz angegeben sind Bakterienklone ohne distinkte PCR-Produkte, rot markiert sind Klone mit erkennbaren Banden. „K" beschreibt das PCR-Amplifikat des Ligationsansatzes, welches zur Kontrolle mitgeführt wurde)

PCR-Reaktionen im Vorteil, da die gewählten Bedingungen auf die Vervielfältigung kurzer PCR-Produkte abzielen. Während die Sequenz „4, 5, 6" nur auf die lineare Richtung schließen ließ, deutete die Sequenz „4, 3 / 6 / 4" auf ein Artefakt hin. Alle weiteren Bakterienklone könnten theoretisch zirkuläre Transkripte darstellen, die bisher noch unbekannt sind bzw. nicht bioinformatisch vorhergesagt wurden. Ein Beispiel für ein eingebrachtes seltenes PCR-Amplifikat der divergenten Primer ist im elektronischen Zusatzmaterial, Abschnitt 7.2, Abbildung 7.4 A dargestellt. Aufgrund der geringen Abundanz wurden die in Abbildung 4.5 gezeigten Sequenzen jedoch nicht weiter betrachtet.

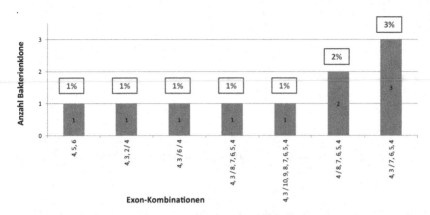

Abbildung 4.5 Statistik seltener TRAM1-Sequenzen. (Analyse von Bakterienklonen nach Einbringen des PCR-Amplifikats der divergenten Primerpaare. Die Sequenzen sind geordnet nach deren Exon-Kombinationen, wobei durch Komma getrennte Exons der Anordnung in linearen TRAM1-Sequenzen entsprechen. Dagegen symbolisiert der Schrägstrich Exon-Übergänge, die auf ein *Backsplicing* zirkulärer RNAs hindeuten könnten. Die Anzahl der Bakterienklone einer Sequenz ist in absoluten Zahlen sowie relativen Anteilen bezogen auf die Gesamtmenge an analysierten Sequenzen angegeben)

Auch unter den abundanten Bakterienklonen (Abbildung 4.6) befanden sich mit „4, 3" und „4, 5" Sequenzen, die nur auf die lineare Richtung entlang eines TRAM1-Transkriptes hindeuteten. Die häufigste Variante waren jedoch Klone, die ausschließlich Exon 4 in ihrem Bakterienvektor tragen. Viele dieser Sequenzen konnten eindeutig PCR- bzw. Klonierungs-Artefakten zugeordnet werden, wie im Beispiel im elektronischen Zusatzmaterial, Abschnitt 7.2, Abbildung 7.5 A demonstriert wird. Dennoch enthielten einige dieser Bakterienklone auch Exon 4-Amplikons, die zunächst nicht auf eine artifizielle Sequenz schließen ließen (elektronisches Zusatzmaterial, Abschnitt 7.2, Abbildung 7.5 B). Es wurde daher die Vermutung angestellt, dass das Exon 4 selbst eine eigene zirkuläre RNA ausbilden könnte. Auch die Betrachtung des eingebrachten PCR-Produktes im elektronischen Zusatzmaterial, Abschnitt 7.2, Abbildung 7.5 C ließ diesen Rückschluss zunächst zu. Da die gleiche Exon 4-Sequenz aus Abbildung 7.5 B dreimal hintereinander im Bakterienklon in Abbildung 7.5 C gefunden wurde, kam der Verdacht eines *rolling circle* Mechanismus während der reversen Transkription auf, der mehrere Exon 4-Kopien hintereinander zu einem Concatemer verschmelzt. Bereits anhand der im elektronischen Zusatzmaterial, Abschnitt 7.2, Abbildung 7.2 beobachteten PCR-Signale konnte ein solcher Mechanismus als

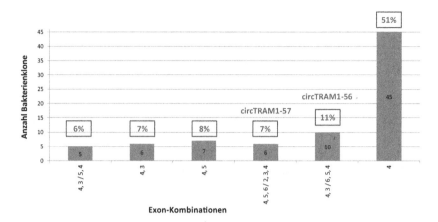

Abbildung 4.6 Statistik häufiger TRAM1-Sequenzen. (Analyse von Bakterienklonen nach Einbringen des PCR-Amplifikats der divergenten Primerpaare. Die Sequenzen sind geordnet nach deren Exon-Kombinationen, wobei durch Komma getrennte Exons der Anordnung in linearen TRAM1-Sequenzen entsprechen. Dagegen symbolisiert der Schrägstrich Exon-Übergänge, die auf ein *Backsplicing* zirkulärer RNAs hindeuten könnten. Die Anzahl der Bakterienklone einer Sequenz ist in absoluten Zahlen sowie relativen Anteilen bezogen auf die Gesamtmenge an analysierten Sequenzen angegeben)

Ursache für das detektierte Bandenmuster vermutet werden. Dazu passend liefert ein PCR-Produkt aus dreimal der in Abbildung 7.5 B ermittelten Exon 4-Sequenz mit 107 bp eine Länge von 321 bp und wäre stimmig mit den nachgewiesenen PCR-Signalen.

Die Sequenz des eingebrachten Exons 4 wurde daraufhin genauer betrachtet (elektronisches Zusatzmaterial, Abschnitt 7.2, Abbildung 7.6) und festgestellt, dass die erwartete Basenabfolge für ein zirkuläres Transkript aus Exon 4 sowie die theoretische BSJ-Sequenz nicht detektiert werden konnten. Auch die zunächst vermutete Concatemer-Struktur ließ diesen BSJ-Übergang missen. Stattdessen wurde in beiden Bakterienklonen 7.5 B und 7.5 C die Exon 4-Sequenz ermittelt, die mittels eines konvergenten Primerpaares hätte erzeugt werden können. Da jedoch keine schlüssige Erklärung für dieses Phänomen gefunden und ein zirkuläres Transkript für Exon 4 bisher nicht vorhergesagt wurde, wurde diese Problematik nicht weiter verfolgt.

Dennoch wurden im Folgenden nun neben der Anordnung von Exons auch eine überzeugende Gesamtstruktur ohne Hinweise auf RT-, PCR- bzw.

Klonierungs-Artefakte sowie die korrekte BSJ-Sequenz als Kriterien für authentische zirkuläre Transkripte definiert. Diese drei Merkmale trafen auf die Mehrheit der Bakterienklone mit eingebrachter Sequenz der RNA-Spezies circTRAM1-57 (elektronisches Zusatzmaterial, Abschnitt 7.2, Abbildung 7.4 B und Tabelle 7.1) und circTRAM1-56 (elektronisches Zusatzmaterial, Abschnitt 7.2, Abbildung 7.5 D) zu. Beide Transkripte kommen auf einen Anteil von ca. 10 % aller klonierten Sequenzen, wobei die RNA-Spezies circTRAM1-56 häufiger detektiert werden konnte.

Weiterhin wurde auch das potentiell zirkuläre Transkript „4, 3 / 5, 4" anhand der genannten drei Kriterien analysiert. Während die reine Betrachtung der Exonanordnung zunächst eine zirkuläre Struktur vermuten ließ, konnte die genaue Untersuchung der Sequenzen nicht überzeugen: Die Exons wiesen viele Abweichungen von den annotierten Sequenzen sowie Primer-Duplikationen auf. Darüber hinaus konnte keine einheitliche BSJ-Sequenz in den analysierten Bakterienklonen detektiert werden, sodass insgesamt eher von artifiziellen *Inserts* auszugehen war und keine weiteren Hinweise auf das Vorliegen einer authentischen zirkulären RNA gefunden wurden.

Um weitere Erkenntnisse über die PCR-Amplifikate der divergenten Primer zu gewinnen, wurden im nächsten Schritt die nachweisbaren distinkten Banden ausgeschnitten (Abschnitt 3.3.10) und ebenfalls die gesamte Klonierungsstrategie und Plasmidpräparation bis hin zur Sequenzierung durchgeführt. Die drei typischen PCR-Produkte der divergenten Primer sind im oberen Gelbild von Abbildung 4.4 in der Positivkontrolle „K" gut erkennbar sowie im elektronischen Zusatzmaterial, Abschnitt 7.2, Abbildung 7.7 gezeigt und beschriftet. Die unterste dieser Banden konnte dem Transkript circTRAM1-56 mit dessen korrekter Sequenz zugeordnet werden (elektronisches Zusatzmaterial, Abschnitt 7.2, Abbildung 7.5 D) und die RNA-Spezies somit erneut verifiziert werden. Die mittlere Bande ließ ebenfalls das Transkript circTRAM1-56 sowie dessen intakte BSJ-Sequenz erkennen, wies aber eine artifizielle längere Version von Exon 4 mit Sequenz-Duplikationen auf. Die oberste distinkte Bande zeigte wie bereits beschrieben dreimal hintereinander die gleiche Exon 4-Sequenz (elektronisches Zusatzmaterial, Abschnitt 7.2, Abbildung 7.5 C) und wurde als ein PCR- bzw. Klonierungs-Artefakt eingeordnet und dessen Herkunft nicht weiter untersucht.

Zusammengefasst konnten für die PCR-Amplifikate des divergenten Primerpaares gegen zirkuläre TRAM1-Transkripte anhand der Anordnung der Exons viele potentiell neue circRNA-Kandidaten detektiert werden. Die genauere Analyse der Gesamtstruktur der ermittelten Sequenzen und der BSJs konnte jedoch

mit circTRAM1-57 und circTRAM1-56 nur zwei authentische circRNAs bestätigen, wobei letzteres Transkript durch eine höhere Abundanz unter den Bakterienklonen sowie das Ausbilden von distinkten PCR-Banden zunächst als der
wichtigere circRNA-Kandidat des TRAM1-Genlokus identifiziert wurde.

4.2.4 Nachweis von TRAM1-Transkripten auf RNA-Ebene

Für den Nachweis von zirkulären RNAs auf der RNA-Ebene wurde ein Ansatz
aus Antisense-Oligonukleotiden (asON) mit anschließender RNase H-Spaltung
gewählt (Abbildung 4.7). Das Ziel dieses Vorgehens war es zum einen, neben dem
indirekten PCR-basierten Verfahren auch einen Hinweis auf die Existenz einer
zirkulären RNA direkt auf der Transkript-Ebene zu erhalten. Zum anderen sollte
überprüft werden, ob das Versuchskonzept inklusive der Antisense-Strategie auf
circRNAs übertragbar ist und die entworfenen asONs funktional sind. Dies sollte
zunächst anhand nicht-modifizierter asONs und bereits isolierter zellulärer RNA
getestet und erst im nächsten Schritt in Zellkulturversuchen untersucht werden.

Im ersten Schritt wurden für jede potentielle circRNA des TRAM1-Genlokus
4 – 5 asONs nach Abschnitt 3.1.4 entworfen. Zu dem Zeitpunkt, als das
in Abbildung 4.7 beschriebene Versuchskonzept entwickelt und ausgetestet
wurde, waren die Klonierungsarbeiten aus Abschnitt 4.2.3 noch nicht abgeschlossen, sodass nicht-modifizierte asONs zunächst gegen alle vorhergesagten
circRNA-Kandidaten entworfen wurden. Die nachfolgend in den Experimenten verwendeten asONs sind in Tabelle 2.14 in Abschnitt 2.11.2 gelistet. Wie
in Abschnitt 3.3.4 genannt wurde die zelluläre Gesamt-RNA aus ECV-304
zunächst mit dem jeweiligen asON sowie 5× Hybridisierungspuffer versetzt
und nach einem kurzen Denaturierungsschritt für 1 h bei 37 °C hybridisiert. Das Ergebnis dieser Reaktion wurde einmalig im semidenaturierenden
PAA-Gel (Abschnitt 3.3.8.2) kontrolliert und zeigte keine Hinweise auf RNA-
Degradation (elektronisches Zusatzmaterial, Abschnitt 7.2, Abbildung 7.8). Im
nächsten Schritt folgte die RNase H-Verdauung, dessen Bedingungen ebenfalls
einmal anhand von Positiv- und Negativkontrollen überprüft wurden (elektronisches Zusatzmaterial, Abschnitt 7.2, Abbildung 7.9) und anschließend auf die
vorliegenden Proben übertragen wurden. Zum Entfernen von Enzymen, Salzen
und Abbauprodukten durchliefen die Ansätze daraufhin eine Phenol-Chloroform-
Extraktion (Abschnitt 3.3.1.3) sowie eine Ethanolpräzipitation (Abschnitt 3.3.1.4).
Die aufgereinigten Proben wurden im Anschluss in cDNA umgeschrieben
(Abschnitt 3.3.6), mittels divergenten Primern in der konventionellen PCR in 30

Zyklen amplifiziert (Abschnitt 3.3.7.1) und mittels der denaturierenden PAGE analysiert (Abschnitt 3.3.8.2).

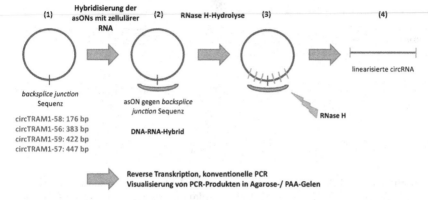

Abbildung 4.7 Schematische Darstellung des Versuchskonzeptes zum Nachweis von zirkulären Transkripten auf der RNA-Ebene. ((1) In grün angegeben sind die zirkulären RNAs des TRAM1-Genlokus mit deren Transkriptlängen und der Darstellung als Kreis. Diese sind Bestandteil der isolierten Gesamtzell-RNA. (2) Die BSJs werden durch vertikale Striche symbolisiert, gegen die auch die entworfenen asONs gerichtet sind. (3) Das aus circRNA und asON gebildete DNA-RNA-Hybrid kann durch das Enzym RNase H im doppelsträngigen Bereich gespalten werden, sodass der hydrolysierte Bereich der RNA durch gelbe Striche symbolisiert wird und die neuen Enden des entstandenen linearen Transkriptes bildet (4). Die linearisierte circRNA kann im Anschluss an die reverse Transkription nicht mehr durch die entworfenen divergenten Primerpaare per konventioneller PCR nachgewiesen werden und ist nicht mehr in Gelsystemen detektierbar)

Zunächst ist zu erwähnen, dass trotz mehrerer Anläufe in den Etablierungsarbeiten der Nachweis der drei typischen PCR-Banden im Agarosegel nach Amplifikation mittels divergenten Primern nicht möglich war. Daher wurde auf Polyacrylamid-Gele und die Detektion mit SYBR-Gold umgestellt, was zwar den Nachweis der PCR-Produkte erlaubte, das Bandenmuster durch die viel höhere Sensitivität aber komplexer und schwieriger interpretierbar werden ließ (Abbildung 4.8). Dennoch konnten die intensiv angefärbten Banden > 300 bp den bisher beobachteten PCR-Produkten der divergenten Primer mit höherer Auftrennung zugeordnet werden. Bis auf 3 Proben zeigten alle Ansätze das gleiche Bandenmuster im genannten Bereich mit ca. der gleichen Signalintensität und Anzeichen auf eine unspezifische Degradation von RNA während der Durchführung waren nicht erkennbar.

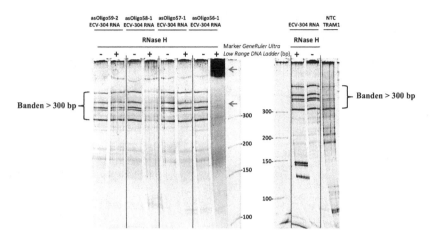

Abbildung 4.8 PCR-basierter Nachweis zirkulärer TRAM1-Transkripte nach Hybridisierung mit spezifischen asONs und RNase H-Hydrolyse. (12 ng spezifische asONs gegen circRNAs des TRAM1-Genlokus wurden mit 750 ng ECV-304 RNA hybridisiert, die RNase H-Hydrolyse durchgeführt und die Proben aufgereinigt. Nach reverser Transkription erfolgte die Amplifikation der Ansätze mittels divergenten Primern in 30 PCR-Zyklen. Der Probenauftrag erfolgte in 10 % denaturierenden Polyacrylamid-Gelen)

Die erste der drei genannten Proben ist die NTC als Kontrolle der PCR-Reaktion, die ebenfalls Banden oberhalb von 300 bp zeigte. Diese waren jedoch schwächer ausgeprägt im Vergleich zu den anderen Ansätzen und könnten aufgrund der hohen Sensitivität von SYBR-Gold auf minimalen Verunreinigungen basieren. Die zweite Probe betrifft ECV-304 RNA nach Hybridisierung mit dem asOligo58-1, die insgesamt eine deutlich abgeschwächte Signalintensität aufwies. Diese konnte jedoch nicht in weiteren Gelen bestätigt werden und ließ sich auch während der Durchführung der PAGE mit Schwierigkeiten beim Probenauftrag begründen. Zuletzt ist die Probe ECV-304 RNA nach Hybridisierung mit dem asOligo56-1 auffällig, die eine starke Reduktion der Banden im genannten Bereich erkennen ließ und somit den Verdacht einer spezifischen Spaltung des DNA-RNA-Duplex durch die RNase H erweckte. Die PCR-Signale des zirkulären Transkriptes circTRAM1-56 wären dann wie im vorliegenden Gel nicht mehr detektierbar. Allerdings ließ sich der intensiv angefärbte Schmier am oberen Rand der Probe nicht erklären. Da auch in weiteren Gelen Hinweise auf eine spezifische Hydrolyse von circTRAM1-56 festgestellt werden konnten, diese aber ebenfalls nicht den eindeutigen Beweis lieferten, sollte noch ein weiteres asON gegen das zirkuläre Transkript getestet werden.

Parallel wurden auch gegen lineare Sequenzbereiche von TRAM1-Transkripten asONs nach Abschnitt 3.1.4 entwickelt und der beschriebene Versuchsablauf durchgeführt. Dabei richten sich die zwei entworfenen asONs gegen Exon 4 (elektronisches Zusatzmaterial, Abschnitt 7.2, Abbildung 7.10) aufgrund der Beteiligung dieses Exons an allen Transkripten des TRAM1-Genlokus auch gegen die vorhergesagten circRNA-Kandidaten. Der PCR-Nachweis erfolgte sowohl über konvergente als auch divergente Primerpaare und parallel zur Testung des zweiten asONs gegen circTRAM1-56.

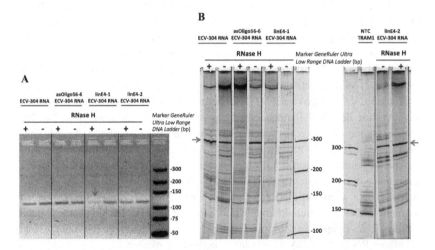

Abbildung 4.9 PCR-basierter Nachweis von TRAM1-Transkripten nach Hybridisierung mit spezifischen asONs und RNase H-Hydrolyse. (12 ng spezifische asONs gegen TRAM1-Tran-skripte (linE4-1, linE4-2) bzw. circTRAM1-56 (asOligo56-6) wurden mit 750 ng ECV-304 RNA hybridisiert, die RNase H-Hydrolyse durchgeführt und die Proben aufgereinigt. Nach reverser Transkription erfolgte die Amplifikation der Ansätze mittels konvergenten Primern in 30 PCR-Zyklen. Der Probenauftrag erfolgte **(A)** in 5 % Agarosegelen und **(B)** in 10 % denaturierenden Polyacrylamid-Gelen)

Die PCR-Produkte der konvergenten Primer zeigten Signale auf der erwarteten Höhe bei einer Amplikonlänge von 111 bp (Abbildung 4.9 A). Dabei zeigte die Probe ECV-304 RNA nach Hybridisierung mit dem asOligo56-6 folgerichtig keine Reduktion der Bandenintensität nach RNase H-Zusatz, genauso wie die Negativkontrolle in Form von unbehandelter ECV-304 RNA und die

Probe ECV-304 RNA nach Hybridisierung mit dem asON linE4-2. Letztgenann-tes DNA-Oligonukleotid schien somit keine effiziente RNase H-Spal-tung von TRAM1-Transkripten zu bewirken. Dagegen ließ die Probe ECV-304 RNA nach Hybridisierung mit dem asON linE4-1 als einzige eine eindeutige Reduktion der Signalintensität nach der RNase H-Hydrolyse erkennen, sodass dieses asON auch in den späteren Zellkulturversuchen eingesetzt wurde.

Das Ergebnis der PCR-Reaktion mittels konvergenten Primerpaaren wurde auch durch die Amplifikationsprodukte der divergenten Primer in Abbildung 4.9 B bestätigt. Während die Negativkontrolle als reine ECV-304 RNA und die Probe ECV-304 RNA nach Hybridisierung mit dem asON linE4-2 mit und ohne RNase H-Zusatz keine erkennbaren Unterschiede im Bandenmuster aufwiesen, zeigte die Probe ECV-304 RNA nach Hybridisierung mit dem asON linE4-1 deutlich schwä-chere PCR-Signale. Da beide asONs gegen Exon 4 gerichtet sind, können sie auch zirkuläre Transkripte des TRAM1-Genlokus adressieren. Der PCR-Nachweis für beide Arten von Primerpaaren lieferte den eindeutigen Hinweis, dass das asON linE4-1 auf beiden Transkriptebenen eine effektive RNase-H Hydrolyse bewirken konnte.

Auch ECV-304 RNA nach Hybridisierung mit dem asOligo56-6 ließ einen Signalverlust der PCR-Banden erkennen, insbesondere auf Höhe von 300 bp. Erneut konnte somit eine spezifische Spaltung des zirkulären Transkriptes circTRAM1-56 durch ein zweites asON vermutet werden. Dieses Ergebnis stimmte mit den Analysen der Bakterienklone nach Einbringen der PCR-Produkte divergenter Primer überein (Abschnitt 4.2.3), in denen die PCR-Banden des Pri-merpaares vor allem auf die RNA-Spezies circTRAM1-56 zurückgeführt werden konnten. In diesem Abschnitt konnte durch das entwickelte Versuchskonzept auch auf der RNA-Ebene ein Zusammenhang der beobachteten PCR-Produkte und zirkulären RNAs des TRAM1-Genlokus hergestellt werden.

4.2.5   Nachweis von TRAM1-Transkripten mittels quantitativer PCR

Im nächsten Schritt sollten die per konventioneller PCR ausgewählten konver-genten und divergenten Primerpaare für den Nachweis von Transkripten des TRAM1-Genlokus mittels der quantitativen PCR (Abschnitt 3.3.7.3) getestet und die Sensitivität und Spezifität sowie die Amplifikationseffizienzen bestimmt werden.

4.2.5.1 Nachweis von TRAM1-Transkripten mittels konvergenten Primern

Das per konventioneller PCR ausgewählte konvergente Primerpaar „linTRAM1 fwd & rev Primer 8" für den Nachweis von Transkripten des TRAM1-Genlokus wurde anhand von 10 ng bis 5 pg ECV-304 cDNA in halblogarithmischen Verdünnungen quantifiziert (Abbildung 4.10 A) und die erhaltenen C_T-Werte nach Abschnitt 3.3.7.3 in Expressionsniveaus bzw. Kopienzahlen umgerechnet. Theoretisch müsste eine Halbierung bzw. Reduktion um ein Zehntel der eingesetzten cDNA-Menge auch zur gleichen Abnahme der ermittelten Kopienzahlen führen. Tatsächlich traf dieser Zusammenhang annähernd auf die gemessen Werte zu, obwohl die Expressionsniveaus größtenteils etwas zu niedrig bezüglich ihrer doppelt oder zehnfach höheren Vergleichswerte waren. Dennoch konnten auch für 5 pg ECV-304 cDNA noch TRAM1-Kopien detektiert werden, sodass sich das ausgewählte konvergente Primerpaar sowie TRAM1 als potentieller Markerkandidat auch für die nachfolgende Untersuchung von Urinproben mit sehr niedrigen RNA-Mengen eignete.

Für die Spezifitätsprüfung wurden die Ansätze anschließend qualitativ im Agarosegel (Abschnitt 3.3.8.1) analysiert, wie beispielhaft in Abbildung 4.10 B anhand der höchsten eingesetzten cDNA-Menge demonstriert wird. Im Ergebnis zeigten die Amplifikationsprodukte die bereits per konventioneller PCR bestätigte Amplikonlänge von 111 bp ohne unspezifische Nebenprodukte. Auch die mitgeführten Kontrollen ließen keine unerwarteten PCR-Produkte oder Primerdimere erkennen, sodass das konvergente Primerpaar TRAM1-Transkripte auch unter den Bedingungen der quantitativen PCR spezifisch nachweist. Dies wurde zusätzlich durch die Betrachtung der Dissoziationskurve der Amplifikationsprodukte belegt (Abbildung 4.10 C), die nur ein Maximum sowie eine Schmelztemperatur von 79,2–79,9 °C erkennen ließen. Im Fall von unspezifischen PCR-Produkten wären zusätzliche lokale Maxima im Kurvenverlauf erkennbar und Primerdimere würden sich durch einen Anstieg bei 70–75 °C äußern, was für die konvergenten Primer weder in den RT-Proben noch in den Kontrollen beobachtet werden konnte.

Zuletzt wurde die qPCR-Effizienz der TRAM1-Amplifikation untersucht (Abbildung 4.10 D). Dafür wurden zunächst 25 ng cDNA aus ECV-304-Zellen per konventioneller PCR mittels der konvergenten Primer und unter Nutzung der AmpliTaq-DNA-Polymerase (Abschnitt 3.3.7.2) amplifiziert und im Agarosegel das Vorliegen des korrekten PCR-Produktes bestätigt. Anschließend wurden serielle Verdünnungen des Amplifikats von 1:100 bis 1:10^{10} durchgeführt und in der qPCR eingesetzt. Die Standardgeraden erhält man durch den Auftrag der gemessenen C_T-Werte gegen die Vierfachbestimmung einer Verdünnung des

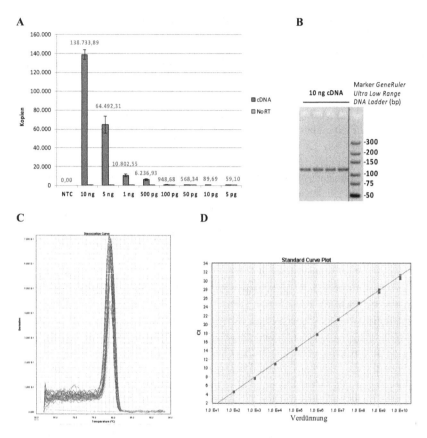

Abbildung 4.10 Nachweis von TRAM1-Transkripten in der quantitativen PCR. ((**A**) 10 ng bis 5 pg ECV-304 cDNA wurden in einer halblogarithmischen Verdünnungsreihe mittels den ausgewählten konvergenten Primern in Vierfachbestimmung quantifiziert und die Sensitivität und Spezifität des Primerpaares betrachtet. Für alle cDNA-Verdünnungen wurden Negativ-kontrollen sowie einmal die NTC mitgeführt. Die Mittelwerte ± der Standardabweichung der Kopienzahlen der RT-Proben und der NTC sind in rot angegeben. (**B**) Als Beispiel für die qualitative Analyse der PCR-Produkte im 5 % Agarosegel sind die Proben der höchsten cDNA-Konzentration nach 40 qPCR-Zyklen gezeigt. (**C**) Dissoziationskurve des Ampli-fikationsproduktes der konvergenten Primer aufgenommen nach 40 qPCR-Zyklen. Diese beschreibt die Änderung des Fluoreszenzsignals mit der Temperatur und dient der Bestim-mung des Schmelzpunktes T_m des vorliegenden PCR-Produktes. (**D**) Standardreihe zur Bestimmung der Amplifikationseffizienz des konvergenten Primerpaares. Das PCR-Produkt zum Nachweis von TRAM1-Transkripten wurde per konventioneller PCR erzeugt und seri-elle Verdünnungen von 1:100 bis $1:10^{10}$ durchgeführt. Diese wurden in der qPCR eingesetzt und gegen den C_T-Wert einer Vierfachbestimmung aufgetragen, sodass aus der Steigung der Regressionsgeraden die qPCR-Effizienz ermittelt werden konnte)

PCR-Produktes. Aus der Steigung der Geraden kann mit der in Abschnitt 3.3.7.3 beschriebenen Formel die qPCR-Effizienz einer Amplifikation berechnet werden, die für die konvergenten Primer einen nahezu perfekten Wert von 99,49 % ergab. Das Bestimmtheitsmaß R^2 bestätigte mit einem Wert von 99,91 % den perfekten linearen Zusammenhang der Standardkurve, sodass das konvergente Primerpaar insgesamt eine effiziente, sensitive und spezifische Amplifikation von TRAM1-Transkripten ermöglichte.

4.2.5.2 Nachweis von zirkulären TRAM1-Transkripten mittels divergenten Primern

Das per konventioneller PCR ausgewählte divergente Primerpaar „circTRAM1 fwd & rev Primer 6" für den Nachweis von zirkulären Transkripten des TRAM1-Genlokus wurde anhand von 100 ng bis 1 ng ECV-304 cDNA in halblogarithmischen Verdünnungen sowie der maximalen cDNA-Menge von 200 ng quantifiziert (Abbildung 4.11 A) und die erhaltenen C_T-Werte nach Abschnitt 3.3.7.3 in Expressionsniveaus bzw. Kopienzahlen umgerechnet. Allerdings ließ sich für die divergenten Primer keine Sensitivitätsbestimmung durchführen, da die Kopienzahlen der RT-Proben keinen proportionalen Zusammenhang zur eingesetzten cDNA-Menge zeigten. Darüber hinaus ließen auch die NoRT-Ansätze in Relation zu ihren RT-Proben hohe Expressionsniveaus erkennen.

Die qualitative Analyse der Ansätze im Agarosegel (Abbildung 4.11 B) demonstrierte die Ursache für die schwankenden Kopienzahlen der qPCR-Proben: Es konnten keine einheitlichen PCR-Amplifikate in den RT-Proben verschiedener cDNA-Konzentrationen detektiert werden. Stattdessen wies sogar jeder einzelne RT-Ansatz einer Vierfachbestimmung ein individuelles Bandenmuster verschiedener Signalintensitäten auf. Weiterhin ließen auch die NoRT-Proben unterschiedliche Amplifikationsprodukte erkennen, was die relativ hohen Expressionsniveaus der Negativkontrollen erklärte.

Da die ausgewählten divergenten Primer somit nicht für die Quantifizierung von zirkulären TRAM1-Transkripten unter den gewählten qPCR-Bedingungen geeignet schienen und zudem auch während der Klonierungsarbeiten (Abschnitt 4.2.3) die Detektion von PCR-Artefakten durch das Primerpaar gezeigt werden konnte, wurde nach neuen Konzepten für die Entwicklung von divergenten Primern gegen die zirkulären RNA-Spezies des TRAM1-Genlokus gesucht.

A

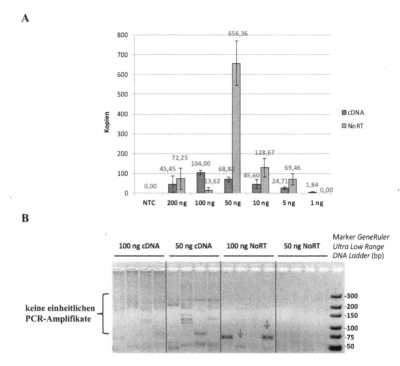

B

Abbildung 4.11 Nachweis von zirkulären TRAM1-Transkripten in der quantitativen PCR. ((A) 200 ng sowie 100 ng bis 1 ng ECV-304 cDNA wurden in einer halblogarithmischen Verdünnungsreihe mittels den ausgewählten divergenten Primern in Vierfachbestimmung quantifiziert und die Sensitivität und Spezifität des Primerpaares betrachtet. Für alle cDNA-Verdünnungen wurden einzelne Negativkontrollen sowie einmal die NTC mitgeführt. Die Mittelwerte ± der Standardabweichung der Kopienzahlen der RT-Proben und Kontrollen sind in rot angegeben. (B) Als Beispiel für die qualitative Analyse der PCR-Produkte im 5 % Agarosegel sind die RT- und NoRT-Proben der cDNA-Konzentrationen 100 ng und 50 ng nach 40 qPCR-Zyklen gezeigt)

4.2.5.3 Entwicklung neuer divergenter Primerpaare für den spezifischen Nachweis zirkulärer TRAM1-Transkripte

Obwohl das bisher verwendete divergente Primerpaar gegen zirkuläre Transkripte des TRAM1-Genlokus hilfreich und funktional für die Validierung aller vorhergesagten circRNA-Kandidaten in einem Amplifikations- und Klonierungsansatz war und so die Verifizierung der tatsächlich nachweisbaren circRNAs circTRAM1-56 und circTRAM1-57 ermöglichte, stellte sich dieses Primerpaar als ungeeignet für

eine spezifische Amplifikation und Quantifizierung der experimentell bestätigten
zirkulären TRAM1-Transkripte heraus.

Für die Entwicklung neuer divergenter Primer wurden zunächst die Anfor-
derungen an ein optimales Primerpaar definiert: Dieses sollte stabile cDNA-
Signale ohne Amplifikationsprodukte der Negativkontrollen aufweisen und in
den RT-Proben nur eine spezifische Bande erkennen lassen, weshalb zukünf-
tige Primerpaare nur gegen ein zirkuläres Transkript gerichtet sein sollten. Daher
wurden im nächsten Schritt divergente Primer jeweils gegen circTRAM1-56 und
circTRAM1-57 nach Abschnitt 3.1.3 entworfen (elektronisches Zusatzmaterial,
Abschnitt 7.2, Abbildung 7.11). Allerdings führte die Entwicklung neuer Primerpaare gegen das Transkript circTRAM1-56 nach dem bisherigen Vorgehen auch
zur Detektion von circTRAM1-57 (elektronisches Zusatzmaterial, Abschnitt 7.2,
Abbildungen 7.11 und 7.12). Aufgrund der sehr ähnlichen Strukturen der beiden circRNAs, die sich nur um ein Exon und die BSJ-Sequenz unterscheiden,
musste eine neue Strategie für den spezifischen Nachweis des Transkriptes
circTRAM1-56 erarbeitet werden.

Dafür wurden zwei Möglichkeiten in Betracht gezogen: Entweder man nimmt
die Detektion und Quantifizierung durch eine Taqman-Sonde gerichtet gegen die
BSJ der circRNA vor oder positioniert einen der beiden Primer direkt auf der
BSJ von circTRAM1-56. Da jedoch die Quantifizierung von PCR-Amplifikaten
mittels *SYBR-Green* nicht nur kostengünstiger sondern auch die Analyse des
Schmelzpunktes erlaubt, wurde zunächst letztgenannter Ansatz verfolgt und zwei
neue *forward* Primer gegen die BSJ-Sequenz von circTRAM1-56 entwickelt
(Abbildung 4.12).

Da die beiden Transkripte circTRAM1-56 und circTRAM1-57 Exon 6 in ihrer
BSJ-Sequenz gemeinsam haben, wurde nach einem Primer spezifisch für Exon 3
gesucht, der aber trotzdem gegen die BSJ von circTRAM1-56 gerichtet ist. Wird
der Primer zu weit in Exon 3 gesetzt, besteht die Gefahr einer Detektion von
linearen TRAM1-Transkripten. Wird der Primer zu weit in Exon 6 positioniert,
könnte auch die RNA-Spezies circTRAM1-57 detektiert werden. Nur *forward*
Primer kamen für diesen selektiven Nachweis in Frage, da die Taq-Polymerase
Spezifität am 3'-Ende des Primers benötig und diese über Exon 3 erzeugt werden
sollte. Da Fehlpaarungen am 5'-Ende toleriert werden und nicht essentiell für den
Start der Polymerisation sind, würde ein *reverse* Primer mit dem 5'-Ende in Exon
3 nicht das gewünschte Ergebnis erzielen.

Der erste *forward* Primer wurde daher 7 Nukleotide und der zweite *forward* Primer 4 Nukleotide in Exon 3 positioniert und die restlichen Nukleotide
bis zum Erreichen der optimalen Schmelztemperaturen in Exon 6 aufgefüllt.
Zur Anwendung dieser Primer wurden sie mit den fünf bereits entworfenen

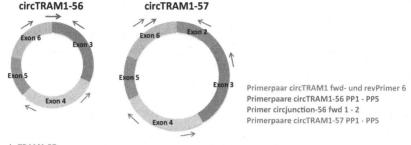

circTRAM1-57
backsplice junction Sequenz: Exon 6 – Exon 2
5'-CTCTACTTCCAGAAAACCAAAAAA**ATAACGGCAAAAGCTTCTATCATTTTTGTT-3'**

circTRAM1-56
backsplice junction Sequenz: Exon 6 – Exon 3
5'-CTCTACTTCCAGAAAACCAAAAAA**AAGAACAAGCTACTGAATCAGTGTCCCTTT-3'**
    5'-CTTCCAGAAAACCAAAAAAAAGAACA-3'   circjunction-56 fwd 1
    5'-CTACTTCCAGAAAACCAAAAAAAGA-3'   circjunction-56 fwd 2

Abbildung 4.12 Darstellung der zirkulären Transkripte circTRAM1-56 und circTRAM1-57 mit den entworfenen divergenten Primern. (Die Exons der zirkulären RNAs sind farblich verschieden gekennzeichnet. Mit roten Pfeilen dargestellt ist das divergente Primerpaar, welches gegen alle vorhergesagten zirkulären RNAs des TRAM1-Genlokus gerichtet ist. Die grünen Pfeile repräsentieren die entworfenen Primerpaare gegen circTRAM1-57, während die in blau gekennzeichneten Primer, entwickelt gegen circTRAM1-56, beide zirkulären TRAM1-Transkripte adressieren. Der violette Pfeil deutet die gegen die BSJ von circTRAM1-56 entwickelten *forward* Primer an. Darunter sind die BSJ-Sequenzen für beide Transkripte angegeben sowie die Sequenzen der neu entworfenen *forward* Primer gegen circTRAM1-56)

reverse Primern gegen circTRAM1-56 kombiniert und direkt unter quantitativen PCR-Bedingungen getestet (elektronisches Zusatzmaterial, Abschnitt 7.2, Abbildung 7.13). Im Ergebnis wurde der Primer „circjunction-56 fwd 2" mit 4 Nukleotiden in Exon 3 in Kombination mit den Primern „circTRAM1-56 PP1–PP3" für die nachfolgenden Versuche ausgewählt.

Der spezifische Nachweis von circTRAM1-57 gelang dagegen ohne den Entwurf zusätzlicher als der in Abbildung 4.12 angegebenen divergenten Primer, sodass am Ende die Primerpaare „circTRAM1-57 PP3 und PP4" für die Austestung in der quantitativen PCR festgelegt wurden (elektronisches Zusatzmaterial, Abschnitt 7.2, Abbildung 7.14).

4.2.5.4 Etablierung von divergenten Primerpaaren für die Quantifizierung von zirkulären TRAM1-Transkripten

Die in Abschnitt 4.2.5.3 ausgewählten divergenten Primerpaare gegen circTRAM1-56 und circTRAM1-57 sollten im nächsten Schritt in der quantitativen PCR (Abschnitt 3.3.7.3) getestet und analysiert werden. Dafür wurde nicht nur die cDNA der humanen Harnblasen-karzinomzelllinie ECV-304 eingesetzt, sondern auch die der RT-4-Zellen hinzugezogen, sodass jeweils das G3- und G1-Krebsstadium für die Quantifizierung der PCR-Amplikons vertreten war (Abbildung 4.13). Allgemein konnte überwiegend eine Herabsetzung der circRNA-Expression in Tumoren beobachtet werden (Li *et al.*, 2019), weshalb auch die G1-Zelllinie in die Untersuchung eingeschlossen wurde und die Chance auf eine Detektion der niedrig exprimierten zirkulären Transkripte erhöhen sollte. Zusätzlich wurde die 18 S-rRNA als Standardgen für die spätere Normierung der Expressionswerte von Zieltranskripten in ECV-304- und RT-4-Zellen mitgeführt.

Zunächst war auffällig, dass die circTRAM1-57-Amplifikation ein ca. zehnfach höheres Expressionsniveau im Vergleich zur Vervielfältigung von circTRAM1-56 aufwies. Darüber hinaus zeigte das Primerpaar „circTRAM1-57 PP3" auch Expressionswerte in den NoRTs und NTCs, die in der qualitativen Analyse im Agarosegel unspezifische Signale erkennen ließen. Daher wurde für die Quantifizierung von circTRAM1-57 das Primerpaar „circTRAM1-57 PP4" festgelegt, welches keine unspezifischen Banden im Agarosegel und nur eine zufällige Kontamination in 2 Proben der NTCs einer Vierfachbestimmung aufwies. Für den Nachweis von circTRAM1-56 schied die Primerkombination „56 – fwd 2 + rev PP1" aufgrund der Signale in allen Kontrollen aus. Die beiden anderen Primerpaare zeigten bis auf eine vereinzelte Probe keine PCR-Produkte sowie keine unspezifischen Amplifikate in den Kontrollen, weshalb die Entscheidung anhand der RT-Proben getroffen wurde. Diese wiesen in beiden Fällen die korrekte Amplikonlänge ohne erkennbare Nebenprodukte im Agarosegel auf, sodass für nachfolgende Versuche die Primerkombination „56 – fwd 2 + rev PP2" aufgrund der höheren Expressionswerte und kleineren Standardabweichungen für die Quantifizierung von circTRAM1-56 festgelegt wurde.

Nach der Standardisierung der Kopienzahlen auf die 18 S-rRNA zeigten sich in allen RT-Proben höhere Expressionsniveaus in RT-4-Zellen, was einen ersten Hinweis auf einen funktionalen Zusammenhang der zirkulären TRAM1-Transkripte mit verschiedenen Krankheitsstadien liefern könnte. Die konkreten Kopienzahlen für beide Zelllinien nach der Normierung sind in Abbildung 4.14 beispielhaft für die final ausgewählten PCR-Amplikons angegeben. Die differentielle Genexpression zirkulärer TRAM1-Transkripte in Harnblasenkarzinomzelllinien wird in Abschnitt 4.5.1.2 ausführlich thematisiert.

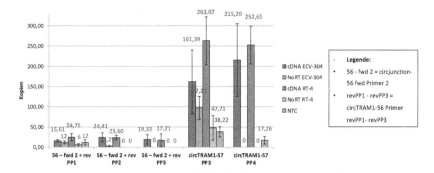

Abbildung 4.13 Quantifizierung von circTRAM1-56 und circTRAM1-57 mittels der in Abschnitt 4.2.5.3 ausgewählten divergenten Primerpaare. (10 ng ECV-304 und RT-4 cDNA wurden unter Nutzung der abgebildeten Primerpaare in Vierfachbestimmung quantifiziert und aus den ermittelten C_T-Werten die Kopienzahlen berechnet. Die Mittelwerte ± der Standardabweichung der RT-Proben, NoRT-Proben und NTCs sind in rot angegeben)

Zudem wurde der Versuch mit den in Abbildung 4.13 angeführten Primerkombinationen nochmals mit 50 ng cDNA-Template aus ECV-304- und RT-4-Zellen wiederholt und konnte die oben beschriebene Auswahl von Primerpaaren bestätigen. Darüber hinaus wurden 50 ng als einzusetzende cDNA-Menge für nachfolgende Quantifizierungen der zirkulären TRAM1-Transkripte festgelegt, da sich die reinen Kopienzahlen der RT-Proben im Vergleich zu 10 ng cDNA-Template überwiegend deutlich erhöhten und die Negativkontrollen trotzdem keine oder nur sehr geringe Hintergrundsignale anzeigten (Abbildung 4.14). Weiterhin war es das Ziel, in einen Bereich der zuverlässigen Quantifizierung von PCR-Produkten zu kommen: So konnten die C_T-Werte für circTRAM1-57 auf ca. 31 und für circTRAM1-56 immerhin auf 34–35 nach Einsatz von 50 ng cDNA-Menge reduziert werden. Dennoch zeigen zirkuläre Transkripte im Allgemeinen eine niedrige Expression in Zellen (Salzman *et al.*, 2013), was die Detektion erschwert und die Anfälligkeit für Fehler und Signalrauschen erhöht.

Die PCR-Amplifikate der final ausgewählten Primerpaare für circTRAM1-56 und circTRAM1-57 wurden im nächsten Schritt per konventioneller PCR unter Nutzung der AmpliTaq-DNA-Polymerase (Abschnitt 3.3.7.2) und 250 ng ECV-304 cDNA hergestellt und im Agarosegel das Vorliegen des korrekten PCR-Produktes verifiziert. Die Ansätze konnten daraufhin der Sequenzierreaktion zugeführt und am Ende die korrekten Amplifikate für die zirkulären Transkripte des TRAM1-Genlokus bestätigt werden. Weiterhin wurden die PCR-Amplifikate zur Bestimmung der qPCR-Effizienz, Analyse der Dissoziationskurve sowie

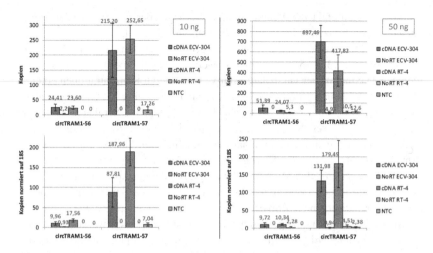

Abbildung 4.14 Quantifizierung von circTRAM1-56 und circTRAM1-57 mit 10 ng und 50 ng cDNA-Template. (10 ng und 50 ng ECV-304 und RT-4 cDNA wurden unter Nutzung der final ausgewählten Primerpaare für circTRAM1-56 und circTRAM1-57 in Vierfachbestimmung quantifiziert und die Kopien sowie die Kopien normiert auf die 18 S-rRNA dargestellt. Die Mittelwerte ± der Standardabweichung der RT-Proben, NoRT-Proben und NTCs sind in rot angegeben. Die Reihenfolge der Proben in der Legende entspricht der Reihenfolge der Balken im Diagramm)

Ermittlung des Schmelzpunktes genutzt. Dafür wurden serielle Verdünnungen der PCR-Ansätze von 1:100 bis 1:10^{10} durchgeführt und in der qPCR eingesetzt. Die Sensitivität der divergenten Primerpaare für circTRAM1-56 und circTRAM1-57 wurde dagegen nicht bestimmt, da bereits bei 10 ng cDNA-Template C_T-Werte nahe dem Detektionslimit der qPCR gemessen wurden.

Die Spezifitätsprüfung der Primerpaare für die zirkulären TRAM1-Transkripte wurde bereits ausführlich beschrieben und war das Hauptkriterium für Auswahl der jeweiligen Primerkombination. Dennoch wurden neben den bisherigen qualitativen Analysen im Agarosegel nun die Betrachtung der Dissoziationskurven in den Mittelpunkt gestellt. Für circTRAM1-57 wurde eine Schmelztemperatur von 77,4–79,2 °C je nach eingesetzter Verdünnung gemessen, welche anhand des eindeutigen globalen Maximums der Dissoziationskurve bestimmt wurde (Abbildung 4.15 A). Diese ließ allerdings auch einen geringen Signalanstieg bei 83–84 °C erkennen, der sich bei Betrachtung der qPCR-Amplifikate im Agarosegel jedoch nicht durch eine zusätzliche Bande äußerte. Zudem war dieses lokale Maximum bei der Quantifizierung von 50 ng cDNA nicht zu beobachten, sodass eventuell ein Artefakt der Reamplifikation vorliegt oder das zusätzliche Signal nur bei hohen Konzentrationen des PCR-Amplifikats auftritt.

Für circTRAM1-56 konnte je nach eingesetzter Verdünnung eine Schmelztemperatur von 73,7–75,1 °C ermittelt werden, wobei eine Verschiebung des globalen Maximums der Dissoziationskurve bei höheren Konzentrationen erkennbar war (Abbildung 4.15 B). Auch hier ließ sich ein zweiter Signalanstieg in der Kurve erkennen, der jedoch wesentlich stärker ausfiel im Vergleich zu Abbildung 4.15 A. Dieses Nebenprodukt trat nur bei hohen Konzentrationen des PCR-Produktes auf und konnte anhand der qualitativen Analyse im Agarosegel dem Transkript circTRAM1-57 zugeordnet werden, was die Schmelztemperatur von 77–79 °C des lokalen Minimums bestätigt. Bei der Quantifizierung von 50 ng cDNA konnte jedoch keine Bande für circTRAM1-57 detektiert werden, sodass auch für die divergenten Primer von circTRAM1-56 im relevanten zellulären Konzentrationsbereich ein spezifisches PCR-Produkt detektiert wurde.

Abschließend wurden die qPCR-Effizienzen für die Amplifikation der zirkulären TRAM1-Transkripte untersucht, indem die gemessenen C_T-Werte gegen die Vierfachbestimmung einer Verdünnung des PCR-Produktes aufgetragen wurden. Aus der Steigung der Standardgeraden kann mit der in Abschnitt 3.3.7.3 beschriebenen Formel die qPCR-Effizienz einer Amplifikation berechnet werden, die für die divergenten Primer gegen circTRAM1-57 einen Wert von 92,50 % lieferte (Abbildung 4.15 C). Dieser lag zwar im akzeptablen Bereich von 90–110 % für qPCR-Effizienzen, bedeutete aber niedrigere detektierte Expressionsniveaus für ein Transkript als real in der Zelle vorliegen. Das Bestimmtheitsmaß R^2 konnte mit einem Wert von 99,94 % den linearen Zusammenhang der Standardkurve bestätigen.

Auch für die Amplifikation von circTRAM1-56 konnte der lineare Zusammenhang der Standardkurve mit einem Wert von 99,90 % für das Bestimmtheitsmaß belegt werden, die qPCR-Effizienz des divergenten Primerpaares war mit 87,90 % allerdings zu niedrig (Abbildung 4.15 D). Die zu geringe Amplifikationseffizienz überraschte jedoch nicht angesichts der hohen gemessenen C_T-Werte für das zirkuläre Transkript, welches in den Klonierungsarbeiten als die häufigere Variante identifiziert werden konnte. circTRAM1-57 dagegen wies ca. zehnfach höhere Kopienzahlen in der qPCR-Detektion auf, welche mindestens auf dem gleichen Expressionsniveau auch für circTRAM1-56 erwartet worden wären. Aufgrund der sehr komplexen Ausgangssituation bezüglich des Entwurfes divergenter Primer gegen circTRAM1-56 wurde jedoch mit diesem Primerpaar weiter gearbeitet und die spezifische Detektion des Transkriptes als wichtigstes Kriterium gewertet.

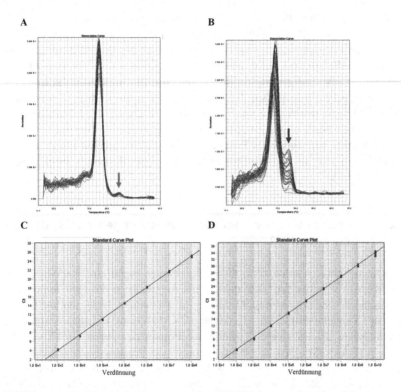

Abbildung 4.15 Dissoziationskurven und qPCR-Effizienzen der Amplifikation von circTRAM1-56 und circTRAM1-57. (Dissoziationskurven von **(A)** circTRAM1-57 und **(B)** circTRAM1-56 nach Amplifikation mit divergenten Primern aufgenommen nach 40 qPCR-Zyklen. Diese beschreibt die Änderung des Fluoreszenzsignals mit der Temperatur und dient der Bestimmung des Schmelzpunktes T_m des vorliegenden PCR-Produktes. Die Pfeile weisen auf mögliche Nebenprodukte der Amplifikation hin. Standardreihe zur Bestimmung der Amplifikationseffizienzen von **(C)** circTRAM1-57 und **(D)** circTRAM1-56. Die PCR-Produkte zum Nachweis der zirkulären TRAM1-Transkripte wurden per konventioneller PCR erzeugt und serielle Verdünnungen von 1:100 bis $1:10^{10}$ durchgeführt. Diese wurden in der qPCR eingesetzt und gegen den C_T-Wert einer Vierfachbestimmung aufgetragen, sodass aus der Steigung der Regressionsgeraden die qPCR-Effizienz ermittelt werden konnte)

Dennoch stellt die niedrige Abundanz von circRNAs in Zellen ein Hindernis für eine solide Quantifizierung per qPCR dar, da sich die Amplifikationskurven nahe dem Signalrauschen bewegen und die Unsicherheit der detektierten CTs steigt. Aus diesem Grund wurden für die Analyse der qPCR-Effizienzen nicht die hergestellten Plasmide mit den passenden TRAM1-Sequenzen genutzt, sondern stattdessen Präamplifikate aus der konventionellen PCR verwendet. So könnte eine Präamplifikation von cDNA-Proben vor der Quantifizierung insbesondere für die späteren funktionellen Zellkulturstudien eine Strategie für die Generierung zuverlässigerer Expressionsdaten eröffnen. Andererseits könnte dies auch zusätzliche Fehlerquellen durch die Entstehung unspezifischer Nebenprodukte einbringen, weshalb die Konzentrationen der einzusetzenden Verdünnungen nicht zu hoch gewählt werden sollten. Allerdings waren in Anbetracht der in diesem Kapitel aufgeworfenen Fragen zunächst weitere Studien nötig, um zirkuläre Transkripte als die Ursache der detektierten PCR-Banden zu bestätigen (Abschnitt 4.3).

4.2.6 Entwurf von divergenten Primern gegen circTRAM1-58 und circTRAM1-59

Im letzten Schritt wurden neue divergente Primer gegen circTRAM1-58 und circTRAM1-59 entworfen und mit bereits vorhandenen Primern kombiniert (elektronisches Zusatzmaterial, Abschnitt 7.2, Abbildung 7.15), um die Ergebnisse der Klonierungsarbeiten zu zirkulären TRAM1-Transkripten zu überprüfen. Zudem zeigte die Entwicklung divergenter Primerpaare gegen circTRAM1-56 und circTRAM1-57, dass die Positionierung von Primern einen entscheidenden Einfluss darauf hat, ob und mit welcher Abundanz ein zirkuläres Transkript nachgewiesen werden kann. Allerdings konnten sowohl circTRAM1-58 als auch circTRAM1-59 in verschiedenen Primerkombinationen und unter variierenden Parametern in der konventionellen PCR nicht detektiert werden. Stattdessen konnten erneut nur die Transkripte circTRAM1-56 und circTRAM1-57 amplifiziert werden, sodass die beiden anderen vorhergesagten circRNAs des TRAM1-Genlokus endgültig als nicht bestätigt eingestuft und nicht weiter betrachtet wurden.

4.2.7 Fazit zum Nachweis von linearen und zirkulären TRAM1-Transkripten in Zelllinien

Für den TRAM1-Genlokus werden 4 zirkuläre RNA-Spezies vorhergesagt, die potentiell alle mit den anfangs entworfenen divergenten Primerpaaren detektiert werden könnten. Lineare TRAM1-Transkripte können mittels der entwickelten konvergenten Primerpaare nachgewiesen werden, die stabile Amplifikate in der konventionellen PCR erkennen ließen. Auch die divergenten Primer zeigten PCR-Signale auf der erwarteten Höhe, sodass die PCR-Amplikons der jeweils ausgewählten Primerpaare in Vektoren eingebracht und in Bakterien transformiert wurden, um deren Sequenzen nach Vermehrung und Plasmidpräparation analysieren zu können. Für das PCR-Amplikon der konvergenten Primer konnte die korrekte Sequenz von TRAM1-Transkripten bestätigt werden. Das divergente Primerpaar erzeugte PCR-Produkte unterschiedlichster Längen, deren Sequenzen, Abundanzen und Hinweise auf zirkuläre Transkripte untersucht wurden. Zwar deuteten viele analysierte Amplifikate anhand der Exonanordnung auf das Vorliegen von circRNAs hin, konkretere Anzeichen konnten jedoch nur für circTRAM1-56 und circTRAM1-57 gefunden werden, die zusätzlich die vorhergesagte BSJ-Sequenz aufwiesen. Die Analyse der distinkten PCR-Banden der divergenten Primer konnte ebenfalls das Transkript circTRAM1-56 bestätigen. Für den Nachweis von TRAM1-Transkripten auf der RNA-Ebene wurde ein Ansatz aus asONs und RNase H-Spaltung gewählt, dessen Vorgehen sich auch als funktional für zirkuläre RNA-Spezies herausstellte und in späteren Suppressionsstudien in Zelllinien angewendet werden sollte. Dabei konnte ein wirksames asON gegen alle TRAM1-Transkripte identifiziert und weiterhin die Hydrolyse von circTRAM1-56 durch ein asON gegen dessen BSJ indirekt anhand der PCR-Banden gezeigt werden, sodass auch der Nachweis der circRNA-Spezies auf der RNA-Ebene gelang. Im nächsten Schritt wurden die ausgewählten Primerpaare zur Detektion von TRAM1-Transkripten in der qPCR getestet, wobei die konvergenten Primer zu einem sensitiven und spezifischen PCR-Signal mit nahezu perfekter Amplifikationseffizienz führten. Für die anfangs entworfenen divergenten Primer gegen alle vorhergesagten circRNAs des TRAM1-Genlokus konnte dagegen kein proportionaler Zusammenhang des Expressionsniveaus zur eingesetzten cDNA-Menge sowie unspezifische PCR-Signale erkannt werden. Daraufhin wurden spezifische divergente Primer gegen circTRAM1-56 und circTRAM1-57 entwickelt, die eine separate Detektion und Quantifizierung der circRNA-Spezies erlaubten. Beide zirkulären Transkripte wiesen ein sehr niedriges Expressionsniveau in Harnblasenkarzinomzelllinien auf, die durch nicht optimale qPCR-Effizienzen bei der Amplifikation noch verstärkt wird. Aufgrund der sehr komplexen Ausgangssituation bezüglich des Entwurfes von divergenten Primern gegen circTRAM1-57 und insbesondere circTRAM1-56 wurde jedoch mit den Primerpaaren weiter gearbeitet und die spezifische und separate Detektion der Transkripte als wichtigstes Kriterium gewertet. Der Versuch des spezifischen Nachweises von weiteren vorhergesagten circRNAs war dagegen nicht erfolgreich und bestätigte die Ergebnisse der Klonierungsarbeiten zu zirkulären TRAM1-Transkripten, sodass insgesamt von den vorgestellten RNA-Spezies nur circTRAM1-56 und circTRAM1-57 durch verschiedene experimentelle Herangehensweisen verifiziert werden konnten.

4.3 Weitere experimentelle Nachweise zur Zirkularität von TRAM1-Transkripten

4.3.1 Analyse der flankierenden Intronsequenzen von vorhergesagten zirkulären TRAM1-Transkripten

Die Analyse der angrenzenden Introns bzw. untranslatierten Regionen (UTR)-Bereiche zirkulärer TRAM1-Transkripte wurde nach Abschnitt 3.1.2.3 durchgeführt und für die identifizierten invers komplementären Sequenzen die Anzahl und der prozentualen Anteil der komplementären Nukleotide analysiert (Tabelle 4.5).

Die Analyse von flankierenden nicht-kodierenden Sequenzen der zirkulären TRAM1-Transkripte kann einen Hinweis darauf geben, mit welcher Wahrscheinlichkeit eine vorhergesagte circRNA-Spezies real in der Zelle vorliegt. Für die Transkripte circTRAM1-58, circTRAM1-59 und das zwischenzeitlich vermutete zirkuläre Exon 4 konnten keine invers komplementären Sequenzen festgestellt werden. Dieses Resultat war übereinstimmend mit den Ergebnissen der Klonierungsversuche (Abschnitt 4.2.3) sowie des spezifischen Nachweises einzelner zirkulärer TRAM1-RNA-Spezies (Abschnitte 4.2.5.4 und 4.2.6). Dagegen konnten für die experimentell bereits mehrfach bestätigten Transkripte circTRAM1-56 und circTRAM1-57 invers komplementäre Intron-Sequenzen der angrenzenden am *Backsplicing* beteiligten Exons festgestellt werden. Die höchsten drei Sequenzübereinstimmungen zeigten dabei für beide zirkulären RNA-Spezies lokale *Alignments* über lange Bereiche von 334–465 Nukleotiden mit einer hohen Übereinstimmung von 60–70 %. Die Introns 1, 2 und 6 könnten somit durch Basenpaarung von invers komplementären Sequenzen einen aktiven Beitrag zur Generierung der Transkripte circTRAM1-56 und circTRAM1-57 leisten, indem sie die Exonenden in räumliche Nähe bringen und den Prozess des *Backsplicings* erleichtern.

4.3.2 Überprüfung der *tandem repeat* Hypothese für TRAM1-Transkripte

Die *tandem repeat* Hypothese beschreibt die Annahme, dass der Nachweis von BSJs nicht auf der Existenz von zirkulären Transkripten beruht, sondern auf

Tabelle 4.5 Analyse der flankierenden nicht-kodierenden Sequenzen von zirkulären TRAM1-Transkripten. (Die angrenzenden Introns bzw. UTR-Bereiche der am *Backsplicing* beteiligten Exons wurden auf invers komplementäre Sequenzen untersucht und die lokalen *Alignments* mittels der Software LALIGN/PLALIGN berechnet. Die höchsten drei Sequenzübereinstimmungen sind angegeben und die weiteren Ausgaben nur mit der Anzahl und dem Anteil der komplementären Nukleotide zusammengefasst)

Transkriptname	beteiligte Introns / UTRs	invers komplementäre Sequenzen
circTRAM1-58	Intron 3 Intron 5	– keine invers komplementären Sequenzen
circTRAM1-56	Intron 2 Intron 6	– 334 nts mit 67,4 % Übereinstimmung – 351 nts mit 65,2 % Übereinstimmung – 465 nts mit 61,9 % Übereinstimmung – 8 weitere *Alignments* mit 74–188 nts und 58,7–70,7 % Übereinstimmung
circTRAM1-57	Intron 1 Intron 6	– 389 nts mit 70,2 % Übereinstimmung – 346 nts mit 68,8 % Übereinstimmung – 375 nts mit 68,3 % Übereinstimmung – 35 weitere *Alignments* mit 64–464 nts und 57,3–76,6 % Übereinstimmung
circTRAM1-59	5'-UTR Intron 5	– keine invers komplementären Sequenzen
zirkuläres Exon 4	Intron 3 Intron 4	– keine invers komplementären Sequenzen

Duplikationen von Exonsequenzen im Genom zurückgeführt werden kann (elektronisches Zusatzmaterial, Abschnitt 7.2, Abbildung 7.16). Um diese Möglichkeit zu untersuchen, wurde die genomische DNA (gDNA) nach Abschnitt 3.3.2 aus ECV-304-Zellen isoliert und das Versuchsprinzip durch die Amplifikation von S100A6-Transkripten mit konvergenten Primerpaaren getestet (elektronisches Zusatzmaterial, Abschnitt 7.2, Abbildung 7.17). Diese Überprüfung wurde deshalb nicht anhand des TRAM1-Genlokus vorgenommen, da entweder die Intronsequenzen zu lang für eine PCR-basierte Detektion sind oder kein geeignetes Primerpaar vorlag. Das Ergebnis der Gelanalyse der S100A6-Amplifikation konnte jedoch sowohl die Idee des Experiments als auch die Intaktheit der extrahierten zellulären gDNA bestätigen.

Daraufhin wurden alle relevanten divergenten Primerpaare für den Nachweis zirkulärer TRAM1-Transkripte unter den Bedingungen der konventionellen PCR (Abschnitt 3.3.7.1) oder qPCR-Einstellungen (Abschnitt 3.3.7.3) auf die *tandem repeat* Hypothese überprüft (Abbildung 4.16). Während unter qPCR-Bedingungen keine Amplifikate durch Verwendung der divergenten Primer gegen circTRAM1-58 bzw. alle zirkulären TRAM1-Transkripte nachgewiesen werden konnten, führte die Amplifikation per Einstellungen der konventionellen PCR für ECV-304 cDNA zum erwarteten Bandenmuster. Diese PCR-Banden konnten nicht durch Vervielfältigung der genomischen DNA detektiert werden, sodass für das genannte Primerpaar keine Hinweise auf *tandem repeat* Sequenzen gefunden wurden. Auch für die Amplifikation von circTRAM1-56 konnte diese Schlussfolgerung gezogen werden, die nur unter den Bedingungen der quantitativen PCR distinkte Banden einer korrekten Amplikonlänge von 83 bp in der cDNA- und Plasmid-Probe erzeugte.

Zuletzt konnten die PCR-Produkte von circTRAM1-57 unter beiden Amplifikationsbedingungen mittels der entworfenen divergenten Primer nachgewiesen werden. Während in Abbildung 4.16 B keine Signale auf gDNA-Ebene detektiert werden konnten, zeigte die konventionelle PCR unter Nutzung der Taq-Polymerase Amplifikationsprodukte in der gDNA-Probe. Die Ansätze wurden daraufhin weiter aufgetrennt, sodass sich zwei distinkte Banden der gDNA-Amplifikation erkennen ließen. Diese PCR-Produkte befanden sich jedoch nicht auf gleicher Höhe wie das circTRAM1-57-Amplikon einer Länge von 118 bp, sodass entweder unspezifische Produkte oder PCR-Artefakte vorliegen könnten.

Zusammenfassend konnten die beobachteten Amplifikate der divergenten Primerpaare gegen zirkuläre TRAM1-Transkripte nicht in genomischer zellulärer DNA nachgewiesen werden, sodass keine Hinweise auf *tandem repeat* Sequenzen als Ursache für die Detektion von BSJs gefunden werden konnten.

4.3.3   RNase R-Hydrolyse von TRAM1-Transkripten

Als letzten Nachweis für die Zirkularität der Transkripte circTRAM1-56 und circTRAM1-57 wurde die RNase R-Verdauung gewählt, die nur lineare Transkripte hydrolysiert und zirkuläre RNAs nicht adressiert (Vincent and Deutscher, 2006). Dafür wurde ECV-304 RNA nach Abschnitt 3.3.5 mit der RNase R verdaut und aufgereinigt und die Amplifikate von TRAM1-Transkripten in Enzym-behandelter und unbehandelter zellulärer RNA quantifiziert. Zunächst wurde jedoch anhand von Kontrollen beurteilt, wie sich die genannten Transkripttypen in der quantitativen PCR der zwei Ansätze verhalten: Als Positivkontrollen für die erfolgte Hydrolyse von linearen RNAs wurden die Standardgene HUPO und GUSB verwendet, die in Abschnitt 4.5 genauer thematisiert werden. Als Negativkontrolle wurde das zirkuläre Transkript BCRC-3 ausgewählt (Xie *et al.*, 2018),

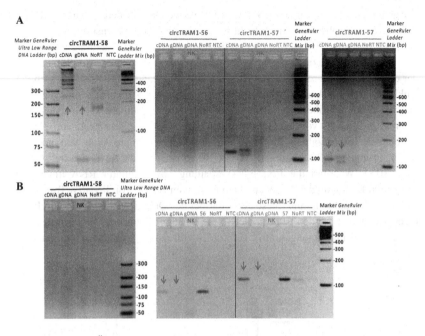

Abbildung 4.16 Überprüfung der *tandem repeat* Hypothese anhand der entworfenen divergenten Primerpaare gegen circTRAM1-58, circTRAM1-56 und circTRAM1-57. (Der PCR-basierte Nachweis erfolgte mittels divergenten Primern gegen zirkuläre TRAM1-Transkripte nach Amplifikation von **(A)** 250 ng ECV-304 cDNA oder gDNA in 40 Zyklen unter konventionellen PCR-Bedingungen und **(B)** 50 ng ECV-304 cDNA oder gDNA und 800 pg Plasmid-DNA in 40 Zyklen mit dem 2× *SYBR Select Master Mix*. Für alle Ansätze wurden Negativkontrollen mitgeführt, wobei die Kontrolle „gDNA NK" nur aus 250 ng gDNA und Wasser bestand. Die Probennamen „56" und „57" beschreiben jeweils die Verwendung von Plasmiden mit eingebrachten Sequenzen von circTRAM1-56 und circTRAM1-57. Der Probenauftrag erfolgte in 3 % Agarosegelen)

welches ebenfalls in Harnblasenkarzinomzelllinien vorliegt und bereits von den Autoren erfolgreich im RNase R-Nachweis getestet wurde.

Die Positivkontrollen HUPO und GUSB zeigten nach der Amplifikation und Quantifizierung per qPCR eine signifikante Reduktion der Kopienzahlen um 2 – 3 Logstufen im Vergleich von RNase R-behandelter mit unbehandelter zellulärer RNA (Abbildung 4.17). Dagegen ließ die Negativkontrolle BCRC-3 eine Zunahme des Expressionsniveaus nach Enzymbehandlung erkennen, obwohl gleichbleibende Kopienzahlen erwartet wurden. Da in beiden Ansätzen exakt

2 μg der gleichen Charge ECV-304 RNA verwendet wurden, kann die RNase R-behandelte Probe theoretisch nicht höhere Kopien eines Transkriptes anzeigen als die Probe ohne Enzymzusatz. Praktisch konnte diese Beobachtung aber durch eine gesteigerte Effizienz der reversen Transkription sowie der Amplifikation in der qPCR erklärt werden, da sich nach der Enzymbehandlung wesentlich weniger Nukleinsäuren im Ansatz befinden und somit weniger Konkurrenz um Substrate auftritt sowie inhibitorische Effekte verringert sein könnten. Der Anstieg des Expressionsniveaus von circRNAs nach RNase R-Hydrolyse anstatt von gleichbleibenden Kopienzahlen im Vergleich der Proben konnte auch von anderen Arbeitsgruppen als Ergebnis der RT-qPCR beobachtet werden (Panda and Gorospe, 2018). Während die RNase R-Verdauung von zellulärer RNA unter den gewählten Bedingungen demnach einen effektiven Abbau von linearen Transkripten zur Folge hatte, konnte diese Aktivität bei der Quantifizierung einer circRNA nicht beobachtet werden, sodass die RNase R-Behandlung der Proben insgesamt als funktional und aussagekräftig für den Nachweis von zirkulären Transkripten eingestuft wurde.

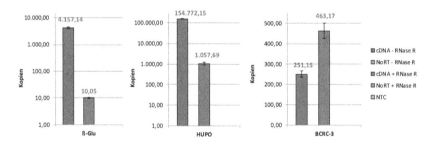

Abbildung 4.17 Vergleich der Quantifizierung von GUSB, HUPO und BCRC-3 von RNase R- und unbehandelten Proben. (2 μg ECV-304 RNA wurden nach Abschnitt 3.3.5 mit RNase R behandelt und unbehandelte zelluläre RNA in allen Reaktionsschritten mitgeführt. 10 ng cDNA (BCRC-3) und 1 ng cDNA (GUSB und HUPO) wurden in Vierfachbestimmung quantifiziert und die Kopien von RNase R- und unbehandelten Proben verglichen. Die Mittelwerte ± der Standardabweichung der RT-Proben, NoRT-Proben und NTCs sind in rot angegeben. Die Reihenfolge der Proben in der Legende entspricht der Reihenfolge der Balken im Diagramm)

Auch die TRAM1-Amplifikate der konvergenten Primer ließen die Abnahme der Kopienzahlen um 2–3 Logstufen im Vergleich von RNase R-behandelter mit unbehandelter ECV-304 RNA erkennen (Abbildung 4.18). Da aufgrund der geringen Abundanz der zirkulären TRAM1-Transkripte das PCR-Amplikon der konvergenten Primer vor allem auf der Vervielfältigung dieses Sequenzabschnittes in linearen RNAs beruht, war diese Reduktion des Expressionsniveaus zu erwarten und kompatibel mit den Ergebnissen der Positivkontrollen für lineare Transkripte (Tabelle 4.6).

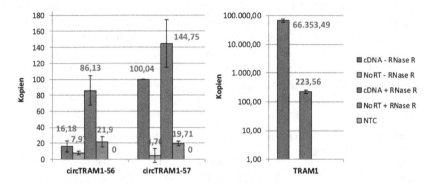

Abbildung 4.18 Vergleich der Quantifizierung von TRAM1-Transkripten von RNase R- und unbehandelten Proben. (2 µg ECV-304 RNA wurden nach Abschnitt 3.3.5 mit RNase R behandelt und unbehandelte zelluläre RNA in allen Reaktionsschritten mitgeführt. 10 ng cDNA (TRAM1) und 50 ng cDNA (circTRAM1-56 und circTRAM1-57) wurden in Vierfachbestimmung quantifiziert und die Kopien von RNase R- und unbehandelten Proben verglichen. „TRAM1" beschreibt die Amplifikationsprodukte des ausgewählten konvergenten Primerpaares. Die Mittelwerte ± der Standardabweichung der RT-Proben, NoRT-Proben und NTCs sind in rot angegeben. Die Reihenfolge der Proben in der Legende entspricht der Reihenfolge der Balken im Diagramm)

Die Quantifizierung von circTRAM1-56 und circTRAM1-57 in den Proben mit und ohne Enzymbehandlung entsprach ebenfalls der beobachteten Zunahme der Kopienzahlen nach RNase R-Hydrolyse wie für die Positivkontrolle BCRC-3 (Abbildung 4.18). Während für circTRAM1-56 ein starker Anstieg des PCR-Signals im Vergleich von RNase R-behandelter zu unbehandelter zellulärer RNA erkennbar war, zeigte circTRAM1-57 nur leicht erhöhte Kopienzahlen. Um dieses Ergebnis zu bestätigen, wurden die Proben nochmals in Achtfachbestimmung quantifiziert und ausgewertet (Tabelle 4.6). In der zweiten Durchführung konnten die zuvor gemessenen log(fc)-Werte für circTRAM1-56 und circTRAM1-57 im Vergleich der Proben mit und ohne Enzymbehandlung reproduziert werden. Ein weiterer Grund für die Wiederholung der Quantifizierung waren die im ersten Versuch positiven NoRT-Kontrollen für beide Transkripte, die in der zweiten Messung für circTRAM1-56 jedoch nicht mehr auftraten und auf eine Kontamination der Proben während des Pipettierens der Ansätze im ersten Experiment schließen ließen. In der circTRAM1-57-Detektion dagegen waren auch in der zweiten qPCR positive Werte der NoRT-Proben erkennbar. Per qualitativer Analyse dieser Kontrollen im Agarosegel konnten daraufhin Primerdimere als Ursache für die PCR-Signale identifiziert werden, die bislang nicht zu beobachten waren. Da diese in der Enzym-behandelten Probe stärker ausgeprägt waren, konnte auch hier eine bevorzugte Bildung von Nebenprodukten aufgrund der insgesamt niedrigeren Konzentration an Nukleinsäuren in den RNase R-hydrolysierten Ansätzen angenommen werden. Dennoch konnte sowohl für circTRAM1-56 als auch für circTRAM1-57 durch steigende bzw. gleichbleibende Expressionsniveaus im Vergleich von RNase R-behandelter mit unbehandelter zellulärer RNA der Nachweis für die Zirkularität der Transkripte erbracht werden.

Tabelle 4.6 Vergleich der Quantifizierung von Transkripten von RNase R- und unbehandelten Proben. (Alle angeführten Transkripte wurden per qPCR untersucht und die Expressionsniveaus von RNase R- und unbehandelten Proben verglichen. Als Maß für die Zunahme oder Reduktion einer RNA-Spezies nach RNase R-Hydrolyse wurden log(fc)-Werte für jedes Transkript berechnet)

Transkript	A) Kopien von cDNA – RNase R	B) Kopien von cDNA + RNase R	log (B/A)
HUPO	154.772,15	1.057,69	–2,17
GUSB	4.157,14	10,05	–2,62
TRAM1	66.353,49	223,56	–2,47
BCRC-3	251,15	463,17	0,27
circTRAM1-56 1. Quantifizierung 2. Quantifizierung	16,18 13,66	86,13 74,9	0,73 0,74
circTRAM1-57 1. Quantifizierung 2. Quantifizierung	100,04 94,22	144,75 105,11	0,16 0,05

4.3.4 Fazit zu den weiteren experimentellen Nachweisen zur Zirkularität von TRAM1-Transkripten

Zusammenfassend konnten für die bestätigten der vorhergesagten zirkulären TRAM1-Transkripte circTRAM1-56 und circTRAM1-57 in diesem Kapitel weitere Indizien gesammelt werden, dass die detektierten Amplifikationsprodukte auf der Vervielfältigung einer zirkulären RNA-Spezies beruhten. In der Analyse von flankierenden Intron-Sequen-zen der am *Backsplicing* beteiligten Exons konnte für beide circRNAs invers komplementäre Intron-Sequenzen festgestellt werden, die durch Basenpaarung die Exonenden in räumliche Nähe bringen und so einen Beitrag zur Generierung von circTRAM1-56 und circTRAM1-57 leisten könnten. Weiterhin lieferte die Überprüfung der *tandem repeat* Hypothese mittels der ausgewählten divergenten Primerpaare keine Hinweise auf Exonduplikationen im Genom von ECV-304-Zellen, die fälschlicherweise auch zum PCR-basierten Nachweis von BSJs führen könnten. Auch der enzymatische Ansatz per RNase R-Hydroly-se konnte die Zirkularität der Transkripte circTRAM1-56 und circTRAM1-57 bestätigen: Die Quantifizierung beider PCR-Amplifikons in den Proben mit und ohne Enzymbehandlung entsprach der beobachteten Zunahme der Kopienzahlen nach RNase R-Hydrolyse wie in der Positivkontrolle für circRNA-Spezies. Dagegen zeigten TRAM1-Amplifikate der konvergenten Primer eine signifikante Abnahme der Kopienzahlen im Vergleich von RNase R-behandelter mit unbehandelter ECV-304 RNA, wie sie für lineare Transkripte erwartet wurde.

Schließlich kam insbesondere auch während der Suche nach einem geeigneten Primerpaar für circTRAM1-56 die Frage auf, ob nicht die Bindung weniger Nukleotide des *forward* Primers für eine Vervielfältigung entlang von linearen Sequenzbereichen ausreichend ist, die die BSJ-Sequenz nicht mehr vollständig einschließt (Abbildung 7.13). Anhand des negativen Ergebnisses der RNase R-Hydrolyse von ECV-304 RNA konnte zumindest gezeigt werden, dass ein Großteil der Amplifikationsprodukte auf Grundlage des zirkulären TRAM1-Transkriptes generiert wurde. Dennoch konnte nicht ausgeschlossen werden, dass es nicht auch zu Fehlpaarungen des auf der BSJ positionierten *forward* Primers kommt und anteilig auch Sequenzbereiche linearer TRAM1-Transkripte zum PCR-Signal von circTRAM1-56 beitragen könnten.

4.4 Zusammenfassung der Versuchsergebnisse für Transkripte des S100A6-Genlokus

4.4.1 Darstellung und PCR-basierter Nachweis der Transkripte des S100A6-Genlokus

Das lineare Transkript S100A6-201 verfügt über drei Exons und ist laut *circBase* die Vorlage für die Generierung von zirkulären RNAs (Abbildung 4.19), wobei alle drei Exons in die Bildung von circRNAs des S100A6-Genlokus involviert

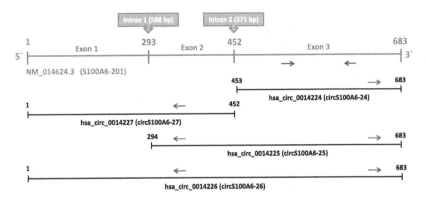

Abbildung 4.19 Schematische Darstellung von Transkripten des S100A6-Genlokus. (In blau dargestellt ist das Referenz-Transkript S100A6-201 als Ausgangspunkt für die in schwarz angegebenen zirkulären RNAs des S100A6-Genlokus. In blauen Kästchen eingetragen sind die zugehörigen 2 Introns und deren Größen. Die Exongrenzen sind durch vertikale Striche und die Anzahl Basenpaaren gekennzeichnet. Durch blaue Pfeile werden die ausgewählten konvergenten Primerpaare symbolisiert. Die Transkriptnamen der zirkulären RNAs und deren Abkürzungen sind ebenfalls in schwarz angegeben. Rot dargestellt sind divergente Primerpaare, die zunächst anhand der Transkriptvariante circS100A6-25 entwickelt wurden, aber auch über Bindungsstellen in der zirkulären RNA circS100A6-26 verfügen. Dagegen kann sich an die Transkripte circS100A6-24 und circS100A6-27 nur jeweils einer der beiden entworfenen Primer anlagern, sodass es nicht zur exponentiellen Amplifikation dieser RNA-Spezies kommt)

sind. Zunächst wurden 5 konvergente Primerpaare nach Abschnitt 3.1.3 entworfen und in verschiedenen Exons positioniert, sodass das lineare und verschiedene zirkuläre S100A6-Transkripte per PCR-Amplifi-kation nachgewiesen werden können. Die Validierung der entworfenen Primerpaare wurde auch für S100A6-Transkripte zunächst per konventioneller PCR durchgeführt (Abschnitt 3.3.7.1) und 250 ng ECV-304 cDNA in 40 PCR-Zyklen amplifiziert. Vier von fünf PCR-Amplikons waren mit den erwarteten Größen im 5 %-Agarosegel nachweisbar (elektronisches Zusatzmaterial, Abschnitt 7.2, Abbildung 7.18) und das Primerpaar „linS100 fwd & rev Primer 9" wurde für nachfolgende Versuche ausgewählt und in Abbildung 4.19 eingetragen. Da das genannte konvergente Primerpaar auch die zirkulären RNA-Spezies circS100A6-24, circS100A6-25 und circS100A6-26 detektiert, müssten diese in die Kalkulation der Summe des log(fc)-Wertes für S100A6-Transkripte aus Tabelle 4.1 einbezogen werden. Auch für diesen Markerkandidaten wurde jedoch zunächst von weiteren

Berechnungen des log(fc)-Wertes abgesehen, bis die Existenz von zirkulären S100A6-Transkripten abschließend geklärt war.

Da ECV-304-Zellen demzufolge über S100A6-Transkripte verfügten, konnte im nächsten Schritt das Vorliegen zirkulärer RNA-Spezies mittels fünf entworfener divergenter Primerpaare untersucht werden. Diese wurden anhand des Transkriptes circS100A6-25 entwickelt und adressieren darüber hinaus auch circS100A6-26, sodass theoretisch zwei PCR-Amplifikate detektiert werden könnten (Abbildungen 4.19 und 4.20). Tatsächlich wurden in der konventionellen PCR und anschließenden Analyse im Agarosegel jedoch für keine der beiden zirkulären Transkripte PCR-Signale auf der korrekten Höhe nachgewiesen (elektronisches Zusatzmaterial, Abschnitt 7.2, Abbildung 7.19). Stattdessen wurde das Primerpaar „circS100 fwd & rev Primer 6" für weitere Versuche bestimmt, welches die stärkste Intensität für eine unbekannte PCR-Bande bei ca. 250 bp erkennen ließ. Die genetische Herkunft dieses beobachteten Amplifikats und die Frage nach dem Vorliegen eines noch unbekannten zirkulären S100A6-Transkriptes sollte in nachfolgenden Untersuchungen erforscht werden.

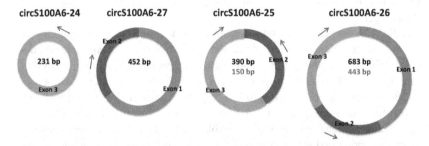

Abbildung 4.20 Zirkuläre Transkripte des S100A6-Genlokus. (Die Exons der zirkulären RNAs sind farblich verschieden gekennzeichnet. Rot dargestellt sind divergente Primerpaare, die zunächst anhand der Transkriptvariante circS100A6-25 entwickelt wurden, aber auch über Bindungsstellen in der zirkulären RNA circS100A6-26 verfügen. Dagegen kann sich an die Transkripte circS100A6-24 und circS100A6-27 nur jeweils einer der beiden entworfenen Primer anlagern, sodass es nicht zur exponentiellen Amplifikation dieser Transkriptvarianten kommt. In schwarz angegeben ist die Länge der reifen zirkulären RNAs, in rot dargestellt ist die Länge der PCR-Produkte nach Amplifikation mit dem final ausgewählten Primerpaar)

4.4.2 Klonierung und Sequenzierung von S100A6-Amplifikaten

Die per konventioneller PCR hergestellten Amplifikate der ausgewählten konvergenten und divergenten Primerpaare wurden im nächsten Schritt in bakterielle Vektorsysteme ligiert (Abschnitt 3.3.11.1) und in *E. coli* DH5α Zellen transformiert (Abschnitt 3.3.11.2). Die anschließende Überprüfung der Vektor-Inserts per Kolonie-PCR (Abschnitt 3.3.11.3) ergab für das konvergente Primerpaar das PCR-Amplikon erwarteter Größe. Die Analyse der eingebrachten PCR-Produkte anhand der späteren Sequenz-Dateien konnte den korrekten Abschnitt der durch die konvergenten Primer eingegrenzten linearen S100A6-Sequenz bestätigen (elektronisches Zusatzmaterial, Abschnitt 7.2, Abbildung 7.20).

Das Ergebnis der Amplifikation von Klonen mit Vektor-Inserts der divergenten Primer ist beispielhaft in Abbildung 4.21 dargestellt und zeigte in Analogie zu den TRAM1-Studien, dass sowohl Proben ohne distinkte PCR-Produkte vorlagen als auch Ansätze mit Banden verschiedenster Größen. Für die Kolonie-PCR wurden die jeweiligen Bedingungen der konventionellen PCR übernommen, 30 PCR-Zyklen durchgeführt und 10 µl der PCR-Ansätze im Agarosegel aufgetragen.

Alle 124 hergestellten Bakterienklone wurden in Übernachtkulturen vermehrt, die Plasmidpräparation (Abschnitt 3.3.12) sowie die Sequenzierreaktion (Abschnitt 3.3.13) durchgeführt und die erhaltenen DNA-Sequenzen analysiert. Von den 124 Plasmiden trugen 82 ein PCR-Produkt in ihrem Vektor und 74 Bakterienklone enthielten S100A6-Sequenzen, wobei die gefundenen Off-Target-Sequenzen beispielsweise der 16 S-rRNA oder dem Calcyclin-Transkript zugeordnet werden konnten. Für die verbleibenden 74 Bakterienklone wurden 3 Hauptkategorien und 4 Unterkategorien gebildet und die Sequenzen nach diesen Kriterien geordnet und ausgezählt (Tabelle 4.7).

Zunächst waren auch bei Betrachtung der eingebrachten S100A6-Amplifikate in Analogie zu den TRAM1-Studien kürzere Sequenzen bestehend aus Exon 2 und 3 (Kategorie 1) abundanter als längere Sequenzen (Kategorie 2). Die Sequenzen in Kategorie 3 dagegen konnten eindeutig PCR- bzw. Klonierungsartefakten zugeordnet werden, was ebenso auf die Unterkategorien B und C zutraf. Im Gegensatz zu den Klonierungsarbeiten zu TRAM1-Transkripten wurde jedoch der Fokus nicht auf die Anordnung der Exons gelegt, sondern direkt mit exakten Sequenzanalysen begonnen, da die S100A6-Transkripte nur über maximal 3 Exons verfügen.

Auf den ersten Blick ließ die Mehrheit der eingebrachten S100A6-Amplifikate des divergenten Primerpaares auf das Vorliegen zirkulärer Transkripte schließen.

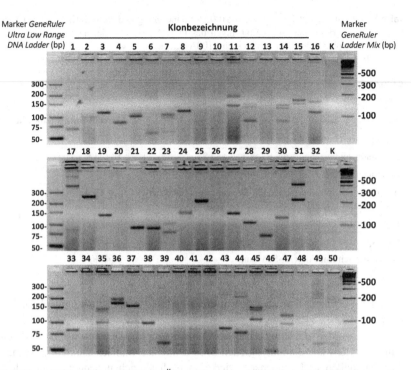

Abbildung 4.21 Kolonie-PCR zur Überprüfung von Vektor-Inserts mittels divergenten Primern gegen S100A6-Transkripte. (Nachweis von Amplifikaten nach 30 PCR-Zyklen in 5 % Agarosegelen. Sowohl Bakterienklone ohne erkennbare Banden als auch Klone mit distinkten PCR-Produk-ten konnten detektiert werden. Die Probe „K" beschreibt das PCR-Ampli-fikat des Ligationsansatzes, welches zur Kontrolle mitgeführt wurde)

70 % der Sequenzen gingen von Exon 3 in Exon 2 über und ähnelten damit der Sequenz von circS100A6-25. Dagegen zeigten 24 % der Bakterienklone den Übergang von Exon 3 nach Exon 1, der jedoch am Anfang oder der Mitte von Exon 1 stattfand und nicht am Ende des Exons, sodass die detektierten S100A6-Amplifikate weniger dem zirkulären Transkript circS100A6-26 entsprachen. Keine der analysierten S100A6-Sequenzen enthielt die in der Literatur beschriebenen BSJs und jeder Bakterienklon trug eine individuelle S100A6-Sequenz mit individueller BSJ-Sequenz in seinem Plasmid. Im Folgenden galt es daher herauszufinden, ob die eingebrachten Sequenzen zirkuläre S100A6-Transkripte

Tabelle 4.7 Statistik der analysierten S100A6-Sequenzen geordnet nach Kategorien. (Analyse von Bakterienklonen nach Einbringen des PCR-Amplifikats der ausgewählten divergenten Primerpaare. Die 74 untersuchten S100A6-Sequenzen wurden in 3 Hauptkategorien eingeteilt und anschließend weiteren Unterkategorien zugeordnet. Die Anzahl der Bakterienklone ist in absoluten Zahlen sowie relativen Anteilen bezogen auf alle analysierten S100A6-Sequenzen angegeben, wobei die einzelnen Sequenzen mehrfach verschiedenen Unterkategorien zugeordnet werden konnten)

Kategorie	Anzahl Bakterienklone
1) Sequenzen bestehend aus Exon 2 und 3	52 (70 %)
2) Sequenzen bestehend aus Exon 1, 2 und 3	18 (24 %)
3) Sequenzen innerhalb eines Exons	4 (5 %)
A) Sequenzen mit überlappenden Bereichen als potentielle Backsplicing-Übergänge	32 (43 %)
B) Sequenzen bestehend nur aus Primern	5 (7 %)
C) Sequenzen mit kryptischer Exonanordnung	3 (4 %)
D) Sequenzen mit Poly(A)-Schwanz	3 (4 %)

darstellen könnten oder es sich um RT-, PCR- oder Klonierungs-Artefakte handelt.

Dafür wurden die eingebrachten S100A6-Amplifikate zunächst nach deren Längen sortiert und die individuellen BSJs betrachtet. Im nächsten Schritt wurden die potentiellen BSJ-Sequenzen wiederum nach ähnlichen Sequenzen geordnet und für die Bakterienklone aus Kategorie 1 vier Gruppen definiert. Beispielhaft ist die Gruppe mit den meisten zugeordneten Bakterienklonen in Tabelle 4.8 angeführt, in der der BSJ-Übergang gehäuft in einem engen Sequenzbereich von Exon 2 auftrat. Die in der Tabelle genannten 13 Bakterienklone gleicher Länge, Sequenz und potentieller BSJ stellten gleichzeitig die abundanteste und auffälligste Gruppe von allen S100A6-Sequenzen dar. Aufgrund der Häufigkeit und Sequenzübereinstimmung der Amplifikate könnte hinter diesen Bakterienklonen am wahrscheinlichsten ein reales zirkuläres Transkript stehen. In den weiteren angeführten Beispielen der Tabelle wird der Übergang nach Exon 3 erst einige Nukleotide später vollzogen und nicht an den gleichen Stellen in Exon 3, sodass die potentiellen BSJ-Sequenzen insgesamt betrachtet eher zufällig erschienen. Dieses Fazit ließ sich auch durch Betrachtung der anderen drei Gruppen mit ähnlichen BSJ-Übergängen ziehen und wurde ebenso durch die Gruppierung und Analyse der längeren S100A6-Sequenzen aus Kategorie 2 bestätigt.

Passend dazu lieferte die Unterkategorie D aus Tabelle 4.7 ein Argument gegen das Vorliegen von Amplifikaten zirkulärer RNAs, da auch Sequenzen mit

Tabelle 4.8 Statistik von S100A6-Sequenzen mit ähnlichen potentiellen BSJ-Übergängen. (Analyse von Bakterienklonen nach Einbringen der PCR-Amplifikate des ausgewählten divergenten Primerpaares. Die 52 S100A6-Sequenzen aus Kategorie 1 wurden der Länge nach sortiert und in Gruppen mit ähnlichen potentiellen BSJ-Übergangen eingeteilt. Die Anzahl der Bakterienklone ist in absoluten Zahlen sowie relativen Anteilen bezogen auf die Gesamtmenge an analysierten S100A6-Sequenzen angegeben. Für die Strukturen der potentiellen BSJ-Sequenzen geben die unterstrichenen Basen den Übergang von Exon 2 nach Exon 3 an)

Anzahl Bakterienklone	Länge der eingebrachten Sequenzen	Struktur der potentiellen BSJ-Sequenz
13 (18 %)	81 bp	TTTTTTTTGGCCATCTTCCACAA
6 (8 %)	93 bp	TTTTTTTTGGTCCTCCTCGTGGC
2 (3 %)	412 bp, 86 bp	TTTTTTTTGGTCAGGCCATCTT
1 (1 %)	113 bp	TTTTTTTTGGTCAAAGGATCAGGCC

Poly(A)-Schwanz detektiert werden konnten, die trotzdem einen Exonübergang wie den einer BSJ erkennen ließen (elektronisches Zusatzmaterial, Abschnitt 7.2, Abbildung 7.21). Die drei betrachteten Bakterienklone enthielten als einzige S100A6-Sequenzen, die bis zum Ende des Transkriptes in Exon 3 liefen. Da alle weiteren eingebrachten Sequenzen vorzeitig den Übergang von Exon 3 nach Exon 2 zeigten, konnte die Existenz eines Poly(A)-Schwanzes nicht überprüft werden. Es konnte daher nur spekuliert werden, ob alle detektierten Sequenzen auf der Grundlage von Transkripten mit dieser 3'-Modifikation beruhen, die eindeutig für das Vorliegen von linearen RNA-Spezies spricht und die nachgewiesenen S100A6-Amplifikate als Artefakte identifizieren würde.

Zuletzt richtete sich das Augenmerk auf die 32 eingebrachten S100A6-Amplifikate mit überlappenden Sequenz-Bereichen als potentielle BSJs (elektronisches Zusatzmaterial, Abschnitt 7.2, Abbildung 7.22), was auf fast die Hälfte aller analysierten Bakterienklone zutraf (Tabelle 4.7, Unterkategorie A). Zudem wurde auch die distinkte PCR-Bande des ausgewählten divergenten Primerpaares bei ca. 250 bp (elektronisches Zusatzmaterial, Abschnitt 7.2, Abbildung 7.19) ausgeschnitten (Abschnitt 3.3.10) und ebenfalls die gesamte Klonierungsstrategie und Plasmidpräparation bis hin zur Sequenzierung durchgeführt. Im Ergebnis konnte für das PCR-Signal eine S100A6-Sequenz einer Länge von 223 bp bestehend aus den Exons 1, 2 und 3 festgestellt und das genannte Amplifikat mit einem überlappenden Sequenz-Bereich von 6 Nukleotiden erneut bestätigt werden.

Solche invers komplementären Sequenzen als potentielle BSJ-Übergänge könnten einen weiteren Hinweis auf das Vorliegen von Artefakten darstellen, indem es während der cDNA-Synthese zu einem *template switching* der reversen Transkriptase kommt (Houseley and Tollervey, 2010). Die kurzen homologen Sequenzen treten auch beim trans-Spleißen von zwei unabhängig transkribierten RNA-Molekülen auf, was ebenfalls die Detektion von S100A6-Sequenzen mit umgekehrter Exonreihenfolge erklären könnte (Houseley and Tollervey, 2010). Da reverse Transkriptasen nicht über Proofreading-Mechanismen verfügen, könnten ebenso Rückwärtssprünge des Enzyms für ungewöhnliche Exonanordnungen wie die einer zirkulären Struktur verantwortlich sein (Houseley and Tollervey, 2010). Neben den genannten sind noch weitere Szenarien denkbar, die zu pseudo-zirkulären Exonstrukturen führen könnten, weshalb Artefakte einen signifikanten Anteil an detektierten Sequenzen mit nicht-kanonischen Spleißstellen ausmachen (Cocquet *et al.*, 2006). Ein wichtiges Merkmal von Artefakten, insbesondere von *template switching* Events, ist die Zufälligkeit des Auftretens solcher Mechanismen (Jeck and Sharpless, 2014), die sich dementsprechend auch in den detektierten Sequenzen widerspiegelt. Für das ausgewählte divergente Primerpaar zum Nachweis zirkulärer S100A6-Transkripte konnten viele Amplifikate nicht-identischer Sequenzen dokumentiert werden, wohingegen nur wenige Bakterienklone mit gleicher eingebrachter S100A6-Sequenz gefunden werden konnten. Schließlich sollten jedoch weitere spezifischere Versuche zum Nachweis der Zirkularität von Transkripten mehr Klarheit darüber bringen, ob die detektierten Sequenzen Artefakte oder reale circRNAs des S100A6-Genlokus darstellen.

4.4.3   Nachweis von S100A6-Transkripten mittels quantitativer PCR

Im nächsten Schritt sollten die per konventioneller PCR ausgewählten konvergenten und divergenten Primerpaare für den Nachweis von Transkripten des S100A6-Genlokus in der quantitativen PCR (Abschnitt 3.3.7.3) getestet und die Sensitivität und Spezifität bestimmt werden. Das per konventioneller PCR ausgewählte konvergente Primerpaar „linS100 fwd & rev Primer 9" für den Nachweis von Transkripten des S100A6-Genlokus wurde in Analogie zu den TRAM1-Arbeiten anhand von 10 ng bis 5 pg ECV-304 cDNA in halblogarithmischen Verdünnungen quantifiziert (Abbildung 4.22 A) und die erhaltenen C_T-Werte nach Abschnitt 3.3.7.3 in Expressionsniveaus bzw. Kopienzahlen umgerechnet.

Die Halbierung bzw. Reduktion der eingesetzten cDNA-Menge um ein Zehntel führte dabei annähernd zur gleichen Abnahme der ermittelten Kopienzahlen. Für 5 pg ECV-304 cDNA konnten noch ca. 500 S100A6-Kopien und damit ein zehnfach höheres Expressionsniveau im Vergleich zur TRAM1-Detektion (Abbildung 4.10 A) für die gleiche cDNA-Menge nachgewiesen werden, sodass sich das ausgewählte konvergente Primerpaar sowie S100A6 als Markerkandidat sehr gut für die nachfolgende Untersuchung von Urinproben eignete.

Für die Spezifitätsprüfung wurden die Ansätze anschließend qualitativ im Agarosegel (Abschnitt 3.3.8.1) analysiert, wie beispielhaft in Abbildung 4.22 B anhand der höchsten eingesetzten cDNA-Menge demonstriert wurde. Im Ergebnis zeigten die Amplifikationsprodukte die bereits per konventioneller PCR bestätigte Amplikonlänge von 126 bp ohne unspezifische Nebenprodukte. Auch die mitgeführten Kontrollen ließen keine unerwarteten PCR-Produkte oder Primerdimere erkennen, sodass das konvergente Primerpaar S100A6-Transkripte auch unter den Bedingungen der quantitativen PCR spezifisch nachwies. Dies wurde zusätzlich durch die Dissoziationskurve der Amplifikationsprodukte belegt, die nur ein Maximum sowie eine Schmelztemperatur von 81,4–82,3 °C erkennen ließ.

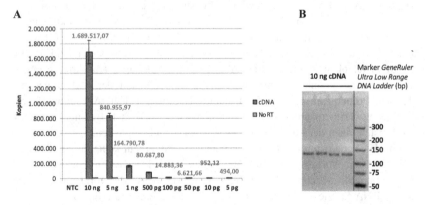

Abbildung 4.22 Nachweis von S100A6-Transkripten in der quantitativen PCR. ((A) 10 ng bis 5 pg ECV-304 cDNA wurden in einer halblogarithmischen Verdünnungsreihe mittels den ausgewählten konvergenten Primern in Vierfachbestimmung quantifiziert und die Sensitivität und Spezifität des Primerpaares betrachtet. Für alle cDNA-Verdünnungen wurden Negativkontrollen sowie einmal die NTC mitgeführt. Die Mittelwerte ± der Standardabweichung der Kopienzahlen der RT-Proben und der NTC sind in rot angegeben. (B) Als Beispiel für die qualitative Analyse der PCR-Produkte im 5 % Agarosegel sind die Proben der höchsten cDNA-Konzentration nach 40 qPCR-Zyklen gezeigt)

Das ausgewählte divergente Primerpaar „circS100A6 fwd & rev Primer 6"
wurde nach dem gleichen Vorgehen wie die anfangs entworfenen divergenten
Primer für den Nachweis zirkulärer TRAM1-Transkripte in halblogarithmischen
Verdünnungen getestet und quantifiziert (vgl. Abbildung 4.11). Auch für S100A6
zeigten die Kopienzahlen der RT-Proben keinen proportionalen Zusammenhang zur eingesetzten cDNA-Menge und die NoRT-Ansätze ließen ebenfalls
starke PCR-Signale erkennen. Somit waren die ausgewählten divergenten Primer
für S100A6-Transkripte ebenso wenig für die Quantifizierung von potentiellen
zirkulären RNA-Spezies unter den gewählten qPCR-Bedingungen geeignet.

4.4.4 Nachweis weiterer vorhergesagter zirkulärer Transkripte des S100A6-Genlokus

Da sich das per konventioneller PCR ausgewählte divergente Primerpaar zum
Nachweis von zirkulären S100A6-Transkripten als ungeeignet für eine Quantifizierung der detektierten Amplifikate herausstellte und darüber hinaus Unklarheit
über die Identität der PCR-Signale herrschte, wurden neue Primerpaare gegen
die weiteren vorhergesagten zirkulären RNA-Spezies des S100A6-Genlokus entworfen. Das Ziel war es, anhand der für die zirkulären TRAM1-Transkripte
beschriebenen Kriterien eine möglichst spezifische Überprüfung und Amplifikation der Transkripte circS100A6-24, circS100A6-26 und circS100A6-27
herbeizuführen. Da die Positionierung von Primern einen entscheidenden Einfluss
darauf hatte, ob und mit welcher Abundanz ein zirkuläres Transkript nachgewiesen werden konnte, wurden sowohl Primer direkt auf der BSJ entwickelt
als auch Primerpaare um den Backsplicing-Übergang gelegt. Alle entworfenen
divergenten Primerpaare wurden unter konventionellen PCR-Bedingungen und
den Einstellungen der quantitativen PCR getestet und verglichen.

Für das Transkript circS100A6-26 konnten dabei erneut keine konkrete Hinweise auf das Vorliegen in ECV-304-Zellen gefunden werden (elektronisches
Zusatzmaterial, Abschnitt 7.2, Abbildung 7.23), sodass die vorhergesagte zirkuläre RNA-Spezies endgültig als nicht bestätigt eingestuft und nicht weiter
betrachtet wurde. Für das Transkript circS100A6-24 konnten für alle Primerpaare mit einem der Primer direkt auf der BSJ PCR-Produkte erwarteter Längen
detektiert werden, sodass das Primerpaar mit dem stärksten PCR-Signal in den
RT-Proben für weitere Untersuchungen festgelegt wurde (elektronisches Zusatzmaterial, Abschnitt 7.2, Abbildung 7.24). Nach dem gleichen Vorgehen wurde
auch das finale Primerpaar für circS100A6-27 ausgewählt, wobei ebenfalls einer
der Primer direkt auf der BSJ positioniert war (elektronisches Zusatzmaterial,

Abschnitt 7.2, Abbildung 7.25). Beide Transkripte wurden daraufhin erneut mit den vorgesehenen Primerpaaren vervielfältigt und die Amplifikate für die Sequenzierreaktion vorbereitet, an dessen Ende die korrekten Sequenzen und BSJs für circS100A6-24 und circS100A6-27 verifiziert werden konnten.

Schließlich wurden die anfangs entworfenen divergenten Primer für circS100A6-25 nochmals vergleichend unter konventionellen und quantitativen PCR-Bedingungen getestet (elektronisches Zusatzmaterial, Abschnitt 7.2, Abbildung 7.26). Dabei waren die PCR-Signale bei ca. 250 bp der konventioneller PCR (vgl. elektronisches Zusatzmaterial, Abschnitt 7.2, Abbildung 7.22) unter qPCR-Bedingun-gen nicht mehr detektierbar, was ebenfalls für das bereits vermutete Vorliegen von Artefakten sprach. Zudem konnten auch unter diesen Amplifikationsbedingungen keine konkreten Hinweise auf die Existenz der RNA-Spezies circS100A6-25 gefunden werden, sodass das Ergebnis der Klonierungsarbeiten zu zirkulären S100A6-Transkripten stimmig mit den Beobachtungen des Experimentes war.

4.4.5 Überprüfung der Zirkularität von S100A6-Transkripten

4.4.5.1 Analyse der flankierenden Intronsequenzen von vorhergesagten zirkulären S100A6-Transkripten

Die Analyse der angrenzenden Introns bzw. UTR-Bereiche zirkulärer S100A6-Transkripte wurde nach Abschnitt 3.1.2.3 durchgeführt und für die identifizierten invers komplementären Sequenzen die Anzahl und der prozentualen Anteil der komplementären Nukleotide analysiert (Tabelle 4.9).

Die Analyse von flankierenden nicht-kodierenden Sequenzen der zirkulären S100A6-Transkripte kann einen Hinweis darauf geben, mit welcher Wahrscheinlichkeit eine vorhergesagte circRNA-Spezies real in der Zelle vorliegt. Für das Transkript circS100A6-27 konnten keine invers komplementären Sequenzen der nicht-kodierenden Bereiche festgestellt werden. Darüber hinaus wurde für circS100A6-26 und circS100A6-24 inverse Komplementarität nur über einen relativ kurzen Nukleotid-Bereich identifiziert, sodass es *in vivo* womöglich nicht zur Basenpaarung der nicht-kodierenden Sequenzen kommt und dieses Ergebnis kein eindeutiges Indiz für die Generierung von zirkulären Transkripten lieferte. Im Gegensatz dazu wiesen der 3'-UTR und Intron 1 eine Sequenzübereinstimmung von 100 % über 528 Nukleotide auf, die den starken Verdacht der Beteiligung der nicht-kodierenden Bereiche am *Backsplicing* der Exons 2 und 3 erzeugten. Aus

Tabelle 4.9 Analyse der flankierenden nicht-kodierenden Sequenzen der vorhergesagten zirkulären S100A6-Transkripte. (Die angrenzenden Introns bzw. UTR-Bereiche der am *Backsplicing* beteiligten Exons wurden auf invers komplementäre Sequenzen untersucht und die lokalen *Alignments* mittels der Software LALIGN/PLALIGN berechnet. Alle Sequenzübereinstimmungen sind mit der Anzahl und dem Anteil der komplementären Nukleotide angegeben)

Transkriptname	beteiligte Introns / UTRs	invers komplementäre Sequenzen
circS100A6-24	3'-UTR Intron 2	– 138 nts mit 59,4 % Übereinstimmung
circS100A6-27	5'-UTR Intron 2	– keine invers komplementären Sequenzen
circS100A6-25	3'-UTR Intron 1	– 528 nts mit 100 % Übereinstimmung – 52 nts mit 71,2 % Übereinstimmung – 105 nts mit 59 % Übereinstimmung
circS100A6-26	3'-UTR 5'-UTR	– 35 nts mit 74,3 % Übereinstimmung

Sicht der in Tabelle 4.9 vorgestellten Analysen war das Transkript circS100A6-25 damit der aussichtsreichste Kandidat für die reale Existenz einer zirkulären RNA-Spezies.

4.4.5.2 Überprüfung der *tandem repeat* Hypothese für S100A6-Transkripte

Die *tandem repeat* Hypothese wurde bereits in Abschnitt 4.3.2 anhand von TRAM1-Tran-skripten vorgestellt und sollte nun auch für die potentiellen circRNAs des S100A6-Genlo-kus überprüft werden. Daher wurden die ausgewählten Primerpaare für den Nachweis von circS100A6-24, circS100A6-25 und circS100A6-27 unter den Bedingungen der konventionellen PCR und qPCR-Einstellungen in ECV-304 gDNA getestet (Abbildung 4.23).

Für das vorhergesagte Transkript circS100A6-24 konnte unter beiden Amplifikationsbedingungen eine stabile PCR-Bande in genomischer DNA auf der gleichen Höhe wie in der cDNA detektiert werden. Die Sequenzierung dieses PCR-Signals konnte das gleiche Amplifikat von 102 bp mit der korrekten BSJ wie für circS100A6-24 bestätigen. Daher könnten Duplikationen des Exons 3 in der genomischen DNA von ECV-304-Zellen die Ursache für die Detektion der vorhergesagten RNA-Spezies sein, die dann real nicht in der Zelle existieren würde. Dagegen konnten für circS100A6-27 weder unter den Bedingungen der konventionellen PCR noch mit qPCR-Einstellungen Amplifikationsprodukte auf

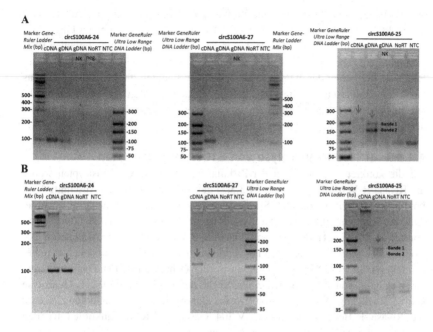

Abbildung 4.23 Überprüfung der *tandem repeat* Hypothese anhand der ausgewählten divergenten Primerpaare gegen circS100A6-24, circS100A6-27 und circS100A6-25. (Der PCR-basierte Nachweis erfolgte mittels divergenter Primern gegen zirkuläre S100A6-Transkripte nach Amplifikation von **(A)** 250 ng ECV-304 cDNA oder gDNA in 40 Zyklen unter konventionellen PCR-Bedingungen und **(B)** 50 ng ECV-304 cDNA oder gDNA in 40 Zyklen mit dem 2× *SYBR Select Master Mix*. Für alle Ansätze wurden Negativkontrollen mitgeführt, wobei die Kontrolle „gDNA NK" nur aus 250 ng gDNA und Wasser bestand. Der Probenauftrag erfolgte in **(A)** 3 % und **(B)** 5 % Agarosegelen)

der gDNA-Ebene nachgewiesen werden, sodass für dieses Transkript nicht von *tandem repeat* Sequenzen als Grundlage des PCR-Signals der cDNA auszugehen war.

Zuletzt konnten PCR-Produkte für circS100A6-25 in ECV-304 gDNA unter beiden Amplifikationsbedingungen mittels der ausgewählten divergenten Primer detektiert werden. Die beiden deutlich erkennbaren PCR-Banden wurden daraufhin ausgeschnitten und für die Sequenzierreaktion vorbereitet. Dabei konnte für „Bande 1" erneut ein Amplifikat mit invers komplementären Sequenzen über 5 Nukleotide für den Übergang von Exon 1 nach Exon 3 detektiert werden, was wiederum die in den Klonierungsarbeiten beschriebene Vermutung auf

das Vorliegen von Artefakten anstatt von zirkulären Transkripten stützte. Das
untere PCR-Signal bestand nur aus zwei Exons und ließ sich der in Tabelle 4.8
beschriebenen Statistik der abundantesten S100A6-Sequenzen mit ähnlichen BSJ-
Übergän-gen zuordnen. Da somit die Amplifikationsprodukte der gDNA dieser
Beispiele mit denen der cDNA übereinstimmten, konnten die Ergebnisse und das
Fazit der Klonierungsarbeiten mit diesem Versuch bestätigt und die eingebrachten analysierten PCR-Produkte erneut als Artefakte der reversen Transkription,
der PCR oder der Klonierung eingestuft werden.

4.4.5.3   RNase R-Hydrolyse von S100A6-Transkripten

Für die konkrete Überprüfung der Zirkularität von S100A6-Transkripten wurde
die RNase R-Verdauung (Abschnitt 3.3.5) gewählt, die bereits in Abschnitt 4.3.3
für lineare und zirkuläre RNA-Spezies des TRAM1-Genlokus vorgestellt wurde.
Anhand der Quantifizierung der Standardgene HUPO und GUSB als Positivkontrollen für die Hydrolyse von linearen RNAs konnte eine Reduktion der
Kopienzahlen um 2–3 Logstufen im Vergleich von RNase R-behandelter zu unbehandelter zellulärer RNA nachgewiesen werden (Abbildung 4.17). Dagegen zeigte
das zirkuläre Transkript BCRC-3 als Negativkontrolle der RNase R-Hydrolyse
keinen Rückgang des Expressionsniveaus durch die Enzymbehandlung, sodass
die RNase R-Behandlung von ECV-304 Gesamtzell-RNA funktional für den
Nachweis der Zirkularität von Transkripten war.

Auch die S100A6-Amplifikate der konvergenten Primer ließen eine Abnahme
der Kopienzahlen um 3 Logstufen im Vergleich von RNase R-behandelter mit
unbehandelter ECV-304 RNA erkennen (Abbildung 4.24 A), was mit den Ergebnissen der Positivkontrollen für lineare Transkripte übereinstimmte. Allerdings
zeigte auch die Quantifizierung von circS100A6-24 und circS100A6-27 in den
Proben mit und ohne Enzymbehandlung eine Reduktion des Expressionsniveaus
um 3 Logstufen nach RNase R-Hydrolyse, sodass die detektierten Amplifikate
eindeutig nicht auf dem Nachweis von zirkulären Transkripten beruhten.

Da für die vorhergesagte RNA-Spezies circS100A6-25 keine eindeutige
Quantifizierung gelang und zudem auch die mitgeführten Kontrollen unspezi-
fische Signale in der qPCR lieferten, wurde die RNase R- und unbehandelte
zelluläre RNA vergleichend unter konventionellen PCR-Bedingungen getestet
(Abbildung 4.24 B). Die anfangs ausgewählte PCR-Bande des RT-Ansatzes
bei ca. 250 bp, dessen Amplifikat invers komplementäre Sequenzen über 6
Nukleotide am potentiellen Backsplicing-Übergang aufwies, war nach der RNase
R-Hydrolyse nicht mehr detektierbar. Damit ließ auch das letzte Experiment zur
Überprüfung der Zirkularität von S100A6-Transkripten auf das Vorliegen von

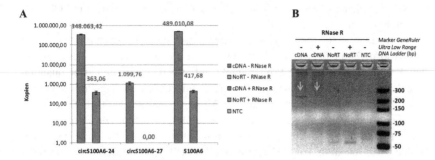

Abbildung 4.24 Vergleich der Amplifizierung von S100A6-Transkripten von RNase R-
und unbehandelten Proben. (2 µg ECV-304 RNA wurden nach Abschnitt 3.3.5 mit RNase
R behandelt und unbehandelte zelluläre RNA in allen Reaktionsschritten mitgeführt. (**A**)
10 ng cDNA wurden in Vierfachbestimmung quantifiziert und die Kopien von RNase R-
und unbehandelten Proben verglichen. Die Mittelwerte ± der Standardabweichung der RT-
Proben, NoRT-Proben und NTCs sind in rot angegeben. Die Reihenfolge der Proben in
der Legende entspricht der Reihenfolge der Balken im Diagramm. (**B**) 250 ng ECV-304
cDNA wurden in 40 Zyklen unter konventionellen PCR-Bedingungen amplifiziert und für
alle Ansätze Negativkontrollen mitgeführt. Der Probenauftrag erfolgte im 5 % Agarosegel)

Artefakten bezüglich der klonierten PCR-Amplifikate schließen. Insgesamt konnten die RNase R-Studien für keinen der circRNA-Kandidaten circS100A6-24,
circS100A6-27 und circS100A6-25 den Nachweis für zirkuläre RNA-Strukturen
als Ursache der detektierten Amplifikationsprodukte erbringen.

4.4.6 Fazit zu vorhergesagten zirkulären S100A6-Transkripten

Für den S100A6-Genlokus werden 4 zirkuläre RNA-Spezies vorhergesagt. Laut
der differentiellen Genexpressionsanalyse eignet sich das Transkript circS100A6-
25 mit dem höchsten log(fc)-Wert am besten zur Unterscheidung der Patientengruppen C und H. Daher wurde zunächst der Fokus auf diese circRNA
gelegt, die jedoch in Amplifikationsversuchen und Klonierungsarbeiten nicht
bestätigt werden konnte. Auch das Transkript circS100A6-26, welches ebenfalls durch die entworfenen divergenten Primer detektierbar wäre, konnte nicht
verifiziert werden. Die Entwicklung zusätzlicher spezifischer Primerpaare gegen
die letztgenannte Transkriptvariante führte ebenso nicht zum Nachweis korrekter

PCR-Amplifikate, sodass circS100A6-26 endgültig als nicht existent in ECV-304-Zellen eingestuft wurde.

Dagegen erzielte der spezifische Primerentwurf gegen circS100A6-24 und circS100A6-27 PCR-Produkte korrekter Länge und Sequenz, die allerdings nur bei Paaren mit einem der Primer direkt auf der BSJ auftraten. Der quantitative Vergleich der Amplifikate in RNase R- und unbehandelten Proben lieferte jedoch den eindeutigen Hinweis auf das Vorliegen linearer S100A6-Transkripte, die durch die divergenten Primerpaare vervielfältigt wurden. Die Positionierung von Primern direkt auf dem Backsplicing-Übergang führte für diese zwei Beispiele zur Detektion von PCR-Artefakten anstatt real existierender zirkulärer RNA-Spezies. Für das Transkript circS100A6-24 konnte das Amplifikat auch in ECV-304 gDNA nachgewiesen werden, was ebenfalls für das Vorliegen von Artefakten sprach. Theoretisch könnten auch *tandem repeats* des Exons 3 im S100A6-Gen den Nachweis von PCR-Produkten mit der BSJ-Sequenz begründen. Praktisch lag die Vermutung allerdings auf der Positionierung der Primer als Ursache für die artifiziellen PCR-Signale, die sich aufgrund der hohen Abundanz bzw. Effizienz der Amplifikation auch in genomischer DNA aus ECV-304-Zellen detektieren ließen. Zuletzt erzielte auch die Analyse der angrenzenden Introns bzw. UTR-Bereiche keine eindeutigen Hinweise auf invers komplementäre Sequenzen, die die Generierung der vorhergesagten zirkulären RNA-Spezies circS100A6-24 und circS100A6-27 erleichtern könnten.

Im Gegensatz dazu wiesen die flankierenden nicht-kodierenden Bereiche von circS100A6-25 eine perfekte inverse Komplementarität über einen weiten Sequenzbereich auf, die einen starken Hinweis auf die Existenz der zirkulären RNA-Spezies lieferte. Allerdings führte auch für dieses Transkript die RNase R-Verdauung zum Verlust der distinkten PCR-Bande, welcher nur bei linearen Transkripten bzw. experimentellen Artefakten auftritt. Die Amplifikation von zellulärer gDNA mit dem anfangs ausgewählten divergenten Primerpaar ließ ebenfalls distinkte PCR-Produkte erkennen, deren Sequenzen mit denen der Klonierung von cDNA-Amplifikaten verglichen wurden. Für beide PCR-Signale konnten potentielle Backsplicing-Übergänge aus invers komplementären Sequenzen festgestellt werden, die bei dem Auftreten von RT-Artefakten und *template switching* Events eine entscheidende Rolle spielen. Zudem konnte in der Analyse der sequenzierten Bakterienklone die korrekte BSJ für circS100A6-25 nicht identifiziert werden, stattdessen wurden scheinbar zufällige Übergänge des Exons 3 nach Exon 2 festgestellt. Zwar konnte eine Gruppe abundanter Bakterienklone mit gleicher oder ähnlicher potentieller BSJ detektiert werden, allerdings war dieser Exon-Übergang auch im Amplifikat der zellulären gDNA aufzufinden, sodass auch der vielversprechende Kandidat circS100A6-25 nicht als zirkuläres Transkript in ECV-304-Zellen nachgewiesen werden konnte. Da somit keine der vorhergesagten zirkulären RNA-Spezies des S100A6-Genlokus in den Harnblasenkarzinomzelllinien ECV-304 und später auch RT-4 nachgewiesen werden konnte, wurden die Versuche zu zirkulären S100A6-Transkripten eingestellt und in dieser Arbeit nur zusammenfassend beschrieben.

Dennoch stellten die mit den konvergenten Primern detektierten linearen Transkripte des S100A6-Genlokus aufgrund ihrer hohen Abundanz in ECV-304-Zellen und den überzeugenden log(fc)-Werten der Transkriptomanalyse von Patientenurin einen vielversprechenden Markerkandidaten zur nicht-invasiven Diagnostik einer Harnblasenkarzinomerkrankung dar. Aus diesem Grund wurden lineare S100A6-Transkripte in die nachfolgenden differentiellen Genexpressionsanalysen von Zelllinien und Urinproben verschiedener Krankheitsstadien einbezogen. Zudem sollte ein potentieller Harnblasenkarzinommarker mit gegenläufigem Expressionsprofil im Vergleich zu TRAM1 mitgeführt werden, um am Ende zu aussagekräftigen Marker-Quotienten mit zuverlässiger Diagnostik der Krebserkrankung zu gelangen.

4.5 Differentielle Genexpressionsanalysen in Zelllinien und Urinproben

In diesem Kapitel stand die Frage im Mittelpunkt, ob sich die Ergebnisse der Transkriptomanalyse von Urinproben gesunder Probanden und Harnblasenkarzinompatienten im fortgeschrittenen Stadium auch in der differenziellen Genexpression von Transkripten in etablierten Zelllinien widerspiegeln. Für diese Untersuchung wurden die humanen Harnblasenkarzinomzelllinien ECV-304 und RT-4 ausgewählt, die jeweils das G3- bzw. G1-Krebsstadium repräsentieren und bereits 2014 genauer charakterisiert wurden (Dubois, 2014). Weiterhin sollte überprüft werden, ob die Expressionsunterschiede der Transkriptomanalyse durch eine Amplifikation mit den entwickelten Primern und anschließende Quantifizierung der Transkripte in den Urinproben bestätigt werden können. Konkret wurden für diese Forschungsfrage sowohl die cDNA-Proben aus der *gepoolten* urinen RNA einer Patientengruppe (Abschnitt 4.5.3.2) als auch die beiden daraus hervorgehenden cDNA-Bibliotheken (Abschnitt 4.5.3.3) in der quantitativen PCR eingesetzt.

4.5.1 Differentielle Genexpressionsanalysen in Zelllinien

4.5.1.1 Differentielle Genexpressionsanalyse für lineare Transkripte

Für die differentielle Genexpressionsanalyse der linearen TRAM1- und S100A6-Tran-skripte wurden die per konventioneller PCR ausgewählten und in der qPCR untersuchten konvergenten Primerpaare verwendet. Zwar können die konvergenten Primer gegen TRAM1-RNA-Spezies auch die nachgewiesenen zirkulären Transkripte circTRAM1-56 und circTRAM1-57 detektieren, allerdings zeigten diese eine sehr geringe Abundanz in ECV-304-Zellen: Während für lineare TRAM1-RNA-Spezies in 10 ng cDNA 138.734 Kopien ermittelt wurden (Abbildung 4.10), konnten für circTRAM1-57 nur 215 Kopien und für circTRAM1-56 nur 25 Kopien quantifiziert werden (Abbildung 4.14). Da die zirkulären Transkripte somit um den Faktor 1.000 bzw. 10.000 weniger in der Zelllinie vorlagen, konnten sie für die Betrachtung der differentiellen Genexpressionsanalyse linearer RNA-Spezies vernachlässigt werden. Für den S100A6-Genlokus bestand diese Problematik nicht, da keine zirkulären Transkripte in den Harnblasenkarzinom-zelllinien nachgewiesen werden konnten. Die Expressionsunterschiede der linearen TRAM1- und S100A6-RNA-Spezies in ECV-304- und RT-4-Zellen wurden anhand von zwei verschiedenen cDNA-Konzentrationen ermittelt (Tabelle 4.10). Die aus den C_T-Werten nach Abschnitt 3.3.7.3 berechneten Kopienzahlen wurden für den Vergleich beider Zelllinien auf das ebenfalls quantifizierte Standardgen 18S-rRNA normiert.

Für lineare TRAM1-Transkripte konnte dabei in beiden eingesetzten cDNA-Konzen-trationen eine Unterexpression in G3-Zellen mit log(fc)-Werten von ca. −0,6 bis −0,7 festgestellt werden. Die Transkriptomanalyse von Urinproben gesunder Probanden und Blasenkarzinompatienten lieferte einen log(fc)-Wert von −0,46 (Tabelle 4.3), sodass sowohl im Zellkulturmodell als auch im Patienten-urin lineare TRAM1-Transkripte im höheren Krankheitsstadium ein reduziertes Expressionsniveau aufwiesen. Dagegen zeigten lineare S100A6-Transkripte eine Überexpression in ECV-304-Zellen mit log(fc)-Werten von ca. 0,4 bis 0,7, wobei die Expressionsdaten insgesamt stärkere Schwankungen erkennen ließen. Auch für dieses Beispiel zeichnete sich jedoch eine Übereinstimmung mit den Berech-nungen der Transkriptomanalyse ab, die für lineare S100A6-Transkripte einen summierten log(fc)-Wert von 0,62 im Vergleich der Patientengruppen ergab (Tabelle 4.1). Offensichtlich schien das Zellkulturmodellsystem aus ECV-304 und RT-4 für diese beiden Markerkandidaten stimmige Vorhersagen zu Expressions-unterschieden von Transkripten im Urin gesunder Probanden und Patienten im fortgeschrittenen Stadium zu liefern. Da die gegensätzlichen Expressionsdaten

von TRAM1 und S100A6 auch in Harnblasenkarzinomzelllinien bestätigt werden konnten, wurden Quotienten aus beiden RNA-Spezies mit dem Ziel einer
eindeutigen Unterscheidung von Patientengruppen berechnet (Tabelle 4.11).

Tabelle 4.10 Expressionsunterschiede von linearen TRAM1- und S100A6-Transkripten in
ECV-304- und RT-4-Zellen. (10 ng und 1 ng cDNA wurden für die Quantifizierung der linearen Transkripte per qPCR eingesetzt und die Expressionsniveaus von ECV-304 und RT-4
nach der Normierung auf die 18S-rRNA verglichen. Als Maß für die Über- oder Unterexpression der Transkripte in den G3-Zellen wurden log(fc)-Werte für jede Konzentration berechnet
und das Experiment einmal wiederholt)

Konzentration	A) Kopien ECV-304	B) Kopien RT-4	log (A/B)
	TRAM1		
10 ng cDNA 1. Quantifizierung 2. Quantifizierung	3.287,14 3.878,58	12.809,89 15.862,78	**–0,59** **–0,61**
1 ng cDNA 1. Quantifizierung 2. Quantifizierung	255,95 291,82	1.116,56 1.567,30	**–0,64** **–0,73**
	S100A6		
10 ng cDNA 1. Quantifizierung 2. Quantifizierung	121.082,01 84.510,36	23.707,38 32.668,10	**0,71** **0,41**
1 ng cDNA 1. Quantifizierung 2. Quantifizierung	11.937,94 7.063,17	2.644,50 2.353,90	**0,65** **0,48**

Während in ECV-304-Zellen sowie der Patientengruppe H die Ratio S100A6/
TRAM1 Werte im zweistelligen Bereich lieferte und insbesondere die Zahlen
der 2. Quantifizierung sehr genau mit denen der Transkriptomanalyse übereinstimmten, lagen die Ergebnisse für RT-4-Zellen und die Patientengruppe C im
einstelligen Zahlenbereich bei ebenfalls nahezu identischen Werten. Schlussfol-
gernd deutete eine erhöhte RNA-Ratio der linearen Transkripte S100A6 und
TRAM1 auf Grundlage der in Tabelle 4.11 ermittelten Daten auf eine Tumorerkrankung der Harnblase im fortgeschrittenen Krebsstadium hin. Da die Abgrenzung zu gesunden Probanden bzw. dem G1-Zellkulturmodell mit einem Faktor
10 oder höher möglich war, schienen lineare S100A6- und TRAM1-Transkripte
geeignete Markerkandidaten für die nicht-invasive Diagnostik des Harnblasenkarzinoms zu sein. Insbesondere der Quotient aus beiden RNA-Spezies verfügte über

ein hohes diagnostisches Potential zur sensitiven und spezifischen Unterscheidung von gesunden und am Harnblasenkarzinom erkrankten Patienten.

Tabelle 4.11 RNA-Ratios von linearen TRAM1- und S100A6-Transkripten in ECV-304- und RT-4-Zellen. (10 ng und 1 ng cDNA wurden für die Quantifizierung der linearen Transkripte per qPCR eingesetzt und aus den Expressionsniveaus von ECV-304 und RT-4 nach Normierung Transkript-Ratios berechnet. Auch aus den Expressionsdaten der Transkriptomanalyse in den Tabellen 4.1 und 4.3 wurden die RNA-Ratios für S100A6/ TRAM1 in gesunden Probanden (C) und Patienten mit Harnblasenkarzinom im fortgeschrittenen Stadium (H) kalkuliert)

Konzentration	RNA-Ratio S100A6/ TRAM1			
	ECV-304	RT-4	Gruppe H	Gruppe C
10 ng cDNA 1. Quantifizierung 2. Quantifizierung	36,84 21,79	1,85 2,06	21,04	1,76
1 ng cDNA 1. Quantifizierung 2. Quantifizierung	46,64 24,2	2,37 1,50		

4.5.1.2 Differentielle Genexpressionsanalyse für zirkuläre Transkripte

Für die differentielle Genexpressionsanalyse der nachgewiesenen zirkulären TRAM1- Transkripte circTRAM1-56 und circTRAM1-57 wurden ebenfalls die per konventioneller PCR ausgewählten und in der qPCR untersuchten divergenten Primerpaare verwendet. Die Berechnung der konkreten Expressionsunterschiede in ECV-304- und RT-4-Zellen wurde anhand der in Abbildung 4.14 vorgestellten qPCR-Daten vorgenommen (Tabelle 4.12).

Für zirkuläre TRAM1-Transkripte konnte nur eine leichte Unterexpression in G3-Zellen festgestellt werden, wobei die Daten der 2. Quantifizierung mit 50 ng cDNA-Template fast keinen Expressionsunterschied zwischen beiden Harnblasenkarzinomzelllinien erkennen ließen. Die Transkriptvariante circTRAM1-57 zeigte dennoch eine etwas höhere differentielle Genexpression im Vergleich zu circTRAM1-56. Die Ergebnisse der Transkriptomanalyse von Urinproben gesunder Probanden und Harnblasenkarzinompatienten lieferte dagegen einen log(fc)-Wert von −1,43 für circTRAM1-56 und von −1,28 für circTRAM1-57 (Tabelle 4.4), die auch in der Höhe nicht für das Zellkulturmodellsystem bestätigt werden konnten. Dennoch zeigten sowohl lineare als auch zirkuläre TRAM1-Transkripte ein reduziertes Expressionsniveau im höheren Krankheitsstadium,

Tabelle 4.12 Expressionsunterschiede von zirkulären TRAM1-Transkripten in ECV-304-
und RT-4-Zellen. (10 ng und 50 ng cDNA wurden für die Quantifizierung der zirkulären
Transkripte circTRAM1-56 und circTRAM1-57 per qPCR eingesetzt und die Kopienzahlen
von ECV-304 und RT-4 nach Normierung auf die 18S-rRNA verglichen. Als Maß für die
differentielle Genexpression der Transkripte wurden log(fc)-Werte für jede Konzentration
berechnet)

Transkript	A) Kopien ECV-304	B) Kopien RT-4	log (A/B)
circTRAM1-56 10 ng cDNA 50 ng cDNA	9,96 9,72	17,56 10,34	–0,25 –0,03
circTRAM1-57 10 ng cDNA 50 ng cDNA	87,81 131,98	187,96 179,49	–0,33 –0,13

sodass eine tumorsuppressive Funktion der RNA-Spezies des TRAM1-Genlokus
vermutet werden konnte.

4.5.2 Auswahl von Standardgenen für nachfolgende Expressionsstudien

Für die nachfolgenden Studien zur differentiellen Genexpression in Urin sollten zunächst potentielle Standardgene für die Normalisierung von Probenmaterial
untersucht werden. Diese geht jedoch über die bereits in quantitativen Vergleichen der Expressionsniveaus angesprochenen Korrekturen von Konzentrations-
und Volumenabweichungen der cDNA-Ansätze hinaus. Einerseits ist die isolierte
RNA-Menge aus Urin zu gering für eine photometrische Konzentrationsbestimmung, sodass der Einsatz äquivalenter Anteile von Patientenmaterial in der
cDNA-Synthese nicht garantiert werden kann. Zum anderen ist insbesondere für
die Suche nach Markermolekülen einer Erkrankung eine zuverlässige Normierung
von Patientenproben verschiedener Krankheitsstadien bzw. Material gesunder
Probanden essentiell. Allerdings kann die Expression der per Definition ubiquitär
vorkommenden und nicht-regulierten Haushaltsgene in verschiedenen Zelltypen,
Geweben, Tumoren oder unter bestimmten Umweltbedingungen von der kon-
stitutiven Genexpression abweichen (Videira et al., 2007). Daher wurden vor
der Analyse der Markerkandidaten im Urin zunächst umfangreiche Recherchen
zu geeigneten Standardgenen und Normalisierungsstrategien in Blasentumoren,
deren Zelllinien sowie im Urin durchgeführt (Martínez-Fernández et al., 2016;
Ohl et al., 2006; Videira et al., 2007; Zhang et al., 2017a). Eine solche Validierung

von potentiellen Referenzgenen bzw. deren Transkripten findet mithilfe von Programmen wie *NormFinder*, *geNorm* oder *BestKeeper* per statistischer Analyse der experimentellen Daten statt. Am Ende sollten möglichst mehrere Haushaltsgene für die Normalisierung von Probenmaterial auf die eingesetzte RNA-Menge verwendet werden, um eventuelle Abweichungen einzelner Gene über den Mittelwert aller verwendeten Standardgene zu minimieren (Derveaux *et al.*, 2010).

Weiterhin wurden biostatistische und experimentelle Analysen zu geeigneten Standardgenen für die urine RNA-Menge bereits von Merle Hanke durchgeführt (Hanke, 2007). Im Ergebnis zeigten alle getesteten Referenzgene eine hohe Varianz in Patientenurin verschiedener Krankheitsstadien, die jedoch für die 18S-rRNA am höchsten war und die grundsätzliche Überlegung ins Spiel brachte, Standardgene für die Datennormalisierung zu überprüfen. Eine geeignete Normierung auf die eingesetzte RNA-Menge konnte dabei unter anderem für GAPDH, GUSB und HUPO vermutet werden (Tabelle 4.13).

Tabelle 4.13 Potentielle Standardgene zur Datennormalisierung in Expressionsstudien. (Angegeben sind die Bezeichnung des Standardgens, die in dieser Arbeit verwendete Abkürzung, der Referenzname in NCBI sowie die Funktion des jeweiligen Genproduktes)

Bezeichnung	Abkürzung	Referenz in NCBI	Funktion
18S-rRNA	–	U13369	ribosomale RNA
Glycerinaldehyd-3-Phosphat Dehydrogenase	GAPDH	AF261085	Oxidoreduktase
Beta-Glucuronidase	GUSB	NM_000181	Lysosomale Exoglycosidase
Humanes saures ribosomales Protein (RPLP0)	HUPO	NM_001002	ribosomales Protein

Dennoch sollten die PCR-Amplikons der in Tabelle 4.13 angeführten Referenzgene vor der Verwendung im begrenzt verfügbaren Patientenmaterial zunächst anhand der isolierten RNA aus Zelllinien getestet werden (Tabelle 4.14). Weiterhin sollten auch für ECV-304 und RT-4 geeignete Standardgene für die nachfolgenden Suppressionsstudien identifiziert bzw. rückwirkend die durchgeführte 18S-rRNA-Normalisierung der bisherigen differentiellen Genexpressionsanalysen als zuverlässig bestätigt werden.

Da die Qualität und Quantität der isolierten Gesamtzell-RNA spektralphotometrisch bestimmt und so annähernd äquivalente RNA-Mengen in der reversen

Tabelle 4.14 Expressionsunterschiede von ausgewählten Standardgenen in ECV-304- und RT-4-Zellen. (30 pg cDNA (18S-rRNA) und 1 ng cDNA (alle anderen Referenzgene) wurden für die Quantifizierung der Transkripte per qPCR eingesetzt und die Kopienzahlen von ECV-304 und RT-4 verglichen. Als Maß für ein geeignetes Standardgen wurden die relativen Standardabweichungen (Stabw) einer Vierfachbestimmung der RT-Proben und die log(fc)-Werte berechnet)

Standardgen	A) Kopien ECV-304	B) Kopien RT-4	relative Stabw von A	relative Stabw von B	log (A/B)
18S-rRNA	98.442.263,87	118.417.720,76	2,14 %	4,95 %	−0,08
GAPDH	631.448,26	350.157,75	10,68 %	3,67 %	0,26
GUSB	2.229,77	1.991,97	7,26 %	8,74 %	0,05
HUPO	72.382,77	70.964,69	3,84 %	7,83 %	0,01

Transkription eingesetzt werden konnten, wurde die Zuverlässigkeit der Normalisierung durch ein Standardgen in diesem Versuch anhand eines log(fc)-Wertes von nahezu null bewertet. Darüber hinaus wurden die relativen Standardabweichungen der Vierfachbestimmungen bei der Entscheidung einbezogen sowie die qualitative Analyse der PCR-Amplikons im Agarosegel. Letztere lieferte für alle Referenzgene PCR-Produkte der erwarteten Längen und keine unspezifischen Nebenprodukte. Der log(fc)-Wert von GAPDH war mit 0,26 zu hoch auch im Vergleich der anderen potentiellen Standardgene, sodass dieses Transkript für die Datennormalisierung ausschied. Die anderen drei Kandidaten 18S-rRNA, GUSB und HUPO zeigten log(fc)-Werte von nahezu null und konnten so annähernd äquivalente RNA-Mengen im Vergleich der cDNA-Proben bestätigen. Die Standardabweichungen der RT-Proben lagen für alle drei Haushaltsgene unter 10 % und waren für die 18S-rRNA am niedrigsten.

Somit konnten die 18S-rRNA, GUSB und HUPO für eine sichere Normalisierung von differentiellen Genexpressionsanalysen in ECV-304 und RT-4 eingesetzt werden, ohne dass eine signifikante Beeinflussung der Kopienzahlen von Markermolekülen zu erwarten gewesen wäre. Die durchgeführten vergleichenden Untersuchungen der Expressionsniveaus von TRAM1- und S100A6-Transkripten nach Normierung auf die 18S-rRNA mussten daher nicht mit einem anderen Standardgen wiederholt werden. Dennoch wurden für die nachfolgenden funktionellen Studien die Normalisierung auf zwei Referenzgene ausgewählt, die mit GUSB und HUPO die überzeugenderen log(fc)-Werte aufwiesen. Zudem konnten beide PCR-Amplikons in der gleichen cDNA-Konzentration quantifiziert werden, sodass keine weitere Verdünnung und damit eine weitere mögliche Fehlerquelle vermieden werden könnte. Schließlich wiesen alle getesteten Standardgene negative NoRT- und NTC-Kontrollen auf, nur die NoRTs des 18S-rRNA-Amplifikats waren schwach positiv. Aufgrund der hohen Abundanz des 18S-rRNA-Gens im Genom können selbst minimale DNA-Rückstände per qPCR detektiert werden und zu Signalen in den Negativkontrollen führen, weshalb GUSB und HUPO als Referenzgene bevorzugt wurden.

Dennoch konnten die Ergebnisse zur Expression von Standardgenen in Harnblasenkarzinomzelllinien nicht ohne weiteres auf humanen Urin übertragen werden, der über eine sehr komplexe und heterogene Zusammensetzung aus Zellen, Proteinen und Nukleinsäuren verfügt. Da jedoch GUSB auch in den Studien von Patientenurinen verschiedener Krankheitsstadien die überzeugendsten Werte für die Normalisierung lieferte (Hanke, 2007), wurde dieses Referenzgen im begrenzten Patientenmaterial für die Analyse der differentiellen Genexpression verwendet.

4.5.3 Differentielle Genexpressionsanalysen in Urinproben

4.5.3.1 Auswahl von Transkripten für Genexpressionsanalysen in Urinproben

Die Auswahl der zu untersuchenden Transkripte für die nachfolgende differentielle Genexpressionsanalyse in den begrenzt verfügbaren *gepoolten* Urinproben von Patienten wurde zunächst anhand des Urins einer Testperson (weiblich, 23 Jahre, keine Harnblasenerkrankung bekannt) durchgeführt. Der Urin wurde in eine Monovette aufgezogen, stabilisiert und denaturiert und anschließend die RNA-Isolation nach Abschnitt 3.3.1.5 vorgenommen, gefolgt von der reversen Transkription (Abschnitt 3.3.6) und der Quantifizierung von Transkripten per qPCR (Abschnitt 3.3.7.3).

Zuerst fielen bei der quantitativen Analyse der untersuchten Transkripte (Tabelle 4.15) die positiven Signale der NoRT-Proben für die PCR-Amplifikate von 18S-rRNA, HUPO und S100A6 auf, deren Primerpaare alle innerhalb eines Exons bzw. auf dem Exonübergang platziert wurden. Dieses Ergebnis deutete auf eine DNA-Kontamination der urinen RNA hin, obwohl die RNA-Isolation eine DNA-Hydrolyse beinhaltete. Die zirkulären RNA-Spezies circTRAM1-56 und circTRAM1-57 waren nicht im Urin eines gesunden Probanden angereichert, sodass beide Transkripte auch für die Analyse in den *gepoolten* Urinproben ausgeschlossen wurden. Neben den Standardgenen 18S-rRNA und HUPO zeigte auch das S100A6-Amplifikat eine hohe Abundanz im getesteten Urin, sodass das lineare S100A6-Transkript für die nachfolgenden Untersuchungen ausgewählt

Tabelle 4.15 Quantitative Analyse von Transkripten im Urin einer Testperson. (1:160 verdünnte cDNA (18S-rRNA) und 1:16 verdünnte cDNA (alle anderen Transkripte) wurden in Vierfachbestimmung quantifiziert und aus den ermittelten C_T-Werten die Kopienzahlen für jedes Transkript berechnet. Eine Normierung der Daten auf ein Standardgen wurde nicht vorgenommen. Die Mittelwerte der RT- und NoRT-Proben sind angegeben, die NTCs waren für alle PCR-Amplikons negativ. Die qualitative Analyse im 4 % Agarosegel konnte die korrekten PCR-Amplifikate ohne unspezifische Nebenprodukte bestätigen)

Transkript	Kopien RT-Proben	Kopien NoRT-Proben
18S-rRNA	302.419,58	42.809,98
HUPO	4.386,55	59,5
GUSB	98,21	0
S100A6	1.960,76	106,44
TRAM1	79,71	0
circTRAM1-56	0	0
circTRAM1-57	2,28	0

wurde. Gleiches galt auch für das lineare TRAM1-Transkript, welches jedoch nur mit geringen Kopienzahlen im Urin vorlag. Da nur drei Transkripte in dem verbleibenden Patientenmaterial aus den 1:16-verdünnten urinen cDNAs untersucht werden konnten, wurde wie bereits beschrieben noch GUSB als Referenzgen mitgeführt.

4.5.3.2 Differentielle Genexpressionsanalyse in *gepoolten* Urinproben der Transkriptomanalyse

Im nächsten Schritt konnten nun die nach definierten Kriterien *gepoolten* urinen RNAs von gesunden Probanden und Harnblasenkarzinompatienten der Transkriptomanalyse auf das Vorliegen und Expressionsunterschiede der in Abschnitt 4.5.3.1 ausgewählten Transkripte untersucht werden (Abbildung 4.25).

Dabei lagen die Expressionsniveaus der untersuchten Transkripte im zuverlässigen Bereich der Quantifizierung und wiesen nur geringe Standardabweichungen in der Dreifachbestimmung auf. Beim Vergleich der reinen Kopienzahlen der

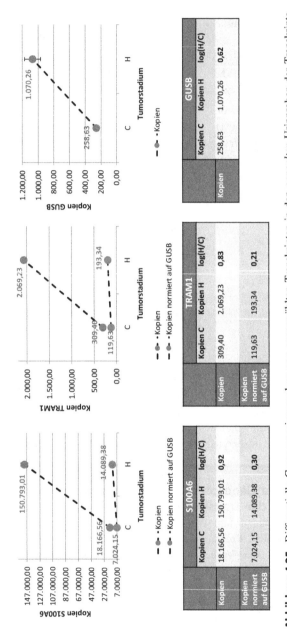

Abbildung 4.25 Differentielle Genexpressionsanalyse von ausgewählten Transkripten in den *gepoolten* Urinproben der Transkripto-manalyse. (1:16 verdünnte cDNA wurde in Dreifachbestimmung quantifiziert und die ermittelten Kopienzahlen sowie die Kopienzahlen normiert auf GUSB für jedes Transkript in gesunden Probanden (C) und Patienten mit Harnblasenkarzinom im fortgeschrittenen Stadium (H) verglichen. Als Maß für die differentielle Genexpression der Transkripte wurden log(fc)-Werte berechnet. Die qualitative Analyse im 4 % Agarosegel konnte die korrekten PCR-Amplifikate ohne unspezifische Nebenprodukte bestätigen)

PCR-Amplikons in den Gruppen C und H fiel eine Zunahme der Expression von S100A6, TRAM1 und GUSB vom gesunden zum erkrankten Stadium auf (Abbildung 4.25). Die für die linearen S100A6- und TRAM1-Transkripte berechneten log(fc)-Werte schienen ohne eine Datennormalisierung keine sinnvollen Aussagen zur differentiellen Genexpression treffen zu können, da offensichtlich höhere cDNA-Mengen im Patientenurin der Gruppe H vorlagen. Zumindest wies auch das Expressionsniveau von GUSB auf diese Schlussfolgerung hin, die ca. fünffach so hohe Kopienzahlen im Urin von erkrankten Patienten gegenüber dem vom gesunden Probanden aufwies. Folglich resultierte die Normierung der Kopien von S100A6 und TRAM1 auf GUSB in einem deutlich geringeren Anstieg der Graphen von C nach H.

Für das S100A6-Amplifikat führte das normalisierte Expressionsniveau zu einem log(fc)-Wert von 0,3, während die Transkriptomanalyse einen log(fc)-Wert von 0,62 im Vergleich der Patientengruppen lieferte (Tabelle 4.1). Lineare S100A6-Transkripte zeigten somit die gleiche Tendenz in der Quantifizierung der *gepoolten* Urinproben wie in der Analyse der Transkriptomdaten, sodass insgesamt die Überexpression der RNA-Spezies im Urin von Harnblasenkarzinompatienten im fortgeschrittenen Stadium gegenüber gesunden Probanden bestätigt werden konnte.

Dagegen resultierte die Normalisierung des TRAM1-Amplifikats auf GUSB in einem log(fc)-Wert von 0,21, welcher nicht den summierten log(fc)-Wert von − 0,46 der Transkriptomdaten widerspiegelte, sondern das entgegengesetzte Vorzeichen aufwies. Bei Betrachtung der in Tabelle 4.3 angeführten log(fc)-Werte der einzelnen TRAM1-Transkripte ließen diese bis auf eine RNA-Spezies mit hohem TSL keine gravierende differentielle Genexpression erkennen. Möglicherweise zeigten lineare TRAM1-Transkripte keine signifikanten Expressionsunterschiede in der urinen RNA der Gruppen C und H, wohingegen im Zellkulturmodellsystem aus RT-4 und ECV-304 noch eine Unterexpression in der höhermalignen Zelllinie bestätigt werden konnte. Zusammenfassend stimmten die Daten der Quantifizierung des TRAM1-Amplifikats in den *gepoolten* Urinproben nicht mit denen der Transkriptomanalyse überein und ließen entgegengesetzte Tendenzen in den log(fc)-Wer-ten zur Unterscheidung von Harnblasenkarzinompatienten im fortgeschrittenen Stadium und gesunden Probanden erkennen.

Um im letzten Schritt mögliche Ursachen für die Unterschiede in den Expressionsdaten der *gepoolten* Urinproben und der Transkriptomanalyse zu ergründen, wurde die Quantifizierung der ausgewählten Transkripte auf die erstellten cDNA-Bibliotheken der Patientengruppen C und H ausgeweitet, die weitere Amplifikations- und Fragmentierungsschritte durchliefen und am Ende sequenziert und ausgewertet wurden.

4.5.3.3 Differentielle Genexpressionsanalyse in cDNA-Bibliotheken der Transkriptomanalyse

Die differentielle Genexpressionsanalyse der in Abschnitt 4.5.3.1 ausgewählten Transkripte wurde auch in den cDNA-Bibliotheken der Patientengruppen C und H durchgeführt, wobei für letztere zwei Bibliotheken mit der Bezeichnung „AH4" und „AH5" als technische Replikate angefertigt wurden. Weiterhin konnte auch eine Bibliothek aus uriner cDNA von Harnblasenkarzinompatienten im „low risk, low grade"-Stadium (L) in die Untersuchung eingeschlossen werden, die in einer weiteren Transkriptomanalyse sequenziert wurde. Für die Quantifizierung der Transkripte per qPCR wurden 62,5 pg cDNA der Bibliotheken eingesetzt, was der gleichen Template-Menge wie in den 1:16-verdünnten urinen cDNAs entsprach. Da am Ende der Analysen noch Probenmaterial zur Verfügung stand, wurden auch die zirkulären TRAM1-Transkripte in den cDNA-Bibliotheken untersucht. Allerdings konnte wie vermutet weder das Amplifikat von circTRAM1-56 noch das von circTRAM1-57 in den *gepoolten* Patientengruppen detektiert werden.

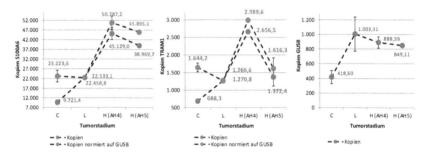

Abbildung 4.26 Differentielle Genexpressionsanalyse von ausgewählten Transkripten in den cDNA-Bibliotheken der Transkriptomanalyse. (62,5 pg cDNA wurde in Dreifachbestimmung quantifiziert und die ermittelten Kopienzahlen sowie die Kopienzahlen normiert auf GUSB für jedes Transkript in gesunden Probanden (C) und Patienten mit Harnblasenkarzinom im „low risk, low grade"-Stadium (L) und „high risk, high grade"-Stadium (H bzw. AH4 und AH5) verglichen. Die qualitative Analyse im 4 % Agarosegel konnte die korrekten PCR-Amplifikate ohne unspezifische Nebenprodukte bestätigen)

Auch in den cDNA-Bibliotheken lagen die Expressionsniveaus der untersuchten Transkripte im zuverlässigen Bereich der Quantifizierung, wobei die Standardabweichungen in der Dreifachbestimmung vereinzelt höher ausfielen. Bei Betrachtung der Expressionsprofile von S100A6, TRAM1 und GUSB fielen zunächst die relativ unterschiedlichen Graphen für jedes PCR-Amplifikat auf, während die Verläufe der Kopien mit und ohne Datennormalisierung für lineare S100A6- und TRAM1-Transkripte ähnlich waren (Abbildung 4.26). Laut dem Expressionsniveau von GUSB lagen in der cDNA-Bibliothek von gesunden Probanden die geringsten und in der Gruppe L die höchsten cDNA-Mengen vor, gefolgt von der Patientengruppe H mit leicht abfallenden Kopienzahlen. Dennoch beeinflusste die Normierung der Kopien von S100A6 und TRAM1 auf GUSB den Kurvenverlauf nur signifikant bezüglich des Expressionsniveaus in Gruppe C.

Die Analyse der konkreten log(fc)-Werte in Tabelle 4.16 lieferte für die GUSB-Expression keine Unterschiede zwischen den technischen Replikaten AH4 und AH5 der Patientengruppe H, die ebenso gering im Vergleich der urinen RNA von Harnblasenkarzinompatienten im L- und H-Stadium ausfiel. Dagegen wiesen die Patientengruppen verschiedener Tumorstadien log(fc)-Werte von 0,3–0,4 im Vergleich zu gesunden Probanden auf, die die bereits angesprochene Vermutung der geringsten Template-Menge in der cDNA-Bibliothek von Gruppe C ausdrückten.

Tabelle 4.16 Differentielle Genexpressionsanalyse von linearen TRAM1- und S100A6-Transkripten in den cDNA-Bibliotheken der Transkriptomanalyse. (62,5 pg cDNA wurde in Dreifachbestimmung quantifiziert und die ermittelten Kopienzahlen sowie die Kopienzahlen normiert auf GUSB für jedes Transkript in gesunden Probanden (C) und Patienten mit Harnblasenkarzinom im „low risk, low grade"-Stadium (L) und „high risk, high grade"-Stadium (H bzw. AH4 und AH5) verglichen. Als Maß für die differentielle Genexpression der Transkripte wurden log(fc)-Werte berechnet)

	log (fc)					
	(L/C)	(AH4/C)	(AH5/C)	(AH4/L)	(AH5/L)	(AH4/AH5)
GUSB						
Kopien	0,38	0,33	0,31	–0,05	–0,07	0,02
TRAM1						
Kopien	0,27	0,59	0,3	0,32	0,03	0,29
Kopien normiert auf GUSB	–0,11	0,26	–0,01	0,37	0,11	0,27
S100A6						
Kopien	0,37	0,67	0,6	0,3	0,24	0,06
Kopien normiert auf GUSB	–0,01	0,34	0,3	0,35	0,31	0,04

Für das S100A6-Amplifikat lag laut dem normalisierten Expressionsniveau keine differentielle Genexpression zwischen gesunden Probanden und Harnblasenkarzinompatienten im L-Stadium vor. Auch die technischen Replikate der Patientengruppe H zeigten mit einem log(fc)-Wert von 0,04 keinen signifikanten Unterschied in der Genexpression. Der Vergleich von gesunden Probanden bzw. der Patientengruppe L mit der Patientengruppe H lieferte log(fc)-Werte von 0,3–0,35, die mit der Quantifizierung der cDNA der *gepoolten* C- und H-Urinproben exakt übereinstimmten (Abbildung 4.25). Die Syntheseschritte zur Erstellung der cDNA-Bibliothek beeinflussten die Quantitäten von linearen S100A6-Transkripten in den Patientengruppen somit nicht und konnten den Unterschied zum log(H/C)-Wert von 0,62 der Transkriptomanalyse (Tabelle 4.1) nicht erklären. Dennoch wiesen alle durchgeführten differentiellen Genexpressionsanalysen auf eine gesteigerte Expression von S100A6 im Urin der Patientengruppe H hin.

Dagegen resultierte die Analyse der Expression des TRAM1-Amplifikats bereits bei den technischen Replikaten AH4 und AH5 in einem log(fc)-Wert von ca. 0,3, sodass sich Aussagen zur Patientengruppe H nur schwer begründen ließen. Nach der Normalisierung auf GUSB lag eine Unterexpression im L-Harnblasenkarzinompatienten gegenüber gesunden Probanden mit einem log(fc)-Wert von −0,11 vor. Im Vergleich der Gruppen C und H zeigte die *gepoolte* Urinprobe AH5 keinen Expressionsunterschied an, während die Probe AH4 in einem log(fc)-Wert von 0,26 resultierte und damit sehr nah an dem log(fc)-Wert von 0,21 der cDNA vor der Bibliothekserstellung lag (Abbildung 4.25). Schließlich ließ sich ein Anstieg der Expression der linearen TRAM1-Transkripte vom L- zum H-Tumorsta-dium erkennen, der für die Probe AH4 deutlich und für das Replikat AH5 nur gering ausfiel. Insgesamt spiegelte sich jedoch der log(H/C)-Wert von −0,46 der Transkriptomdaten (Tabelle 4.3) auch nicht in der Analyse der Expressionsunterschiede des TRAM1-Amplifi-kats in den cDNA-Bibliotheken wider, sondern wies entgegengesetzte bis gleichbleibende Tendenzen in den log(fc)-Werten zur Unterscheidung von Harnblasenkarzinompatienten im H-Stadium und gesunden Probanden auf. Dass die Synthese der cDNA-Bibliotheken die unterschiedlichen Ergebnisse der Transkriptomdaten und der quantitativen Analysen in den *gepoolten* Urinproben erzeugte, konnte für TRAM1 ebenfalls nicht bestätigt werden. Weiterhin führte die Wiederholung der Quantifizierung der ausgewählten Transkripte in den cDNA-Bibliotheken zu den gleichen Expressionsprofilen für S100A6 und TRAM1 mit und ohne Datennormalisierung, sodass die quantitative PCR als ausgewählte Methode zur Analyse der differentiellen Genexpression zuverlässige Ergebnisse lieferte.

4.5.4 Fazit zu differentiellen Genexpressionsanalysen von S100A6- und TRAM1-Transkripten in Zelllinien und Urinproben

In diesem Kapitel wurde die differentielle Genexpression von S100A6- und TRAM1-Transkripten in den humanen Harnblasenkarzinomzelllinien ECV-304 und RT-4 sowie den cDNA-Proben und cDNA-Bibliotheken der *gepoolten* urinen RNA von gesunden Probanden und Patienten im fortgeschrittenen Stadium untersucht. Dabei zeigten lineare TRAM1-Transkripte eine Unterexpression in G3-Zellen mit log(fc)-Werten von ca. −0,6 bis −0,7 und lineare S100A6-Transkripte eine Überexpression mit log(fc)-Werten von ca. 0,4 bis 0,7, sodass für beide RNA-Spezies eine Übereinstimmung der differentiellen Genexpression im Zellkulturmodellsystem mit den per Transkriptomanalyse ermittelten Werten der Patientenurine festgestellt werden konnte. Auch die berechneten Quotienten aus beiden RNA-Spezies spiegelten diesen Konsens wider und könnten eine sichere Unterscheidung von gesunden und erkrankten Patienten ermöglichen. So deutete eine erhöhte RNA-Ratio der linearen Transkripte S100A6 und TRAM1 auf eine Tumorerkrankung der Harnblase im fortgeschrittenen Krebsstadium hin. Dagegen konnte die differentielle Genexpressionsanalyse der nachgewiesenen zirkulären TRAM1-Transkripte die Daten der Transkriptomanalyse nicht bestätigen: Für circTRAM1-56 und circTRAM1-57 konnte nur eine geringfügig herabgesetzte Expression in ECV-304- im Vergleich zu RT-4-Zellen festgestellt werden, während die Ergebnisse der Urinproben gesunder Probanden und der Patientengruppe H eine starke Unterexpression im Harnblasenkarzinompatienten erkennen ließen.

In den cDNA-Proben der *gepoolten* urinen RNAs der Patientengruppen führte die Quantifizierung der entwickelten PCR-Amplikons bei Betrachtung der reinen Kopienzahlen zu einer Zunahme der Expression von S100A6, TRAM1 und GUSB vom gesunden zum H-Stadium, sodass ein unspezifischer Anstieg der RNA-Menge in der erkrankten Patientengruppe vermutet und die Expressionsdaten auf das Haushaltsgen GUSB normalisiert wurden. Für lineare S100A6-Transkripte resultierte das normalisierte Expressionsniveau in einem log(fc)-Wert von 0,3 und zeigte somit die gleiche Tendenz wie in den Daten der Transkriptomanalyse. Diese konnten zusätzlich durch die Untersuchung der erstellten cDNA-Bibliotheken der Patientengruppen bestätigt werden, die ebenfalls log(fc)-Werte von 0,3–0,35 für den Vergleich der *gepoolten* Urinproben C und H lieferte. Zusammenfassend wiesen alle durchgeführten differentiellen Genexpressionsanalysen auf eine gesteigerte Expression von S100A6-Transkripten im G3-Zellkulturmodell und im Urin von Tumorpatienten im H-Stadium hin und ließen daher auf ein onkogenes Potential des Gens schließen. Für die nicht-invasive Diagnostik stellt S100A6 ein hoffnungsvoller Markerkandidat zur Erkennung des Harnblasenkarzinoms dar, nicht zuletzt auch aufgrund der soliden Nachweisbarkeit in allen untersuchten Zell- und Urinproben.

Die Normalisierung der linearen TRAM1-RNA-Spezies auf GUSB führte zu einem log(fc)-Wert von 0,21 in der Analyse der *gepoolten* urinen cDNA-Proben, welcher das entgegengesetzte Vorzeichen im Vergleich zu den Transkriptomdaten aufwies und die Unterexpression im Tumorpatienten nicht bestätigen konnte. Auch die Expressionsstudien in den erstellten cDNA-Bibliotheken der Patientengruppen kamen für das PCR-Amplifikat linearer TRAM1-Transkripte eher zu dem Ergebnis einer gleichbleibenden bis leicht erhöhten Genexpression erkrankter Patienten im H-Stadium. Somit widersprachen sich die Daten der Transkriptomanalyse und des Zellkulturmodellsystems mit den Ergebnissen der Quantifizierung der *gepoolten* urinen Patientenproben. Möglicherweise unterliegt die TRAM1-Genexpression keinen signifikanten Änderungen während der Kanzerogenese und spielt keine besondere Rolle für Tumor-spezifische Prozesse. Sollte sich diese Schlussfolgerung durch Testung von weiterem Patientenmaterial bestätigen, ist die Suche nach einem anderen Markerkandidaten mit eindeutigem Rückgang des Expressionsniveaus im Tumorpatienten sinnvoll. Auf diese Weise könnte ein Quotient aus S100A6-Transkripten und einer RNA-Spezies mit gegenläufigem Expressionsprofil eine sensitive und spezifische Unterscheidung von gesunden und am Harnblasenkarzinom erkrankten Patienten ermöglichen.

4.6   *In silico* Studien zu zirkulären TRAM1-Transkripten

4.6.1   Analyse von miRNA-Bindungsstellen in TRAM1-Transkripten

Zirkuläre Transkripte können über miRNA-Bindungsstellen verfügen und haben somit das Potential zur Speicherung und zum Transport von miRNAs sowie zur Regulation der Stabilität oder Translation von Zieltranskripten durch Kompetition um die gleichen miRNA-Spezies (Zhao *et al.*, 2019; Zhong *et al.*, 2018). Daher wurden die miRNA-Bindungsstellen der experimentell bestätigten RNA-Spezies circTRAM1-56 und circTRAM1-57 untersucht (Abschnitt 3.1.5) und die Ergebnisse verschiedener Programme miteinander verglichen. Zudem wurden auch potentiell bindende miRNAs im kodierenden und nicht-kodierenden Bereich von linearen TRAM1-Transkripten analysiert, um mögliche gemeinsame oder häufige miRNA-Spezies in beiden Transkripttypen des TRAM1-Genlokus identifizieren zu können. Diese könnten wiederum einen Hinweis auf Wechselwirkungen mit anderen Stoffwechselwegen oder Regulationsmechanismen der Zelle geben.

Ein Ausschnitt der Analyse des 3'-UTRs von linearen TRAM1-Transkripten ist im elektronischen Zusatzmaterial, Abschnitt 7.2, Tabelle 7.2 für die auffälligsten miRNAs dargestellt, deren Bindung durch mehrere Algorithmen vorhergesagt und zum Teil durch weitere Kriterien wie die Konservierung der Bindungsstelle in verschiedenen Organismen oder konkrete experimentelle Evidenzen untermauert wird. Im nächsten Schritt wurde mit der Untersuchung der gesamten Sequenz des Referenz-Transkriptes TRAM1-201 als Ausgangspunkt für zirkuläre RNAs des TRAM1-Genlokus fortgefahren (elektronisches Zusatzmaterial, Abschnitt 7.2, Tabelle 7.3), die einen miRNA-Kandidaten in Exon 4 des kodierenden Bereiches lieferte, der darüber hinaus auch circTRAM1-56 und circTRAM1-57 supprimieren könnte. Beide experimentell bestätigten zirkulären Transkripte wurden daraufhin mit verschiedenen Programmen auf potentielle miRNA-Bindungsstellen untersucht (elektronisches Zusatzmaterial, Abschnitt 7.2, Tabelle 7.4) und unterschiedliche miRNA-Spezies für beide circRNAs vorhergesagt, die auf das Exon 2 in circTRAM1-57 und die BSJ von circTRAM1-56 zurückzuführen sind. Insgesamt betrachtet konnten während der Analysen von potentiellen miRNA-Bindungsstellen in TRAM1-Transkripten viele verschiedene miRNA-Kandidaten ermittelt werden, die teilweise vielversprechende Wahrscheinlichkeiten für eine reale Wechselwirkung mit RNA-Spezies in der Zelle aufwiesen oder deren Bindung in verschiedenen Bereichen von TRAM1-Tran-skripten vorhergesagt wurde. Dennoch konnte für den TRAM1-Genlokus keine auffällige miRNA identifiziert werden, die über mehrere Bindungsstellen verfügt und Einfluss auf die Regulation von TRAM1-Transkripten nehmen könnte. Ein Hinweis auf das Vorliegen von miRNA-Sponges für circTRAM1-56 und circTRAM1-57 konnte ebenfalls nicht gefunden werden, da beide zirkuläre Transkripte weder viele Bindungsstellen für eine bestimmte miRNA noch für eine Vielzahl verschiedener miRNA-Spezies aufwiesen.

4.6.2 Analyse des circRNA-miRNA-mRNA-Netzwerkes von zirkulären TRAM1-Transkripten

Nachdem potentielle miRNA-Kandidaten mit Bindungsstellen in TRAM1-Transkripten identifiziert und analysiert wurden, sollte nun das circRNA-miRNA-mRNA-Netzwerk des TRAM1-Genlokus untersucht werden. Dieses Netzwerk kann Hinweise auf Einflüsse von TRAM1-Transkripten auf andere Genloki und

Stoffwechselprozesse sowie Regulationsmechanismen der Zelle geben. Die Analyse des TRAM1-Netzwerkes wurde mittels *circNet* durchgeführt und zunächst nur das circRNA-miRNA-Netzwerk für alle TRAM1-Transkripte betrachtet (elektronisches Zusatzmaterial, Abschnitt 7.2, Abbildung 7.27). Die Untersuchung von Zielgenen potentiell bindender miRNAs wurde jedoch nur für die experimentell bestätigten Transkripte circTRAM1-56 und circTRAM1-57 vorgenommen (elektronisches Zusatzmaterial, Abschnitt 7.2, Tabelle 7.5 und 7.6) und ließ vielfältige Funktionen der potentiell supprimierten Gentargets erkennen. Ein konkreter Hinweis für die Einflussnahme auf einen bestimmten Stoffwechselweg oder die Einschränkung einer spezifischen zellulären Funktion konnte nicht gefunden werden. Die Analyse des circRNA-miRNA-mRNA-Netzwerkes wurde auch deshalb durchgeführt, um die Folgen der Suppression von TRAM1-Transkripten durch asONs in der Zelle abschätzen zu können bzw. Hinweise auf mögliche betroffene Mechanismen zu erhalten. Zwar konnten keine konkreten Untersuchungsparameter für die Suppressionsstudien ermittelt werden, dennoch zeigten die meisten Zielgene in der Überprüfung ihrer bekannten Funktionen eine Assoziation mit kanzerogenen Prozessen. Daher könnte z. B. die Analyse des Zellwachstums, der Apoptoserate sowie weiterer Kenngrößen des Zellzyklus nach der Hemmung von TRAM1-Transkripten Antworten auf die Fragen von Funktionen linearer und insbesondere zirkulärer RNA-Spezies des TRAM1-Genlokus liefern.

4.6.3   Analyse RNA-bindender Proteine mit vorhergesagten Bindungsstellen in zirkulären TRAM1-Transkripten

Neben miRNAs können zirkuläre Transkripte auch über die Bindung von RNA-bindenden Proteinen (RBP) in diverse biologische Prozesse eingreifen. Die Analyse von RBPs mit vorhergesagten Bindungsstellen in circTRAM1-56 und circTRAM1-57 sowie deren flankierenden Regionen lieferte für beide RNA-Spezies bis auf eine Ausnahme die gleichen Ergebnisse und unterschied sich nur in der Anzahl an potentiell bindenden Proteinfaktoren (elektronisches Zusatzmaterial, Abschnitt 7.2, Abbildung 7.28). Die flankierenden Regionen der zirkulären TRAM1-Transkripte wiesen zwar Bindungsstellen für abweichende RBPs auf, allerdings erbrachte die genauere Betrachtung dieser Proteine keine entscheidenden Hinweise auf Unterschiede z. B. in der Generierung oder Expression beider circRNA-Spezies. Stattdessen ergab die Untersuchung der Funktionen der identifizierten Proteinfaktoren vor allem allgemeine Aufgaben im RNA-Metabolismus von Zellen. Diese Schlussfolgerung konnte auch für die Analyse der RBPs mit Bindungsstellen innerhalb der zirkulären Transkripte gezogen werden, die auch keine Beteiligung an einem gemeinsamen spezifischen Stoffwechselweg erkennen ließen. Dennoch können circTRAM1-56 und circTRAM1-57 die genannten Proteinfaktoren potentiell binden und transportieren und beispielsweise Einfluss auf Spleißprozesse oder die Regulation von Transkripten in der Zelle nehmen.

4.7 Funktionelle Studien zu Transkripten des TRAM1-Genlokus

4.7.1 Nachweis des TRAM1-Proteins in Zelllinien

Für das TRAM1-Protein werden drei Isoformen vorhergesagt (Tabelle 4.17), wobei Iso-form 1 auf das Referenztranskript NM_014294.5 (TRAM1-201) für zirkuläre RNAs zurückgeführt werden kann und daher die wichtigste Isoform in dieser Arbeit darstellt.

Tabelle 4.17 Isoformen des TRAM1-Proteins. (Angegeben sind die Bezeichnungen der Isoformen in *NCBI*, die Anzahl an Aminosäuren sowie die Massen der Proteine)

Isoform	Bezeichnung	Anzahl Aminosäuren	Masse [kDa]
1	NP_055109	374	43
2	NP_001304733	343	33
3	NP_001304734	288	13

Im ersten Schritt wurde der Antikörper (AK) für die Detektion des TRAM1-Proteins festgelegt, wobei die Wahl auf einen polyklonalen IgG-AK mit Bindung im C-terminalen Bereich des Proteins fiel, dessen Reaktivität mit Isoform 1 bereits in 293T-Zellen gezeigt werden konnte (Landais *et al.*, 2015). Da der Nachweis des TRAM1-Proteins in den Harnblasenkarzinomzelllinien ECV-304 und RT-4 stattfinden sollte, wurde die Expression von TRAM1 in verschiedenen Organen und Geweben recherchiert: Demnach weist TRAM1 die zweithöchste Expression von allen humanen Gewebeproben in der Harnblase auf (Fagerberg *et al.*, 2014). Daraufhin wurden die drei genannten Zelllinien kultiviert und nach Abschnitt 3.2.5.3 geerntet, sodass die zellulären Proteine denaturiert in Probenpuffer vorlagen. Die Gesamtproteinextrakte wurden im nächsten Schritt per SDS-PAGE nach ihrer Größe aufgetrennt (Abschnitt 3.4.1) und anschließend auf einer Membran fixiert (Abschnitt 3.4.2), um für den AK-Nachweis zugänglich zu sein (Abschnitt 3.4.3). Neben TRAM1 wurde β-Aktin als Standard für die Nor-malisierung der Probensignale mitgeführt. Die verwendeten primären AK gegen das Antigen und sekundären *horseradish* (HRP)-gekoppelten AK für die indirekte Immunodetektion sind in Tabelle 2.10 gelistet.

Nach Abschluss der Etablierungsarbeiten wurden zunächst unterschiedliche Mengen Gesamtproteinextrakt, ausgedrückt durch die zuvor bestimmte Zellzahl, für den Protein-Nachweis eingesetzt (Abbildung 4.27) und die Bandenmuster verschiedener Zelllinien miteinander verglichen. Dabei wiesen alle Proben β-Aktin-Signale auf der erwarteten Höhe bei 42 kDa ohne zusätzliche Banden auf, wohingegen die TRAM1-Detektion ein wesentlich komplexeres Bandenmuster zeigte. Die Positivkontrolle in Form von 293T-Zellen ließ ein schwaches β-Aktin-Signal und jeweils 4 Banden im TRAM1-Nachweis erkennen. Das stärkste Signal konnte anhand des Proteinstandards Isoform 1 mit 43 kDa zugeordnet werden, während die weiteren schwächeren Banden nicht vorhergesagt wurden. ECV-304-Zellen dagegen wiesen ein stärkeres β-Aktin-Signal auf, zeigten aber neben den intensiv ausgeprägten Banden von Isoform 1 ebenfalls 2 schwächere Banden. Ob diese schwächeren Signale auf eine spezifische TRAM1-Detektion zurück-zuführen waren oder unspezifische Proteine durch den ausgewählten Primär-AK gebunden werden, blieb zunächst unklar. Zuletzt lieferte der β-Aktin-Nachweis auch für RT-4-Zellen ein stärkeres Signal und die TRAM1-Detektion das komple-xeste Bandenmuster: Während Isoform 1 im Vergleich mit den anderen Zelllinien schwächere Banden zeigte, trat ein intensives Signal bei ca. 110 kDa auf. Weiterhin waren zusätzliche schwache Signale vorhanden, die anhand des Pro-teinmarkers möglicherweise Isoform 2 mit 33 kDa zugeordnet werden konnten. Dennoch sollten weitere Experimente folgen, um unspezifische von spezifischen TRAM1-Signalen zu unterscheiden und die vorgenommenen Zuordnungen der Isoformen zu bestätigen.

Um weitere Informationen über die Abundanz des TRAM1-Proteins in Harn-blasenkarzinomzelllinien zu erhalten, wurde eine Quantifizierung der Gelbanden und Normalisierung auf die Ladekontrolle β-Aktin aus Abbildung 4.27 vorge-nommen (Abbildung 4.28). Die Betrachtung der relativen Bandenintensitäten bestätigte die beschriebenen Beobachtungen zum Bandenmuster des TRAM1-Nachweises. Anhand der β-Aktin-Signale wurde deutlich, dass verschiedene Mengen Gesamtprotein pro Zelllinie auf die Membran übertragen wurden, sodass eine Normalisierung der TRAM1-Banden notwendig wurde. Im Ergebnis zeig-ten nun RT-4-Zellen höhere Signale in allen beobachteten TRAM1-Banden im Vergleich zu ECV-304, einzig die Positivkontrolle aus 293T-Zellen lieferte ein höheres Signal für die TRAM1-Isoform 1. Dieses Ergebnis war übereinstimmend

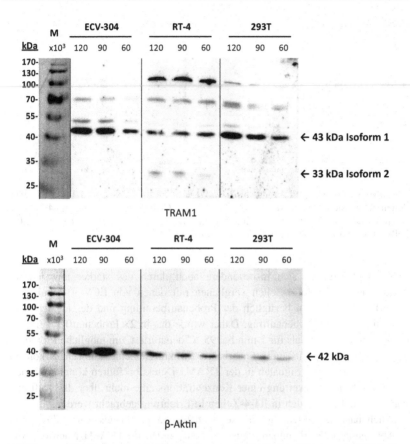

Abbildung 4.27 Nachweis des TRAM1-Proteins in ECV-304-, RT-4- und 293T-Zellen. (120.000, 90.000 und 60.000 Zellen der jeweiligen Zelllinie wurden denaturiert in Probenpuffer im SDS-Gel aufgetragen und nach der Auftrennung auf einer Membran fixiert. Die Immunodetektion erfolgte mit primären AK gegen TRAM1 und β-Aktin sowie sekundären HRP-gekoppelten AK für den Chemilumineszenz-Nachweis. Die den jeweiligen Banden zugeordneten Isoformen bzw. Massen des Proteins sind angegeben. Als Größenmarker „M" wurde die *PageRuler Prestained Protein Ladder* mitgeführt)

mit der Analyse der differentiellen Genexpression in Harnblasenkarzinomzelllinien (Abschnitt 4.5.1.1), in der lineare TRAM1-Transkripte eine Unterexpression in ECV-304-Zellen mit log(fc)-Werten von ca. −0,6 bis −0,7 im Vergleich zu RT-4-Zellen zeigten.

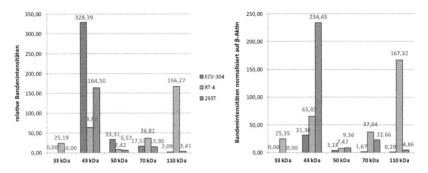

Abbildung 4.28 Quantifizierung des TRAM1-Proteins in ECV-304-, RT-4- und 293T-Zellen. (Dargestellt sind die relativen Intensitäten der Gelbanden aus Abbildung 4.27 sowie deren normalisierte Werte auf β-Aktin. Quantifiziert wurden jeweils die Proben von 90.000 Zellen unter Nutzung der Software *ImageQuantTL*)

Dennoch ergaben sich insbesondere auch durch das stärker abweichende Bandenmuster der RT-4-Zellen verglichen mit denen von ECV-304 und 293T weiterführende Fragen bezüglich der Probenaufbereitung und der idealen Konzentration für den Probenauftrag. Daher wurde das in 2× Probenpuffer gelagerte Gesamtprotein nochmals für 5 min bei 95 °C denaturiert, um mögliche Proteinaggregate oder nicht vollständig linearisierte Strukturelemente auflösen zu können, die zu abweichenden Signalen in der TRAM1-Detektion führen könnten. Zudem sollte durch die Auswertung einer Konzentrationsreihe mehr über das Auftreten von zusätzlichen Banden in RT-4-Zellen in Erfahrung gebracht werden.

Auch nach der Wiederholung des Denaturierungsschrittes waren die bereits in Abbildung 4.27 erkennbaren zusätzlichen Banden im TRAM1-Nachweis vorhanden (Abbildung 4.29). Während 10.000 RT-4-Zellen für eine Proteindetektion nicht ausreichend waren, trat beim Auftrag des Gesamtproteins von 30.000 Zellen Isoform 1 auf sowie ein starkes Signal für die Bande bei 110 kDa. Ab 60.000 RT-4-Zellen zeigte sich eine zusätzliche intensive Bande, hinter der die TRAM1-Isoform 2 vermutet wurde und ab 80.000 Zellen war auch auf der Höhe von 70 kDa ein starkes Signal erkennbar. Darüber hinaus waren in den höheren Gesamtproteinmengen schwache Banden zwischen 10 kDa und 15 kDa vorhanden, bei denen es sich möglicherweise um die TRAM1-Isoform 3 mit 13 kDa handelte. Zwar könnten anstatt der vermuteten Isoformen 2 und 3 auch unspezifische Signale des TRAM1-AK vorliegen, die erst bei höheren Mengen Gesamtprotein auftreten, andererseits könnten beiden vorhergesagten Isoformen aber auch in niedrigeren Konzentrationen in der Zelle vorliegen und erst bei

höheren Auftragsmengen detektierbar sein. Um daher zunächst alle auftretenden Signale des TRAM1-Nachweises in den nachfolgenden Versuchen erfassen
zu können, wurden 60.000–80.000 Zellen als die optimale Auftragsmenge definiert. Die Proben der ECV-304-Zellen wurden ebenfalls erneut denaturiert und die
gleichen Mengen Gesamtprotein anhand der Zellzahlen wie in Abbildung 4.29
aufgetragen. Allerdings ergaben sich keine Änderungen zum Bandenmuster in
Abbildung 4.27 und die optimale Auftragsmenge der RT-4-Zellen konnte bestätigt
werden.

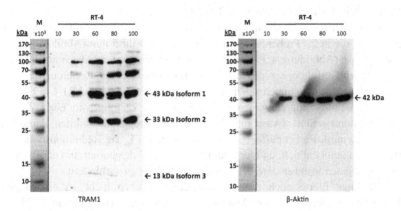

Abbildung 4.29 Nachweis des TRAM1-Proteins in RT-4-Zellen. (10.000, 30.000, 60.000,
80.000 und 100.000 Zellen wurden denaturiert in Probenpuffer im SDS-Gel aufgetragen
und nach der Auftrennung auf einer Membran fixiert. Die Immunodetektion erfolgte mit
primären AK gegen TRAM1 und β-Aktin sowie sekundären HRP-gekoppelten AK für den
Chemilumineszenz-Nachweis. Die den jeweiligen Banden zugeordneten Isoformen bzw.
Massen des Proteins sind angegeben. Als Größenmarker „M" wurde die *PageRuler Prestained Protein Ladder* mitgeführt)

Im nächsten Schritt wurde nach weiteren möglichen Ursachen für die komplexen Bandenmuster des TRAM1-Nachweises gesucht, von denen viele allerdings
schon in den Etablierungsarbeiten berücksichtigt wurden. Übrig blieb zum einen
die Frage nach posttranslationalen Modifikationen, die das Laufverhalten eines
Proteins beeinflussen und so mehrere Banden erzeugen könnten. Allerdings werden laut *UniProt* nur zwei Modifikationen in Form einer Glykosylierung an
Position 56 und der Phosphorylierung eines Serins an Position 365 vorhergesagt.
Zum anderen könnten Disulfidbrücken das Bandenmuster begründen, da Isoform
1 drei und die Isoformen 2 und 3 jeweils zwei Cystein-Reste enthalten. Auch

diese Vermutung ist aber durch das im 2×-Probenpuffer enthaltene Dithiothrei-
tol (DTT) eher unwahrscheinlich, welches zum Auflösen von Schwefelbrücken
führt. Schließlich könnten auch weitere unbekannte TRAM1-Isoformen existieren, gleiche Epitope in anderen Proteinen vorliegen oder der AK unspezifische
Bindungen eingehen. Da nicht alle Vermutungen einzeln überprüft werden konnten, wurden stattdessen alternative Protokolle zur Präparation des Gesamtproteins
aus Zellen (Abschnitt 3.2.5.4) getestet und die Bandenmuster von unterschiedlich
hergestellten Proteinextrakten miteinander verglichen. Auf diese Weise sollten
unter verschiedenen Bedingungen stabile Banden identifiziert werden, deren
Wahrscheinlich für ein spezifisches TRAM1-Signal steigt.

In den bisherigen Versuchen wurde mit Proben aus zellulärem Gesamtprotein
gearbeitet, die in 2×-Probenpuffer aufgenommen und für 5 min (Abbildung 4.27)
bzw. 10 min (Abbildung 4.29) bei 95 °C denaturiert wurden (Abschnitt 3.2.5.3).
Anschließend erfolgte der direkte Gelauftrag ohne weitere Lysierungsschritte.
Alternativ wurden die unbehandelten und gezählten ECV-304 und RT-4 in NP-40-
oder RIPA-Puffer aufgenommen und eine Zelllyse gefolgt von einer Zentrifugation durchgeführt (Abschnitt 3.2.5.4). Die Überstände wurden daraufhin
mit 2×-Laemmli-Probenpuffer versetzt, der statt DTT das Reduktionsmittel β-
Mercaptoethanol enthielt, und für 5 min bei nur 70 °C denaturiert, um die Bildung
von Aggregaten insbesondere bei Membranproteinen zu verhindern.

Allerdings führte auch die Analyse dieser Proben nicht zu eindeutigen
Erkenntnissen bezüglich des Bandenmusters der TRAM1-Detektion in Harnblasenkarzinomzelllinien (elektronisches Zusatzmaterial, Abschnitt 7.2, Abbildung 7.29). In ECV-304-Zellen entfielen die Signale bei ca. 70 kDa und 110 kDa,
die Bande bei 55 kDa war erneut nachweisbar und Isoform 1 sowie die potentielle Isoform 3 konnten ebenfalls anhand des Proteinstandards zugeordnet werden.
Dagegen zeigten RT-4-Zellen unter Nutzung verschiedener Protokolle zur Herstellung von Proteinextrakten die Signale bei 70 kDa sowie 110 kDa und Isoform
1 war in allen Ansätzen stabil detektierbar. Die Banden der potentiellen Isoformen 2 und 3 waren nicht in allen Proben vorhanden, dafür aber jeweils
sehr stark ausgeprägt. Dennoch konnten auch durch verschiedene Verfahren zur
Gesamtproteinpräparation komplexe Bandenmuster im TRAM1-Nachweis festgestellt werden, die sich in ECV-304 und RT-4 durchgehend unterschieden.
Lediglich Isoform 1 war in allen Versuchen in beiden Zelllinien detektierbar
und wurde experimentell bestätigt, sodass diese TRAM1-Proteinvariante in den
nachfolgenden Untersuchungen im Mittelpunkt stand. Obwohl die Identität der
anderen beiden Isoformen nicht abschließend geklärt war, sollten diese ebenfalls in den Suppressionsstudien betrachtet und analysiert werden. Dafür stellte
sich das anfangs verwendete Protokoll zur Herstellung von Proteinextrakten ohne

zusätzlichen Lysierungsschritt als am praktikabelsten heraus und lieferte die stabilsten Ergebnisse, sodass diese Vorgehensweise für weitere Proteindetektionen beibehalten wurde.

4.7.2   Analyse von Interaktionspartnern des TRAM1-Proteins

Die Analyse von Interaktionspartnern und Beteiligung an Stoffwechselwegen des TRAM1-Proteins diente dem tieferen Verständnis der biologischen Funktionen des Genproduktes in der Zelle sowie der Abschätzung möglicher Folgen der Suppression von TRAM1-Tran-skripten für den Zellstoffwechsel. Da das TRAM1-Protein in der Membran des endoplasmatischen Retikulum (ER) lokalisiert und dort in die Translokation naszierender Polypeptide involviert ist, interagiert TRAM1 vor Allem mit Proteinen dieses Mechanismus wie z. B. dem Sec61-Komplex. Eine Reduktion von TRAM1 könnte sich negativ auf das Gesamtproteinlevel der Zelle auswirken und so zu sehr komplexen Einschränkungen des Zellmetabolismus führen. Darüber hinaus weist TRAM1 laut den Analysen in *reactome* mit dem *B cell receptor associated protein 31* (BCAP31) einen Interaktionspartner auf, der direkt an der Regulation des Zelltods beteiligt ist. Konkret wird BCAP31 durch die Caspase-8 in das pro-apoptotische Fragment p20 gespalten, welches im ER verbleibt und die Kalzium-abhängige mitochondriale Spaltung und Freisetzung von Cytochrom C bewirken kann (Breckenridge *et al.*, 2003). In der Transkriptomanalyse von Urinproben gesunder Probanden und Patienten im H-Stadium zeigten lineare BCAP31-Transkripte mit log(fc)-Werten von ca. 0,1–0,5 insgesamt leicht erhöhte Expressionsniveaus in der *gepoolten* Urinprobe erkrankter Patienten. Aufgrund der direkten Interaktion von TRAM1 und BCAP31 nach unbekanntem Mechanismus wurde letzteres auch durch dessen relevante tumorbiologische Funktion in die nachfolgenden Versuche eingeschlossen. Auch für BCAP31 wurden konvergente Primer nach Abschnitt 3.1.3 entworfen und unter konventionellen und qPCR-Bedingungen getestet. Das Primerpaar mit der höchsten Signalintensität und ohne unspezifische Nebenprodukte wurde für die Quantifizierung der Transkripte in ECV-304 und RT-4 genutzt, die mit einem log(fc)-Wert von −0,39 der auf GUSB und HUPO normalisierten Kopienzahlen auf eine Unterexpression im G3-Zellkulturmodell hinwies und nicht mit den Daten der Transkriptomanalyse übereinstimmte.

4.7.3 Lokalisation von TRAM1-Transkripten in der Zelle

Eine weitere Forschungsfrage befasste sich mit der Lokalisation von linearen und zirkulären TRAM1-Transkripten in der Zelle, für dessen Beantwortung die Auftrennung von Zellen in Kern- und Cytoplasmafraktion per differentieller Zentrifugation durchgeführt wurde (Abschnitt 3.2.6). Im Anschluss wurde die RNA aus beiden Fraktionen isoliert (Abschnitt 3.3.1), in komplementäre cDNA umgeschrieben (Abschnitt 3.3.6) sowie ausgewählte Transkripte per qPCR vergleichend quantifiziert und analysiert (Abschnitt 3.3.7.3). Die Untersuchung wurde in ECV-304 vorgenommen und beinhaltete die Suche nach geeigneten Positivkontrollen für beide Zellkompartimente: Während zur Kontrolle der cytoplasmatischen Fraktion das Transkript GAPDH verwendet werden konnte (Salzman *et al.*, 2012), wurde die nicht-kodierende RNA MALAT1 (Tripathi *et al.*, 2013) zum Nachweis der Kernfraktion eingesetzt. Zudem wurden weitere Standardgene und die bereits erwähnte Positivkontrolle für zirkuläre Transkripte BCRC-3 mitgeführt (Abbildung 4.30).

Zunächst lieferte die Betrachtung der Positivkontrolle MALAT1 einen Δ C_T-Wert von 7 und zeigte somit eindeutig die Anreicherung der nicht-kodierenden RNA in der Kernfraktion an. Der Δ C_T-Wert des GAPDH-Transkriptes war im negativen Bereich bei $-0{,}38$ und wies als Kontrolle der cytoplasmatischen Fraktion ebenfalls das erwartete Vorzeichen auf, sodass die Zellfraktionierung von ECV-304-Zellen erfolgreich durchgeführt wurde. Weiterhin ließen auch die mitgeführten Standardgene GUSB, HUPO und 18S-rRNA einen negativen Δ C_T-Wert erkennen und bestätigten diese Schlussfolgerung. Eine Normalisierung der Daten auf ein konstitutiv exprimiertes Haushaltsgen war jedoch nicht möglich, da es keine Kenntnis über ein äquivalent in beiden Zellfraktionen vorliegendes Transkript gibt. Die BCAP31-mRNA schien mit einem Δ C_T-Wert von $-0{,}24$ ebenfalls im Cytoplasma von Zellen angereichert zu sein. Im Gegensatz dazu zeigten TRAM1-Transkripte mit einem Δ C_T-Wert von 2 ein vermehrtes Vorkommen im Zellkern, was auch für die zirkuläre RNA-Spezies circTRAM1-57 mit einem Δ C_T-Wert von 1,67 beobachtet werden konnte. Die Positivkontrolle für zirkuläre Transkripte BCRC-3 lieferte ebenso einen positiven Δ C_T-Wert, obwohl für die Mehrheit der exonischen circRNAs eine Lokalisation im Cytoplasma postuliert wurde (Li *et al.*, 2015b; Salzman *et al.*, 2012; Zhang *et al.*, 2014). Diese Feststellung traf jedoch auf circTRAM1-56 mit einem Δ C_T-Wert von $-0{,}72$ zu, welches in der cytoplasmatischen Fraktion angereichert war und sich damit von den anderen quantifizierten TRAM1-Transkripten abhob. Möglicherweise stellte die unterschiedliche Lokalisation der circRNA-Spezies des TRAM1-Genlokus einen Hinweis auf verschiedene Funktionen beider Transkripte

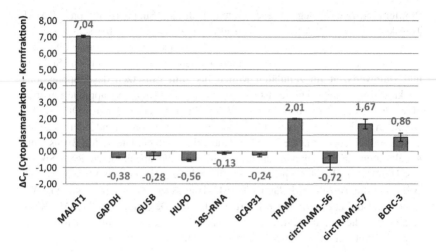

Abbildung 4.30 Quantifizierung von TRAM1-Transkripten in der cytoplasmatischen und der Kernfraktion. (50 ng cDNA (circTRAM1-56, circTRAM1-57), 10 ng cDNA (BCRC-3, MALAT1, BCAP31, TRAM1), 1 ng cDNA (GUSB, HUPO, GAPDH) und 30 pg cDNA (18S-rRNA) aus ECV-304-Zellen wurden in Vierfachbestimmung quantifiziert und die Differenzen aus den C_T-Werten der cytoplasmatischen und der Kernfraktion gebildet. Ein positiver Δ C_T-Wert deutet auf eine Anreicherung des Transkriptes in der Kernfraktion hin, während ein negativer Δ C_T ein erhöhtes Vorkommen in der Cytoplasmafraktion beschreibt. Die Mittelwerte ± der Standardabweichung der RT-Proben sind in rot angegeben. Die qualitative Analyse im 4 % Agarosegel konnte die korrekten PCR-Amplifikate ohne unspezifische Nebenprodukte bestätigen)

in der Zelle dar. Erste Erkenntnisse zu dieser Überlegung hätten bereits die nachfolgenden Suppressionsstudien liefern können.

4.7.4   Suppression von TRAM1-Transkripten in Zelllinien

Im letzten Kapitel dieser Arbeit sollten nun erste Informationen über mögliche Funktionen von TRAM1-Transkripten in Zellen gesammelt werden. Da sowohl für die Transkriptomanalyse als auch die differentielle Genexpression in Harnblasenkarzinomzelllinien eine Unterexpression von RNA-Spezies des TRAM1-Genlokus im Urin von Patienten im fortgeschrittenen Stadium bzw. G3-Zellkulturmodell festgestellt werden konnte, wurde der Schwerpunkt auf die Untersuchung tumorbiologisch relevanter Parameter wie z. B. Apoptose- und

Proliferationsraten gelegt. Diese sollten nach der Suppression von TRAM1-Transkripten im Vergleich zu Kontroll-behandelten Zellen betrachtet werden, sodass zunächst asONs nach Abschnitt 3.1.4 entwickelt und mit den bereits getesteten asONs (Abschnitt 4.2.4) kombiniert wurden. Für eine ausreichende Stabilität und Halbwertszeit im zellulären Milieu bis zum Einsetzen des Suppressionseffektes sollten modifizierte asONs in Form von Gapmeren appliziert werden (Tabelle 2.14). Alle in den nachfolgenden Studien verwendeten asONs sind in Abbildung 4.31 in rot dargestellt, wobei sich die in Exon 1 bindenden Gapmere ausschließlich gegen lineare TRAM1-Transkripte richten. Die in den Exons 3 und 4 gelegenen asONs können dagegen potentiell alle abgebildeten RNA-Spezies des TRAM1-Genlokus supprimieren, während die DNA-Oligonukleotide auf den BSJs nur die Anzahl zirkulärer TRAM1-Transkripte herabsetzen sollten. Weiterhin sind die ausgewählten Primerpaare für die Detektion von TRAM1-RNAs angegeben, die um das Primerpaar „TRAMP1 for & rev" zum Nachweis von ausschließlich linearen TRAM1-Transkripten erweitert wurden.

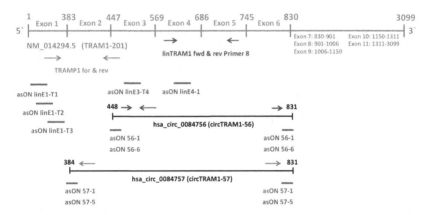

Abbildung 4.31 Schematische Darstellung der verwendeten Primerpaare und asONs zur Suppression von TRAM1-Transkripten. (In blau dargestellt ist das Referenztranskript TRAM1-201 als Ausgangspunkt für die in schwarz angegebenen zirkulären RNAs des TRAM1-Genlokus. Durch blaue Pfeile werden die entwickelten konvergenten Primerpaare gegen lineare und zirkuläre Transkripte symbolisiert, während die orange gekennzeichneten Primer nur lineare TRAM1-RNAs nachweisen. Blau und violett sowie grün dargestellt sind die ausgewählten divergenten Primerpaare gegen circTRAM1-56 und circTRAM1-57 in Analogie zu Abbildung 4.12. Rot markiert sind die entworfenen asONs, wobei „E" für das jeweilige Exon und „T" für Target steht. Die asONs gegen zirkuläre TRAM1-Transkripte wurden auf den BSJs positioniert und sind zweigeteilt dargestellt)

Schließlich wurden dem Untersuchungssystem noch Kontrollen hinzugefügt: Das Gapmer „asON ICAM1" richtete sich gegen Transkripte des interzellulären Adhäsionsmolekül 1 (ICAM1) und diente in den Suppressionsstudien von TRAM1-RNAs als Negativkontrolle, da keine bekannten Wechselwirkungen beider Genprodukte existieren. Zum anderen lagen auch Primerpaare für den ICAM1-Nachweis vor, sodass die bereits gezeigte Suppression von ICAM1-Transkripten mit dem genannten Gapmer (Sötje, 2011) auch als Positivkontrolle für die etablierten Transfektionsbedingungen verwendet werden konnte. Da das asON gegen ICAM1 jedoch ein reales Target in der Zelle aufweist und die Genprodukte zudem in viele biologische und auch tumorassoziierte Prozesse involviert sind (Reina and Espel, 2017), wurde zu einem späteren Zeitpunkt noch das *scrambled* Gapmer „asON scr3" ohne vorhergesagtes zelluläres Zieltranskript in die Untersuchungen eingeschlossen. Die Suppressionsstudien wurden in den Harnblasenkarzinomzelllinien ECV-304 und RT-4 durchgeführt, wobei die ersten Etablierungsarbeiten zunächst im G3-Zellkulturmodell vorgenommen wurden.

4.7.4.1 Etablierungsarbeiten zur Suppression von TRAM1-Transkripten in Zellen

Die Transfektionsversuche zur Suppression von TRAM1-Transkripten erfolgten in Dreifachbestimmung in 12-Well-Platten, wobei ECV-304-Zellen für die Etablierung der Versuchsbedingungen und Auswahl von asONs für die finalen funktionellen Studien verwendet wurden. Etwa 16 h vor der Transfektion wurden zunächst 100.000 Zellen pro *Well* ausgebracht, sodass die Konfluenz bei Versuchsbeginn bei ca. 90 % lag. Die Endkonzentrationen im Transfektionsmix betrugen 5 µg/ml für Lipofectamine 2000 und 100 nM für das jeweils eingesetzte Gapmer (Abschnitt 3.2.3). Nach 48 h wurde die Zellernte vorgenommen und die Gesamtzell-RNA jeder Probe isoliert (Abschnitt 3.3.1) sowie in cDNA umgeschrieben (Abschnitt 3.3.6) und schließlich die Quantifizierung von Transkripten per qPCR durchgeführt (Abschnitt 3.3.7.3).

Insgesamt wurden 3 unabhängige Transfektionen in ECV-304-Zellen durchgeführt, sodass für jedes verwendete asON mindestens zwei Vergleichswerte vorlagen. Die Betrachtung der Kontrolle asON ICAM1 lieferte eine Reduktion von ICAM1-Transkripten auf 30–40 % des Expressionsniveaus unbehandelter Zellen und bestätigte somit die Funktionalität der gewählten Versuchsbedingungen für Suppressionsstudien in ECV-304. Im nächsten Schritt wurden die Expressionswerte von GUSB und HUPO in allen Proben nach Behandlung mit TRAM1-gerichteten Gapmeren verglichen. Hierbei waren keine spezifischen Einflüsse der TRAM1-Suppression auf die Standardgene erkennbar, sodass der Mittelwert aus beiden Referenztranskripten weiterhin für die Normalisierung

der Kopienzahlen eines Zieltranskriptes auf die RNA-Menge einer Probe verwendet werden konnte. Weiterhin konnte in den ersten Experimenten gezeigt
werden, dass Lipofectamine 2000 als Transfektionsreagenz keinen Einfluss auf
die Expression von linearen und zirkulären TRAM1-Transkripten ausübte. Zuletzt
wurde die Normierung der Suppressionsdaten auf unbehandelte und Kontroll-
behandelte (asON ICAM1) ECV-304 überprüft und kein wesentlicher Unterschied
zwischen beiden Vorgehensweisen festgestellt. Daher werden im Folgenden nur
die prozentualen Expressionswerte von Zieltranskripten nach der Normierung auf
Kontroll-behandelte Zellen betrachtet (Tabelle 4.18).

Die Analyse der Expressionsniveaus von ausschließlich linearen TRAM1-
Transkripten lieferte für die drei in Exon 1 bindenden asONs Suppressionswerte
von 20–50 %, wohingegen die in Exon 3 und Exon 4 lokalisierten Gapmere
eine wesentlich stärkere Abnahme bis in den einstelligen Prozentbereich erzielen
konnten. Die gegen die zirkulären TRAM1-Transkripte gerichteten asONs sollten
eigentlich keinen Effekt auf das Expressionslevel der linearen TRAM1-RNAs
ausüben, reduzierten diese aber auf bis zu 20 % im Vergleich zu Kontroll-
behandelten ECV-304. Vermutlich war eine partielle Bindung der Gapmere
asON 56-1 und asON 57-1 in linearen TRAM1-Transkripten doch ausreichend
für die RNase H-Aktivität und Suppression der linearen RNA-Spezies. Die
Betrachtung der Expressionswerte von linearen und zirkulären Transkripten des
TRAM1-Genlokus zusammen bestätigte die Werte der Detektion von nur linearen
RNA-Spezies, sodass es kaum Unterschiede in der Anwendung der beiden konvergenten Primerpaare gegen TRAM1-Tran-skripte gab. Die BCAP31-Expression
schien durch die in Exon 1 von TRAM1-mRNAs bindenden asONs nicht beein-
flusst zu werden im Gegensatz zu den restlichen Gapmeren gegen verschiedene
TRAM1-Transkripte, die eine Abnahme der Kopienzahlen um ca. die Hälfte in
Relation zu Kontroll-behandelten Zellen lieferte.

Schließlich wurden zirkuläre TRAM1-Transkripte durch die in Exon 1 lokalisierten asONs reduziert, obwohl diese nur lineare TRAM1-RNAs adressieren
können. Vermutlich war diese Beobachtung auf eine systemische Regulation
von TRAM1-Transkripten zurückzuführen, sodass sich eine Abnahme des Referenztranskriptes auch in dem Expressionsniveau der hervorgehenden circRNAs
widerspiegelte. Die in Exon 3 und Exon 4 gelegenen Gapmere zeigten wiederum eine starke Hemmung von circTRAM1-56 und circTRAM1-57. Zudem
richteten sich die Gapmere asON 56-1 und asON 57-1 auch gegen beide zirkulären TRAM1-Transkripte, was ebenfalls durch die partielle Bindung der asONs
in den jeweiligen circRNAs erklärt werden konnte. Dabei schien das asON
57-1 spezifischer für sein Zieltranskript zu sein. Am Ende der Betrachtung

Tabelle 4.18 Prozentuale Mengen von Zieltranskripten in ECV-304 nach Behandlung mit TRAM1-gerichteten asONs. (Dargestellt sind die Expressionsniveaus von ausgewählten Transkripten aus drei voneinander unabhängigen Transfektionsstudien in ECV-304-Zellen. Diese wurden auf den Mittelwert der Kopienzahlen von GUSB und HUPO normalisiert und zur Bildung des prozentualen Suppressionsniveaus auf Kontroll-behandelte Zellen normiert. Hervorgehoben sind die für die funktionellen Studien ausgewählten asONs)

asON	linear TRAM1	TRAM1	BCAP31	circTRAM1-56	circTRAM1-57
linE1-T1	40–50 %	50–60 %	70–90 %	30–80 %	70 %
linE1-T2	20–30 %	**30 %**	**80–90 %**	30–80 %	**30–50 %**
linE1-T3	20–40 %	50–60 %	90 %	40–120 %	50–70 %
linE3-T4	3–10 %	**7–14 %**	60 %	**0–10 %**	**1 %**
linE4-1	4–12 %	3–10 %	40–80 %	2–3 %	1–3 %
56-1	20–60 %	**40–50 %**	50 %	10 %	**10–20 %**
57-1	20 %	**20–50 %**	40 %	**30–50 %**	**10–20 %**

aller durchgeführten Suppressionsstudien wurden die asONs für die nachfolgenden funktionellen Studien ausgewählt und in Tabelle 4.18 markiert, wobei für die Gapmere gegen zirkuläre TRAM1-Transkripte weitere Studien angestrebt wurden.

Zusätzlich wurden alle eingesetzten asONs auf Auswirkungen auf das TRAM1-Protein untersucht (Abbildung 4.32) und ECV-304-Zellen wie beschrieben transfiziert und für den Protein-Nachweis geerntet (Abschnitt 3.2.5.3). Nach der Analyse der Probensignale der TRAM1-Detektion wurde außerdem eine Quantifizierung der Banden sowie Normalisierung auf β-Aktin vorgenommen (Abschnitt 3.4).

Zunächst zeigten fast alle aufgetragenen Proteinextrakte aus ECV-304-Zellen ein bereits bekanntes Bandenmuster aus denen der TRAM1-Isoformen zugeordneten und bei ca. 110 kDa lokalisierten Signalen. Die Proteindetektion in unbehandelten und Lipofectamine 2000-behandelten ECV-304 war nur im unteren TRAM1-Nachweis eindeutig erkennbar. Vermutlich kam es auf der darüber gezeigten Membran zu einem Fehler während des Proteintransfers, sodass die TRAM1-Banden nur schwach bzw. nicht vorhanden waren. Die Wiederholung der Proteinanalyse aller Proben konnte aber starke TRAM1-Signale für die genannten Kontrollen bestätigen. Die Suppression von ICAM1-Transkripten zeigte keinen erkennbaren Effekt auf das TRAM1-Bandenmuster des Proteinnachweises, welches für die Normalisierung der Probensignale in der Bandenquantifizierung

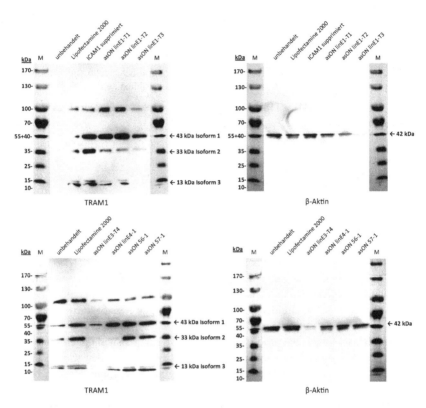

Abbildung 4.32 Analyse des TRAM1-Proteins nach Behandlung von ECV-304 mit TRAM1-gerichteten asONs. (Unbehandelte und transfizierte ECV-304-Zellen wurden denaturiert in Probenpuffer im SDS-Gel aufgetragen und nach der Auftrennung auf einer Membran fixiert. Die Immunodetektion erfolgte mit primären AK gegen TRAM1 und β-Aktin sowie sekundären HRP-gekoppelten AK für den Chemilumineszenz-Nachweis. Die den jeweiligen Banden zugeordneten Isoformen bzw. Massen des Proteins sind angegeben. Als Größenmarker „M" wurde die *PageRuler Prestained Protein Ladder* mitgeführt)

herangezogen werden konnte. Die in Exon 1 der TRAM1-mRNA bindenden Gapmere ließen eine starke Reduktion der potentiellen Isoform 2 erkennen, die noch höher in den Proben der gegen alle TRAM1-gerichteten asONs ausgeprägt war. Der Einfluss der TRAM1-Suppression auf Isoform 1 schien in der qualitativen Analyse eher gering auszufallen, nur die Gapmere asON linE3-T4 und asON linE1-T3 lieferten eine Abnahme der Signalstärke, wobei diese allerdings auch im β-Aktin-Nachweis vorhanden war und für eine geringere Gesamtproteinmenge der aufgetragenen Ansätze sprach. Die Gapmere gegen circTRAM1-56 und circTRAM1-57 führten keine wesentliche Änderung des TRAM1-Bandenmusters im Vergleich zu Kontroll-behandelten ECV-304 herbei. Die Wiederholung des Gelauftrags der Proben sowie des Western Blots konnte die beschriebenen Beobachtungen für den TRAM1- und β-Aktin-Nachweis bestätigen.

Die Quantifizierung der Gelbanden sowie Normalisierung auf β-Aktin lieferte ebenfalls eine Reduzierung der potentiellen TRAM1-Isoform 2 für die asONs linE1-T1 und linE1-T2 auf 30–40 % im Vergleich zu Kontroll-behandelten ECV-304 (elektronisches Zusatzmaterial, Abschnitt 7.2, Tabelle 7.7). Alle weiteren normalisierten Probensignale zeigten entweder keine signifikante Abnahme der TRAM1-Signale oder lagen sogar deutlich über denen der Kontrollen, sodass die quantitative Analyse zunächst keine eindeutigen Hinweise auf den Einfluss der asON-vermittelten Suppression auf die TRAM1-Proteinlevel erkennen ließ.

4.7.4.2 Suppression von TRAM1-Transkripten in RT-4

Sowohl in der Transkriptomanalyse als auch in der differentiellen Genexpression von Harnblasenkarzinomzelllinien konnten höhere Expressionslevel von linearen und zirkulären TRAM1-Transkripten im gesunden Patientenurin bzw. G1-Zellkulturmodell im Vergleich zum jeweils maligneren Stadium festgestellt werden. Daher wurden die Suppressionsstudien auch in RT-4-Zellen durchgeführt, die möglicherweise eine stärkere Reduktion der TRAM1-Expression erkennen lassen könnten. Zudem sollten die Untersuchungen im G1-Zellkulturmodell die ausgewählten Gapmere für die funktionellen Studien zu TRAM1-Transkripten bestätigen. Die Transfektionsversuche sowie die nachfolgenden Experimente erfolgten dabei analog zur Beschreibung in ECV-304, nur die am Vortag der asON-Behandlung ausgesäte Zellzahl war mit 150.000 Zellen pro *Well* höher.

Allerdings zeigte bereits die Betrachtung der Positivkontrolle ICAM1 ein unerwartetes Ergebnis: Anstatt einer Absenkung der ICAM1-Expression nach dem Einbringen des ICAM1-gerichteten Gapmers konnte eine Steigerung der Transkriptlevel auf 185 % im Vergleich zu unbehandelten RT-4 beobachtet werden. Dieses Ergebnis war zum Teil auch auf den Abfall der Expressionswerte von GUSB und HUPO in allen Proben nach einer asON-Behandlung zurückzuführen, sodass RT-4-Zellen offenbar stark durch Transfek-tionsversuche geschädigt wurden und einen reduzierten Zellstoffwechsel aufwiesen. Obwohl sich durch eine Normierung der zu untersuchenden Zieltranskripte auf Kontroll-behandelte RT-4 die Auswirkungen der Transfektion auf die G1-Zelllinie nicht mehr in den Expressionsdaten widerspiegeln sollten, konnte für die Mehrheit der asON-behandel-ten Proben keine Suppression von TRAM1-Transkripten festgestellt werden (Tabelle 4.19).

Tabelle 4.19 Prozentuale Mengen von Zieltranskripten in RT-4 nach Behandlung mit TRAM1-gerichteten asONs. (Die Expressionsniveaus der ausgewählten Transkripte wurden auf den Mittelwert der Kopienzahlen von GUSB und HUPO normalisiert und zur Bildung des prozentualen Suppressionsniveaus auf Kontroll-behandelte Zellen normiert. Hervorgehoben sind die für die funktionellen Studien ausgewählten asONs)

asON	linear TRAM1	TRAM1	BCAP31	circTRAM1-56	circTRAM1-57
linE1-T1	115 %	201 %	129 %	160 %	145 %
linE1-T2	**145 %**	**255 %**	**133 %**	**280 %**	**188 %**
linE1-T3	211 %	382 %	156 %	349 %	202 %
linE3-T4	124 %	**218 %**	**123 %**	**104 %**	**69 %**
linE4-1	113 %	205 %	104 %	111 %	85 %
56-1	**78 %**	**101 %**	**59 %**	**44 %**	**65 %**
57-1	**86 %**	**104 %**	65 %	**71 %**	**58 %**

Stattdessen wurden wie bei der Positivkontrolle zusätzlich oft höhere Kopienzahlen der Transkripte festgestellt, die eigentlich durch die eingebrachten Gapmere reduziert werden sollten. Lediglich die gegen circTRAM1-56 und circTRAM1-57 gerichteten asONs ließen erniedrigte Expressionsniveaus von Zieltranskripten erkennen, die jedoch weit über der in ECV-304-Zellen ermittelten Suppression von TRAM1-Transkripten lag.

Trotz der nicht überzeugenden Expressionsdaten von TRAM1-Transkripten nach der asON-Behandlung wurden die Proben auch bezüglich der Auswirkungen auf das TRAM1-Protein untersucht und ebenfalls eine Quantifizierung der Banden sowie Normalisierung auf β-Aktin vorgenommen (elektronisches Zusatzmaterial, Abschnitt 7.2, Tabelle 7.8). Zunächst zeigten auch in RT-4-Zellextrakten alle aufgetragenen Proben das bereits bekannte Bandenmuster aus denen der TRAM1-Isoformen zugeordneten und bei ca. 110 kDa lokalisierten Signalen analog zu Abbildung 4.32. Die Quantifizierung der normalisierten Banden zeigte nach der Normierung auf Kontroll-behandelte RT-4 eine Abnahme der Signalintensitäten in allen Isoformen des TRAM1-Proteins für die linE1-T2- und linE3-T4-behandelten Proben, sodass die Auswahl der Gapmere für die funktionellen Studien bestätigt werden konnte. Weiterhin lieferten die asONs gegen circTRAM1-56 und circTRAM1-57 keine Reduktion der Bandenintensitäten im TRAM1-Nachweis, wie bereits in ECV-304-Zellen gezeigt werden konnte. Somit ließ sich anhand der Suppressionsstudien kein Zusammenhang zwischen den zirkulären TRAM1-Transkripten und dem TRAM1-Protein erkennen. Schließlich waren die Auswirkungen der Gapmere auf das TRAM1-Protein auch in RT-4-Zellen am stärksten in der potentiellen Isoform 2 ausgeprägt, was erneut mit den Beobachtungen in ECV-304 übereinstimmte und den Fokus der Proteinanalysen eher auf diese Signale des TRAM1-Nachweises lenkte. Allerdings konnte auch für die bestätigte Isoform 1 eine Abnahme der Signalintensitäten in den Proben der genannten ausgewählten Gapmere festgestellt werden, sodass ein Einfluss der asON-vermittelten Suppression auf die TRAM1-Proteinlevel vorhanden zu sein schien. Da sich in RT-4-Zellen eine eventuelle Abnahme von TRAM1-Transkripten aber nicht quantifizieren ließ und die gemessenen Expressionslevel nach asON-Behandlung sogar anstiegen, stellte die G1-Zelllinie kein geeignetes System für die Suppressionsstudien zu RNA-Spezies des TRAM1-Genlokus dar und kam daher in den nachfolgenden Versuchen nicht mehr zum Einsatz.

4.7.4.3 Suppression von zirkulären TRAM1-Transkripten in ECV-304

Bereits in den ersten Suppressionsstudien in ECV-304-Zellen konnte eine Abnahme der Expressionsniveaus der zirkulären TRAM1-Transkripte nach Transfektion der asONs 56-1 und 57-1 festgestellt werden (Tabelle 4.18). Allerdings war die Hemmung von Zieltranskripten in den Etablierungsarbeiten nicht spezifisch ausgeprägt, da sowohl lineare als auch die jeweils nicht adressierte zirkuläre RNA-Spezies des TRAM1-Genlokus durch die genannten Gapmere supprimiert wurden. Vermutlich war dieses Ergebnis auf eine partielle Bindung der gegen circTRAM1-56- und circTRAM1-57-gerichteten Gapmere in weiteren TRAM1-Transkripten zurückzuführen, die die Aktivierung des RNase H-Mechanismus bewirken konnte.

Um weitere Untersuchungen zur Spezifität der Suppression von circTRAM1-56 und circTRAM1-57 vorzunehmen, wurden zwei weitere asONs gegen die BSJ-Sequenzen entwickelt (elektronisches Zusatzmaterial, Abschnitt 7.2, Abbildung 7.30) und wie in Abschnitt 4.7.4.1 beschrieben in ECV-304-Zellen eingebracht. Auch das eingangs erwähnte *scrambled* Gapmer asON scr3 wurde in die Untersuchungen eingeschlossen und dessen Funktion als Negativkontrolle ohne zelluläres Target für die nachfolgenden Versuche getestet. Dabei entsprach der Wert der zweiten Kontrolle mit ca. 40 % der ICAM1-Hemmung in den Etablierungsarbeiten und die Standardgene GUSB und HUPO zeigten konstante Expressionsniveaus in allen Proben, was das Vorliegen von äquivalenten cDNA-Mengen in den Ansätzen anzeigte. Daher wurde die Normalisierung der Expressionsdaten gefolgt von der Normierung auf Kontroll-behandelte ECV-304 durchgeführt und die prozentualen Suppressionswerte von Zieltranskripten betrachtet (Tabelle 4.20).

Tabelle 4.20 Prozentuale Mengen von Zieltranskripten in ECV-304 nach Behandlung mit asONs gegen circTRAM1-56 und circTRAM1-57. (Die Expressionsniveaus der ausgewählten Transkripte wurden auf den Mittelwert der Kopienzahlen von GUSB und HUPO normalisiert und zur Bildung des prozentualen Suppressionsniveaus auf Kontroll-behandelte Zellen normiert. Hervorgehoben sind die für die funktionellen Studien ausgewählten asONs)

asON	linear TRAM1	TRAM1	BCAP31	circTRAM1-56	circTRAM1-57
scr3	**88 %**	**81 %**	**88 %**	**96 %**	**67 %**
56-1	**103 %**	**104 %**	**101 %**	**17 %**	**34 %**
56-6	74 %	79 %	122 %	21 %	11 %
57-1	**120 %**	**128 %**	**122 %**	**95 %**	**25 %**
57-5	38 %	38 %	81 %	72 %	15 %

Zunächst lieferte die Behandlung von ECV-304 mit der Negativkontrolle asON scr3 konstante Expressionswerte in allen untersuchten Transkripten, lediglich circTRAM1-57 zeigte eine höhere Reduktion der Kopienzahlen im Vergleich zu ICAM1-supprimierten Zellen an. Insgesamt sprach dieses Ergebnis aber für eine Verwendung des *scrambled* Gapmers in den nachfolgenden funktionellen Suppressionsstudien. Weiterhin zeigten alle in diesem Experiment verwendeten asONs keinen signifikanten Einfluss auf BCAP31-Transkripte, deren Produkt als Interaktionspartner des TRAM1-Proteins identifiziert wurde. Der Vergleich der beiden gegen circTRAM1-56 gerichteten Gapmere ließ einen klaren Favoriten erkennen: Das asON 56-1 adressierte in diesem Transfektionsversuch keine linearen TRAM1-Transkripte, zeigte eine effektive Abnahme der Expression von circTRAM1-56 auf 17 % und supprimierte circTRAM1-57 mit 34 % immerhin weniger als noch in den Etablierungsarbeiten beobachtet wurde. Das asON 56-6 schnitt für alle genannten Transkripte schlechter ab und war sowohl weniger spezifisch als auch weniger wirksam. Auch für circTRAM1-57 wurde das zuerst entwickelte Gapmer asON 57-1 beibehalten: Lineare TRAM1-Transkripte ließen sogar leicht erhöhte Expressionswerte erkennen, circTRAM1-56 wurde nicht vom Gapmer adressiert und das Zieltranskript wurde effektiv auf 25 % im Vergleich zu Kontroll-behandelten ECV-304 gesenkt. Das asON 57-5 überzeugte dagegen lediglich mit einer um 10 % höheren Wirksamkeit, war aber nicht spezifisch für sein zirkuläres TRAM1-Transkript. Somit erwies sich die Strategie als vorteilhaft, die asONs eher mittig auf der BSJ zu platzieren, da andernfalls lineare TRAM1-mRNAs ebenfalls stärker gehemmt wurden, die Spezifität unter den zirkulären TRAM1-Transkripten aber nicht zunahm (elektronisches Zusatzmaterial, Abschnitt 7.2, Abbildung 7.30). Dennoch blieb festzuhalten, dass sich circTRAM1-57 spezifisch supprimieren ließ, während circTRAM1-56 nur zusammen mit circTRAM1-57 adressiert werden konnte. Diese Beobachtung konnte möglicherweise darauf zurückgeführt werden, dass asON 56-1 auf dem Übergang zu Exon 3 lokalisiert ist und dieses Exon auch ein Bestandteil von circTRAM1-57 ist. Das asON 57-1 ist dagegen mit 13 Nukleotiden in Exon 2 positioniert, welches nicht in der Sequenz von circTRAM1-56 vorzufinden ist (Abbildung 4.31).

Auch die Auswirkungen der Gapmere gegen zirkuläre TRAM1-Transkripte auf das TRAM1-Protein wurden untersucht und ebenfalls eine Quantifizierung der Banden sowie Normalisierung auf β-Aktin vorgenommen (elektronisches Zusatzmaterial, Abschnitt 7.2, Tabelle 7.9). In der qualitativen Betrachtung des TRAM1-Nachweises war zunächst für die aufgetragenen Proben das bereits bekannte Bandenmuster aus denen der TRAM1-Isoformen zugeordneten sowie bei 110 kDa und 70 kDa lokalisierten Signalen zu erkennen. Die Quantifizierung der normalisierten Banden zeigte nach der Normierung auf Kontroll-behandelte ECV-304 gleichbleibende Signalintensitäten in den vorhergesagten Isoformen des TRAM1-Proteins für die Proben nach der Transfektion mit asONs gegen zirkuläre TRAM1-Transkripte. Lediglich die Ansätze der asONs gegen circTRAM1-57 ließen eine Abnahme der Bandenintensitäten für die Isoformen 2 und 3 erkennen, dessen Aussagekraft jedoch mit Blick auf die bisherigen Untersuchungen zum TRAM1-Protein fraglich war und in den nachfolgenden funktionellen Studien nochmals überprüft werden sollte. Insgesamt konnten für die Quantifizierung und Normalisierung der Proteinbanden in allen TRAM1-Nachweisen starke Schwankungen der normierten Signalintensitäten festgestellt werden, sodass für gesicherte Aussagen zum Einfluss einer asON-vermittelten Suppression stets die Ergebnisse aus mehreren Experimenten miteinander verglichen werden sollten.

4.7.4.4 Funktionelle Studien zur Suppression von TRAM1-Transkripten in ECV-304

Nachdem die Transfektionsbedingungen, die Auswahl an Gapmeren und das Zellkulturmodell für die funktionellen Studien zur Suppression von TRAM1-Transkripten feststanden, wurden die konkreten tumorbiologisch relevanten Untersuchungsparameter definiert. Demnach wurde sich die Analyse der Apoptose- und Proliferationsraten, der Zellvitalität sowie der Zellzyklusaktivität von ECV-304 nach der Transfektion TRAM1-gerichteter asONs zum Ziel gesetzt.

Als Positivkontrolle für die Induktion von apoptotischen Prozessen wurden Tamoxifen-behandelte ECV-304 ausgewählt (Abschnitt 3.2.4), die gleichzeitig auch den Einfluss von Zelltod auf die weiteren genannten Parameter repräsentieren. Bevor die funktionellen Studien durchgeführt werden konnten, musste jedoch zunächst die Sup-pression der TRAM1-Transkripte im aktuellen Transfektionsexperiment überprüft werden, welches wie in Abschnitt 4.7.4.1 beschrieben durchgeführt wurde.

Die Betrachtung der Referenztranskripte lieferte zunächst sehr konstante Expressionswerte für HUPO, während die Kopienzahlen von GUSB stärkere Schwankungen in den transfizierten Proben aufwiesen. Dennoch konnte die Normalisierung der Zieltranskripte auf den Mittelwert beider Standardgene vorgenommen werden. Die Expression von GUSB und HUPO in Tamoxifen-behandelten ECV-304 war dagegen im Vergleich mit den anderen Proben sehr stark reduziert. Weiterhin zeigte die Positivkontrolle ICAM1 eine Suppression auf 35 % des Niveaus von unbehandelten Zellen und ordnet sich mit diesem Wert in den Bereich der vorherigen Transfektionsexperimente ein. Die Normierung der normalisierten Zieltranskripte wurde sowohl auf ICAM1-supprimierte als auch auf asON scr3-behandelte ECV-304 durchgeführt, da solide Versuchsergebnisse immer mit mehreren Negativkontrollen abgesichert werden und die gleichen Resultate liefern sollten (Gagnon and Corey, 2019).

Dabei zeigte die Analyse der Expressionsniveaus von ausschließlich linearen TRAM1-Transkripten für das asON linE1-T2 erneut nur eine mäßige Suppression an, während das in Exon 3 lokalisierte Gapmer eine effektive Abnahme von linearen TRAM1-mRNAs auf ca. 20 % erzielte (Tabelle 4.21). Die gegen die zirkulären TRAM1-Transkripte gerichteten asONs ließen keinen hemmenden Einfluss auf die linearen RNA-Spezies erkennen, sondern zeigten stattdessen leicht erhöhte Werte an. Schließlich bewirkte die Tamoxifen-Behandlung eine Reduktion von TRAM1-mRNAs auf ca. die Hälfte im Vergleich mit Kontroll-behandelten Zellen. Die Expressionsdaten der Detektion von linearen und zirkulären TRAM1-Transkripten zusammen bestätigten die Werte der linearen RNA-Spezies des TRAM1-Genlokus. Die beiden zirkulären TRAM1-Transkripte wurden durch die in Exon 1 lokalisierten asONs nur leicht reduziert, wobei die bereits vermutete systemische Regulation von TRAM1-Transkripten für die Abnahme der Expressionswerte verantwortlich sein könnte. Das Gapmer linE3-T4 bewirkte erneut eine starke Suppression von circTRAM1-56 und circTRAM1-57 auf unter 10 % im Vergleich mit Kontroll-behandelten ECV-304, sodass insgesamt in dieser Probe der stärkste biologische Effekt zu erwarten wäre.

Das asON 56-1 senkte wie bereits beobachtet das Expressionslevel von beiden zirkulären Transkripten, wenn auch das von circTRAM1-56 stärker. Die konkreten Werte erreichten allerdings nicht die starke Hemmung der Zieltranskripte wie in Tabelle 4.20. Gleiches galt auch für das Gapmer 57-1, welches zwar keine Reduktion der Expression von circTRAM1-56 zeigte, sein Zieltranskript aber nur auf die Hälfte im Vergleich mit Kontroll-behandelten Zellen herabsetzte. Insgesamt betrachtet war der Suppressionseffekt in diesem Transfektionsexperiment nicht so ausgeprägt wie in vorherigen Studien, was auch mit der Datennormalisierung und Expression der Referenztranskripte zusammenhing. Daher waren vielmehr die Relationen zwischen der Hemmung von Zieltranskripten und nicht vorhandenen Auswirkungen auf Off-Target-Transkripte entscheidend, die mit den Beobachtungen der vorausgegangenen Suppressionsstudien übereinstimmten. Auch die Negativkontrollen zeigten bzgl. ihrer Expressionswerte in den Proben die gleichen Tendenzen an und ließen nur vereinzelt größere Abweichungen erkennen. Abschließend wurde circTRAM1-57 durch die Tamoxifen-Behandlung ebenfalls um ca. die Hälfte im Vergleich zu Kontroll-behandelten ECV-304 reduziert, während die Expression von circTRAM1-56 als einzige RNA-Spezies unbeeinflusst blieb.

Tabelle 4.21 Prozentuale Mengen von Zieltranskripten in ECV-304 nach Behandlung mit asONs gegen TRAM1-Transkripte oder mit Tamoxifen. (Die Expressionsniveaus der ausgewählten Transkripte wurden auf den Mittelwert der Kopienzahlen von GUSB und HUPO normalisiert und zur Bildung des prozentualen Suppressionsniveaus auf Kontroll-behandelte Zellen normiert. Der erste Wert gibt dabei die Normierung auf ICAM1-supprimierte und der zweite Wert die Normierung auf asON scr3-behandelte Zellen an. Die Behandlung von ECV-304 mit Tamoxifen wurde für 5h bei einer Konzentration von 100 µM im Vollmedium durchgeführt)

asON	linear TRAM1	TRAM1	circTRAM1-56	circTRAM1-57
linE1-T2	72 % | 60 %	73 % | 67 %	90 % | 58 %	78 % | 81 %
linE3-T4	22 % | 19 %	22 % | 21 %	2 % | 2 %	7 % | 7 %
56-1	144 % | 120 %	151 % | 138 %	44 % | 29 %	62 % | 64 %
57-1	139 % | 116 %	141 % | 129 %	149 % | 96 %	50 % | 52 %
Tamoxifen-behandelt	55 % | 46 %	32 % | 30 %	138 % | 89 %	40 % | 42 %

Im nächsten Schritt wurden die Auswirkungen der ausgewählten asONs auf das TRAM1-Protein untersucht (elektronisches Zusatzmaterial, Abschnitt 7.2, Abbildung 7.31) und die Quantifizierung der Banden sowie die Normalisierung auf β-Aktin vorgenommen (elektronisches Zusatzmaterial, Abschnitt 7.2, Tabelle 7.10). In der qualitativen Betrachtung des TRAM1-Nachweises war zunächst das bereits bekannte Bandenmuster aus denen der TRAM1-Isoformen zugeordneten sowie weiteren Signalen für transfizierte Proben zu erkennen, während Tamoxifen-behandelte ECV-304 keine spezifischen Proteinbanden erkennen ließen und daher aus der Quantifizierung und Normalisierung von TRAM1-Signalen ausgeschlossen wurden. Diese zeigte nach der Normierung auf Kontroll-behandelte Zellen in allen Ansätzen erneut keine signifikanten Auswirkungen auf die bestätigte TRAM1-Isoform 1, während wiederum nur eine Reduktion der Signalintensitäten der potentiellen Isoform 2 durch die asONs linE3-T4 und 57-1 festgestellt werden konnte. Für das erstgenannte Gapmer korrelierte diese Beobachtung mit der hohen Suppression der TRAM1-Transkriptvarianten (Tabelle 4.21). Für die Probe nach Transfektion mit asON 57-1 stellte sich zum zweiten Mal die Frage nach einem Zusammenhang der spezifischen Suppression von circTRAM1-57 und der Hemmung des TRAM1-Proteins.

Nachdem die weitestgehend spezifische Suppression von TRAM1-Transkripten gezeigt werden konnte, wurde mit den funktionellen Studien zu möglichen Auswirkungen der TRAM1-Hemmung und der Suche nach geeigneten Markermolekülen sowie Nachweissystemen für die Untersuchung der genannten tumorbiologisch relevanten Parameter fortgefahren (Tabelle 4.22).

Begonnen wurde mit der Vitalitäts- und Apoptosemessung via FDA und der Caspase 3/7-Aktivität (Abschnitt 3.2.7), für die zunächst Standardreihen anhand definierter Zellzahlen für unbehandelte und Tamoxifen-behandelte ECV-304 aufgenommen wurden (elektronisches Zusatzmaterial, Abschnitt 7.2, Abbildungen 7.32 und 7.33). Dabei konnten sowohl die Versuchsbedingungen für die Detektion beider Messgrößen etabliert werden als auch die Funktionalität des Apoptose-Nachweises anhand der Positivkontrolle für die Induktion von apoptotischen Prozessen gezeigt werden, sodass mit der Untersuchung der transfizierten Proben fortgefahren werden konnte (Abbildung 4.33).

Die Bestimmung der Zellviabilität (Abbildung 4.33 A) lieferte für unbehandelte ECV-304 einen doppelt bis dreifach so hohen Wert im Vergleich zu denen transfizierter Zellen. FDA wird in vitalen Zellen durch intrazelluläre Esterasen umgesetzt und kann zur Messung eines intakten Zellstoffwechsels herangezogen werden. Zellen nach der Transfektion von Wirkstoffen hingegen werden allein schon durch die verwendete Methodik geschädigt, die sich in diesem Versuch bereits in Kontroll-behandelten ECV-304 mit der niedrigsten Zellviabilität aller

Tabelle 4.22 Auswahl von Markermolekülen und Nachweissystemen für die funktionellen Studien zur Suppression von TRAM1-Transkripten. (Angegeben sind die Bezeichnungen und Abkürzungen des Markermoleküls bzw. Reagenz sowie dessen zugeordneter biologischer Prozess oder Zellstatus und die Detektionsmethode)

Bezeichnung	Abkürzung	biologischer Prozess	Methode
Fluoresceindiacetat	FDA	Zellvitalität	Lumineszenz-Messung
Caspase 3/7	–	Apoptose	Lumineszenz-Messung
Marker of Proliferation Ki-67	Ki-67 (MKI67)	Zellproliferation	qPCR
Cyclin-dependent kinase inhibitor 1B	p27^{Kip1} (CDKN1B)	Zellzyklusaktivität	qPCR
B cell receptor associated protein 31	BCAP31	Apoptose	qPCR
Bcl2-associated X protein	Bax	Apoptose	qPCR

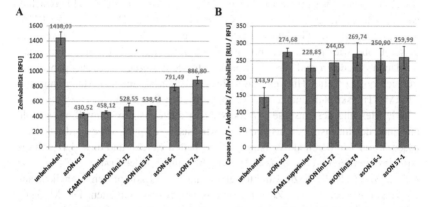

Abbildung 4.33 Vitalitäts- und Apoptosemessung von ECV-304 nach Behandlung mit asONs gegen TRAM1-Transkripte. (Dargestellt sind (A) die Bestimmung der Zellviabilität mittels FDA und (B) die Messung der Apoptoserate von Zellen nach der Normierung der Caspase 3/7-Aktivität auf die Zellviabilität. Die Präparation der Ansätze sowie die Messung im Fluorometer erfolgte wie in Abschnitt 3.2.7 beschrieben. Die Mittelwerte ± der Standardabweichung der Proben sind in rot angegeben)

Proben äußerte. Das Einbringen der asONs linE1-T2 und linE3-T4 führte zu leicht höheren Werten der Zellvitalität im Vergleich zu den Negativkontrollen und die Proben der Gapmere gegen zirkuläre TRAM1-Transkripte lieferten die höchste Viabilität unter den transfizierten Zellen. Fraglich war zunächst, ob die Unterschiede in der Zellvitalität auf einen biologischen Hintergrund der Suppression von TRAM1-Transkripten zurückgeführt werden konnten. Da die Messung der Caspase 3/7-Aktivität mittels des *Caspase-Glo 3/7 Assay Systems* jedoch den gleichen Verlauf der Werte wie die Bestimmung der Zellviabilität zeigte, war für beide Messgrößen eher von einem unspezifischen Anstieg z. B. aufgrund von Schwankungen der Zellzahlen in den Ansätzen oder der Anordnung der Proben auf der Platte auszugehen. Erst die Normierung der Caspase 3/7-Aktivität auf die FDA-Messung erlaubte Aussagen zur zellulären Apoptoserate (Abbildung 4.33 B), die für unbehandelte ECV-304 erwartungsgemäß den niedrigsten Quotienten lieferte. Transfizierte Zellen unabhängig vom adressierten Zieltranskript führten dagegen zu etwa doppelt so hohen Apoptoseraten ohne erkennbaren spezifischen Einfluss der asON-vermittelten Suppression von TRAM1-Transkripten. Am wahrscheinlichsten hätte ein Effekt für linE3-T4-behandelte ECV-304 beobachtet werden können, da dieses Gapmer als einziges eine starke Hemmung aller RNA-Spezies des TRAM1-Genlokus erzielen konnte (Tabelle 4.21). Da aber auch in dieser Probe wie in den weiteren asON-supprimierten Zellen keine signifikanten Unterschiede in den Apoptoseraten festgestellt werden konnten, gab dieser Versuchsansatz keine Hinweise auf einen Zusammenhang der Hemmung von TRAM1-Transkripten und zellulären apoptotischen Prozessen.

Die Messung der Caspase 3/7-Aktivität ist auch deshalb sinnvoll, da sowohl am Ende des intrinsischen als auch des extrinsischen Apoptoseweges die Procaspasen 3 und 7 in deren aktive Isoformen gespalten werden und diese letztlich die Apoptose initiieren (Tang *et al.*, 2019). Die Bestimmung der Caspase 3/7-Aktivität enthält somit als der letzte Effektor einer langen und komplexen Signalkaskade Informationen darüber, ob Zellen apoptotische Prozesse einleiten. Die Messung gibt jedoch keine Auskunft darüber, an welchen Stellen des Stoffwechselweges apoptotische Mechanismen greifen und ob es mögliche gegenregulatorische Maßnahmen gibt, die Zellen vor dem Zelltod bewahren könnten. Aus diesem Grund wurden weitere spezifischere Moleküle mit Schlüsselfunktionen in der zellulären Apoptose in Form von Bax und BCAP31 untersucht (Tabelle 4.22), von denen letzterer zudem als Interaktionspartner des TRAM1-Proteins identifiziert wurde. Weiterhin wurden die Detektion der Zellproliferation sowie der Zellzyklusaktivität in die nachfolgenden Studien eingeschlossen und die jeweiligen Markermoleküle per qPCR in transfizierten und Tamoxifen-behandelten ECV-304 quantifiziert (Tabelle 4.23).

Tabelle 4.23 Prozentuale Mengen von Markertranskripten in ECV-304 nach Behandlung mit asONs gegen TRAM1-Transkripte oder mit Tamoxifen. (Die Expressionsniveaus der ausgewählten Transkripte zur Detektion tumorbiologisch relevanter Parameter wurden auf den Mittelwert der Kopienzahlen von GUSB und HUPO normalisiert und zur Bildung des prozentualen Suppressionsniveaus auf Kontroll-behandelte Zellen normiert. Der erste Wert gibt dabei die Normierung auf ICAM1-supprimierte und der zweite Wert die Normierung auf asON scr3-behandelte Zellen an. Die Behandlung von ECV-304 mit Tamoxifen wurde für 5h bei einer Konzentration von 100 μM im Vollmedium durchgeführt)

asON	BCAP31	Bax	Ki-67	p27^{Kip1}
linE1-T2	123 % ❙ 128 %	161 % ❙ 159 %	269 % ❙ 174 %	207 % ❙ 197 %
linE3-T4	101 % ❙ 105 %	150 % ❙ 148 %	198 % ❙ 128 %	252 % ❙ 241 %
56-1	93 % ❙ 97 %	109 % ❙ 108 %	149 % ❙ 96 %	80 % ❙ 76 %
57-1	86 % ❙ 89 %	99 % ❙ 97 %	140 % ❙ 90 %	65 % ❙ 62 %
Tamoxifen-behandelt	231 % ❙ 240 %	212 % ❙ 209 %	30 % ❙ 19 %	51 % ❙ 48 %

Zunächst lieferte die Betrachtung der BCAP31-Expression in Tamoxifen-behandelten ECV-304 stark erhöhte Werte von 230–240 %, was die pro-apoptotische Funktion des Proteins bestätigte. Dennoch konnten wie bereits beobachtet auch in diesem Transfek-tionsversuch keine wesentlichen Auswirkungen der Suppression von RNA-Spezies des TRAM1-Genlokus auf die BCAP31-Transkriptlevel festgestellt werden, sodass sich auch anhand dieses Markers keine Hinweise auf eine erhöhte Apoptoserate im Zuge der TRAM1-gerichteten Hemmung feststellen ließen.

Mit Bax wurde ein zweiter Auslöser von apoptotischen Prozessen untersucht, der als Heterodimer mit BCL2 spannungsabhängige Ionen-Kanäle des Mitochondriums öffnet und z. B. über die Freisetzung von Cytochrom C die Signalkaskade der zellulären Apoptose aktiviert (Peña-Blanco and García-Sáez, 2018). Die Bax-Expression stieg in Tamoxifen-behandel-ten Zellen ebenfalls auf über 200 % an, während die Gapmere gegen zirkuläre TRAM1-Transkripte keine Auswirkungen auf das Transkriptlevel von Bax zeigten. Die asONs linE1-T2 und linE3-T4 ließen dagegen eine Steigerung der Bax-Expression auf 150–160 % im Vergleich zu Kontroll-behandelten Zellen erkennen und lieferten damit einen ersten Hinweis auf eine mögliche Induktion von apoptotischen Prozessen. Überraschend waren allerdings die höchsten Expressionswerte nach der linE1-T2-Behandlung sowohl für Bax als auch für BCAP31, obwohl die Suppression von TRAM1-Transkripten in diesen Proben laut Tabelle 4.21 nur gering ausfiel.

Der Proliferationsmarker Ki-67 kann in Zellen der G1-, S-, G2- und M-Phase detektiert werden, jedoch nicht in der teilungsinaktiven zellulären G0-Phase

(Sun and Kaufman, 2018). Folgerichtig war eine starke Reduktion der Ki-67-Expression in Tamoxifen-behan-delten ECV-304 bis auf 20–30 % nachweisbar, während Zellen nach der Suppression von circTRAM1-56 und circTRAM1-57 in den Proben gleichbleibende bis leicht erhöhte Ki-67-Transkriptlevel zeigten. Eindeutig war dagegen die gesteigerte Ki-67-Expression nach Behandlung mit asON linE1-T2 und asON linE3-T4, wobei erneut das erstgenannte Gapmer eine stärkere Zunahme des Markertranskriptes erzielte. Die Suppression von RNA-Spezies des TRAM1-Genlokus führte laut den Ergebnissen der Quantifizierung somit zu einer erhöhten Zellproliferation, was mit der Analyse der differentiellen Genexpression in Harnblasenkarzinomzelllinien übereinstimmen (Abschnitt 4.5.1.1) und die vermutete tumorsuppressive Funktion bestätigen würde.

Zur Überprüfung dieser Hypothese wurde mit $p27^{Kip1}$ ein Zellzyklusinhibitor und bekannter Tumorsuppressor in die Untersuchung eingeschlossen, der die Aktivierung von Cyclin-CDK-Komplexen verhindert (Bachs et al., 2018). Die Tamoxifen-Behandlung von ECV-304 resultierte in einer Abnahme der $p27^{Kip1}$-Expression auf ca. die Hälfte im Vergleich zum Transkriptlevel der Kontrollen, da Zellen in Apoptose keinen aktiven Zellzyklus mehr betreiben. Die asONs gegen zirkuläre TRAM1-Transkripte zeigten ebenfalls eine Reduktion der $p27^{Kip1}$-Expression, wobei die Probe des gegen circTRAM1-57-gerichteten Gap-mers eine stärkere Senkung des Zellzyklusinhibitors erkennen ließ. Mit Blick auf die Expressionsdaten aus Tabelle 4.22 konnte der beobachtete Effekt nur für das genannte zirkuläre Transkript eindeutig zugeordnet werden, sodass die Suppression von circTRAM1-57 eventuell zu einem beschleunigten Zellzyklus in ECV-304 führen könnte. Dagegen lieferten linE1-T2- und linE3-T4-behandelte ECV-304 erneut stark erhöhte Werte der $p27^{Kip1}$-Expression auf 20–250 % im Vergleich mit den Negativkontrollen, sodass die umgekehrte Tendenz bezüglich der Suppression von zirkulären TRAM1-Transkripten beobachtet werden konnte. Das Ergebnis der Hemmung von linearen TRAM1-mRNAs sprach für eine Verlangsamung bis Inhibition des Zellzyklus und konnte damit die Vermutung einer tumorsuppressiven Funktion vorerst nicht bestätigen.

Zusammenfassend lieferte die Vitalitäts- und Apoptosemessung von ECV-304 nach Behandlung mit asONs gegen TRAM1-Transkripte weder Hinweise auf eine erhöhte Zellviabilität noch gesteigerte Apoptoseraten in den transfizierten Proben, sodass der Blick auf die Quantifizierung spezifischer Markermoleküle gerichtet wurde. In dieser Analyse waren für Bax-, Ki-67- und $p27^{Kip1}$-Transkripte zum Teil deutliche Expressionsunterschiede im Vergleich zu Kontroll-behandelten Zellen feststellbar, die in den Proben der Suppression von linearen TRAM1-Transkripten allerdings gegensätzliche Tendenzen anzeigten. Eine klare Zuordnung zu einer eher tumorsuppressiven oder krebsfördernden Funktion konnte daher anhand der funktionellen Studien nicht erfolgen. Zusätzlich konnte zwar auf der Transkriptebene die Hemmung von bestimmten RNA-Spezies des TRAM1-Genlokus gezeigt werden, jedoch war die Suppression auf der Proteinebene nicht eindeutig nachweisbar. Sollte der Einfluss der asON-Behandlung auf das TRAM1-Protein tatsächlich sehr gering ausfallen, könnte dieses Ergebnis die beobachteten geringen Auswirkungen in ECV-304-Zellen erklären. Andererseits gab es anhand der potentiellen TRAM1-Isoform 2 Hinweise für eine Suppression auf der Proteinebene, sodass auch die zweite Hypothese der Gegenregulation die Resultate der Quantifizierung erklären könnte. In diesem Fall hätte die Hemmung von TRAM1-Transkripten zwar einen Einfluss auf den Zellstoffwechsel, würde durch gezielte gegenregulatorische Maßnahmen aber nicht zum Zelltod führen. Diese möglichen Szenarien könnten allerdings nur durch weitere Studien überprüft werden, in denen sich der Fokus auch auf spezifischere Parameter in Hinblick auf die bekannten Funktionen des TRAM1-Proteins richten sollte. Gleiches gilt für die Untersuchungen der zirkulären TRAM1-Transkripte, wobei sich nach deren Suppression eine Steigerung der Ki-67- und Hemmung der $p27^{Kip1}$-Expression andeutete, die für eine tumorsuppressive Funktion der circRNAs sprechen könnte.

4.7.5 Fazit der funktionellen Studien zu Transkripten des TRAM1-Genlokus

Im letzten Kapitel dieser Arbeit stand die Frage nach möglichen Funktionen von TRAM1-Transkripten in Zellen im Mittelpunkt. Dafür wurde zunächst der Nachweis des TRAM1-Proteins in Harnblasenkarzinomzelllinien etabliert, der neben einem sehr komplexen Bandenmuster die bestätigte Isoform 1 sowie die potentiellen Isoformen 2 und 3 erkennen ließ. Auch alternative Protokolle zur Präparation des Gesamtproteins aus Zellen konnten keine neuen Erkenntnisse über die vielen zusätzlichen Banden des AK-Nachweises erbringen, sodass weitere Versuche zur Detektion des TRAM1-Proteins und zur Bestätigung der Isoformen 2 und 3 nötig sind. Die Analyse von Interaktionspartnern des TRAM1-Proteins und dessen Beteiligung an Stoffwechselwegen sollte Aufschlüsse über weitere mögliche Funktionen des Genproduktes in Zellen liefern sowie Hinweise auf potentielle Untersuchsuchungsparameter für die nachfolgenden Suppressionsstudien geben. Im Ergebnis interagiert TRAM1 in erster Linie mit Proteinen des ERs und einer Rolle in der Translokation naszierender Polypeptide. Zudem konnte mit BCAP31 ein Interaktionspartner identifiziert werden, der direkt in die Regulation von apoptotischen Prozessen involviert ist und daher in die nachfolgenden

Untersuchungen eingeschlossen wurde. Im nächsten Schritt richtete sich der Blick wieder auf lineare und zirkuläre TRAM1-Transkripte, deren Lokalisation in der Zelle durch eine Fraktionierung in Kern- und Cytoplasmaphase untersucht wurde. Während sowohl lineare RNA-Spezies des TRAM1-Genlokus als auch circTRAM1-57 im Zellkern angereichert waren, schien circTRAM1-56 vermehrt im Cytoplasma von Zellen vorzuliegen. Die unterschiedliche Lokalisation der zirkulären TRAM1-Transkripte könnte einen Hinweis auf verschiedene Funktionen der circRNAs in der Zelle darstellen, die unter anderem in den anschließenden Suppressionsstudien betrachtet werden sollten. Vorab wurden dafür Gapmere geeigneter Positionen und Sequenzen entwickelt, die jeweils unterschiedliche RNA-Spezies des TRAM1-Genlokus spezifisch adressieren sollten. Nach der Festlegung und Austestung der Transfektionsbedingungen in ECV-304-Zellen wurde eine Vorauswahl an asONs für nachfolgende Versuche getroffen und die gleichen Untersuchungen in RT-4-Zellen wiederholt, da TRAM1-Transkripte laut den Ergebnissen der differentiellen Genexpressionsanalyse in der G1-Zelllinie in höheren Mengen vorlagen. Allerdings ließ sich eine eventuelle Abnahme von TRAM1-RNAs nach asON-Behandlung in RT-4 nicht quantifizieren, sodass die Harnblasenkarzinomzelllinie kein geeignetes System für die Suppressionsstudien darstellte.

Konkret wurde für die Hemmung von ausschließlich linearen TRAM1-Transkripten ein Gapmer in Exon 1 der TRAM1-mRNA positioniert, welches jedoch weder besonders effektiv noch spezifisch für sein Zieltranskript zu sein schien. Dagegen überzeugte das in Exon 3 bindende asON in allen Transfektionen durch eine hohe Suppression von sowohl linearen als auch zirkulären TRAM1-Transkripten. Schließlich ließen die Gapmere gegen circTRAM1-56 und circTRAM1-57 in den Etablierungsarbeiten zwar eine Abnahme der Expressionsniveaus ihrer Zieltranskripte erkennen, allerdings war diese nicht spezifisch ausgeprägt und wirkte sich auf alle RNA-Spezies des TRAM1-Genlokus aus. Daher wurden zwei weitere asONs gegen die jeweiligen BSJ-Sequenzen entwickelt, wobei sich am Ende die Strategie der mittigen Positionierung der Gapmere auf den BSJs durchsetzte und lineare TRAM1-Transkripte in den weiteren Versuchen nicht adressierte. Dennoch ließ sich circTRAM1-57 zwar spezifisch supprimieren, jedoch konnte circTRAM1-56 nur zusammen mit circTRAM1-57 gehemmt werden. Zusätzlich wurden alle eingesetzten asONs auf Auswirkungen auf das TRAM1-Protein untersucht, wobei kein Einfluss der Suppression von TRAM1-Transkripten auf die bestätigte Isoform 1 festgestellt werden konnte. Dagegen war in allen Versuchen eine Hemmung der potentiellen Isoform 2 erkennbar, die am eindeutigsten für die Gapmere linE3-T4 und 57-1 ausfiel. Somit konnte ein

Einfluss der asON-vermittelten Suppression auf die TRAM1-Proteinlevel vermutet werden, müsste allerdings in weiteren Studien zum TRAM1-Nachweis und der potentiellen Isoform 2 bestätigt werden.

Zuletzt konnten in den funktionellen Analysen keine Auswirkungen auf die Zellvitalität oder apoptotische Prozesse in Zellen nach der Suppression von TRAM1-Transkripten festgestellt werden. Die Quantifizierung spezifischer Markermoleküle lieferte für Bax-, Ki-67- und p27^{Kip1}-Transkripte insbesondere in den Proben der Hemmung von linearen RNA-Spezies des TRAM1-Genlokus deutliche Expressionsunterschiede. Allerdings führten diese zu gegensätzlichen Schlussfolgerungen, sodass eine eindeutige Zuordnung der TRAM1-RNAs zu einer tumorsuppressiven oder krebsfördernden Funktion nicht erfolgen konnte. Die Suppression der zirkulären TRAM1-Transkripte resultierte dagegen in einer Steigerung der Ki-67- und Hemmung der p27^{Kip1}-Expression, die für tumorsuppressive Eigenschaften der circRNAs sprechen könnte. Am Ende sind weitere Studien mit spezifischeren Parametern nötig, um mehr über tumorbiologisch relevante und funktionale Aspekte der linearen und zirkulären RNA-Spezies des TRAM1-Genlokus zu erfahren.

Diskussion 5

5.1 Nachweis von zirkulären Transkripten

5.1.1 Vorgehen und Methoden zum Nachweis zirkulärer Transkripte

Eine im Vorfeld dieser Arbeit durchgeführte Transkriptomanalyse von uriner RNA verschiedener Patientengruppen sollte der Identifikation neuer Tumormarker für das Harnblasenkarzinom dienen. Über definierte Kriterien wurden schließlich die linearen und zirkulären Transkripte des TRAM1- und S100A6-Genlokus als die Untersuchungsobjekte dieser Arbeit ausgewählt, da insbesondere zirkuläre RNAs (circRNA) ein noch junges Forschungsfeld und hoffnungsvolle Markermoleküle für Tumorerkrankungen darstellen. Für den Nachweis von zirkulären Transkripten der genannten Genloki wurden verschiedenste experimentelle Ansätze entwickelt und mit der PCR-basierten Detektion von Amplifikaten divergenter Primerpaare begonnen. Im Gegensatz zu den Amplikons linearer TRAM1- und S100A6-Sequenzen waren die PCR-Produkte potentieller circRNAs nur schwach visualisierbar und nicht immer eindeutig zuzuordnen. Dennoch zählt der PCR-basierte Nachweis im Anschluss an die reverse Transkription zu den meistgenutzten Methoden zur Validierung von circRNA-Spezies und gibt gleichzeitig Auskunft über die Abundanzen zirkulärer Transkripte in Zellen sowie in

Ergänzende Information Die elektronische Version dieses Kapitels enthält Zusatzmaterial, auf das über folgenden Link zugegriffen werden kann https://doi.org/10.1007/978-3-658-40358-4_5.

Geweben und Körperflüssigkeiten (Cocquet *et al.*, 2006). Zwar stellt der Northern Blot das sicherste Verfahren zur Detektion von circRNAs dar und kann
auf die cDNA-Synthese sowie Amplifikationsschritte als mögliche Fehlerquellen
verzichten, jedoch werden aufgrund der benötigten RNA-Mengen und anspruchs-
vollen experimentellen Umsetzung PCR-basierte Nachweise oftmals bevorzugt
(Kristensen *et al.*, 2019).

Die Identifikation von PCR-Amplifikaten potentieller zirkulärer Transkripte
erfolgt unter anderem per Sequenzierung, die in dieser Arbeit im Anschluss an
einen Klonierungsansatz durchgeführt wurde. Neben den linearen TRAM1- und
S100A6-Sequenzen konnten jedoch nur für die zirkulären RNA-Spezies circ-
TRAM1–56 und circTRAM1–57 konkrete Anzeichen für deren reale Existenz
gefunden werden. So deutete neben der korrekten Exonan-ordnung die Detektion
der jeweiligen *backsplice junction* (BSJ)-Sequenz auf das Vorliegen einer authentischen circRNA hin. Um jedoch RT-, PCR- und Klonierungsartefakte sowie das
trans-Spleißen von Transkripten und *tandem repeats* auf der Genomebene als
Ursache für das Vorliegen von potentiellen zirkulären RNA-Spezies ausschließen
zu können (Cocquet *et al.*, 2006; Houseley and Tollervey, 2010; Salzman *et al.*,
2012; Szabo and Salzman, 2016), sind weitere experimentelle Ansätze für den
Nachweis von circRNAs nötig.

Für den Nachweis von TRAM1-Transkripten auf der RNA-Ebene wurde
anstelle des Northern Blots ein Ansatz aus Antisense-Oligonukleotiden (asON)
und RNase H-Spaltung gewählt, dessen Vorgehen sich als funktional für zirkuläre
RNA-Spezies herausstellte. Im Ergebnis konnte für circTRAM1–56 anhand eines
asONs gegen die BSJ ein weiterer Hinweis für dessen reale Existenz generiert
werden. Für die nachfolgenden Messungen von Expressionsunterschieden in Proben wurde zunächst der qPCR-Nachweis für circTRAM1–56 und circTRAM1–57
etabliert und neue Strategien für den Entwurf von divergenten Primerpaaren
entwickelt. Während die Amplifikation von linearen TRAM1- und S100A6-
Sequenzen zu einem sensitiven und spezifischen PCR-Signal mit nahezu perfekter
Amplifikationseffizienz führte, waren die qPCR-Effizienzen der Amplikons divergenter Primerpaare nicht optimal, was auf die begrenzten Möglichkeiten und
Herausforderungen der Entwicklung spezifischer Primerpaare gegen circRNA-
Spezies zurückgeführt werden kann. Diese müssen um die BSJ eines zirkulären
Transkriptes positioniert werden, was nicht immer den Spielraum für den optimalen Entwurf von divergenten Primern offen lässt. Zusätzlich stellt die Spezifität
eines Primerpaares für eine bestimmte circRNA eine weitere Schwierigkeit dar,
da oftmals mehrere Transkripte gleichzeitig durch divergente Primer adressiert
werden und zudem viele zirkuläre RNA-Spezies noch unbekannt sind. Wenn diese

in keiner Datenbank vorliegen, können sie auch nicht bei der Entwicklung von Primerpaaren berücksichtigt werden.

Zwar sollten die allgemeinen RT-qPCR Richtlinien unter anderem auch zum Primerdesign befolgt werden (Bustin *et al.*, 2009), dennoch können zusätzliche Herausforderungen wie die Bildung von Concatemeren während der reversen Transkription ebenfalls die effiziente und spezifische Amplifikation und Detektion von circRNAs negativ beeinflussen (Chen *et al.*, 2018; Szabo and Salzman, 2016). Als Alternative wurde daher die quantitative Analyse von zirkulären Transkripten unter Nutzung der *droplet digital* PCR vorgeschlagen, die die absolute Konzentration von circRNAs aus der Anzahl an positiven Reaktionen in den einzelnen Kompartimenten berechnet und akkuratere Ergebnisse als die RT-qPCR insbesondere auch bei limitierter circRNA-Menge liefern soll (Chen *et al.*, 2018; Li *et al.*, 2018b). Dennoch war die Quantifizierung von circTRAM1–56 und circTRAM1–57 via RT-qPCR möglich und erlaubte die spezifische und separate Detektion beider RNA-Spezies, sodass mit den nachfolgenden Untersuchungen zur Zirkularität der Transkripte fortgefahren werden konnte.

Beide vorhergesagten zirkulären TRAM1-Transkripte wiesen ein sehr niedriges Expressionsniveau in Harnblasenkarzinomzelllinien auf. Für eine solidere qPCR-Detektion weiter entfernt vom Signalrauschen können circRNAs jedoch durch eine RNase R-Behandlung der zellulären RNA in Proben angereichert werden (Pandey *et al.*, 2020). Eine noch wichtigere Funktion nimmt dieses Enzym für den Nachweis von zirkulären RNA-Spezies ein, da nur lineare Transkripte hydrolysiert und circRNAs aufgrund der fehlenden freien Enden nicht adressiert werden (Vincent and Deutscher, 2006). So konnte der Ansatz aus RNase R-Hydrolyse und RT-qPCR die Zirkularität der Transkripte circTRAM1–56 und circTRAM1–57 bestätigen, indem deren PCR-Amplikons in den Proben mit und ohne Enzymbehandlung eine Zunahme der Kopienzahlen nach der RNase R-Hydrolyse zeigten, während Amplifikate linearer Sequenzen eine signifikante Abnahme erkennen ließen. Der zunächst verwunderliche Anstieg des Expressionsniveaus von circRNAs nach Enzymbehandlung anstatt von gleichbleibenden Kopienzahlen im Vergleich der Proben konnte auch von anderen Arbeitsgruppen als Ergebnis der RT-qPCR beobachtet werden (Panda and Gorospe, 2018), sodass die Hypothese einer gesteigerten Effizienz der reversen Transkription sowie der Amplifikation in der qPCR nach der RNase R-Hydrolyse bestätigt wurde. Dennoch sollte dieser Versuchsansatz möglichst mit einer quantitativen Auswertung der enzymatischen Aktivität bezogen auf das Zieltranskript einhergehen, da eine rein qualitative Analyse z. B. von PCR-Signalen in Gelen zu Fehlinterpretationen führen kann. Zudem existieren viele verschiedene Protokolle zur Durchführung der RNase R-Hydrolyse, sodass auch abhängig vom Probenmaterial, der verfügbaren RNA-Menge sowie den nachfolgenden Anwendungen möglicherweise erst geeignete Bedingungen für die Enzymbehandlung etabliert werden müssen.

Weiterhin kann die Analyse der flankierenden nicht-kodierenden Sequenzen von potentiellen zirkulären Transkripten Hinweise darauf geben, mit welcher Wahrscheinlichkeit eine vorhergesagte circRNA-Spezies real existiert. So kann eine starke Basenpaarung zwischen zwei oder innerhalb eines Introns die Effizienz der Herstellung von zirkulären Transkripten signifikant verbessern (Zhang *et al.*, 2014), wobei bereits invers komplementäre Sequenzen von nur 30 – 40 Nukleotiden die Bildung einer circRNA vorantreiben können (Liang and Wilusz, 2014). Für die vorhergesagten RNA-Spezies circTRAM1–56 und circ-TRAM1–57 konnten flankierende invers komplementäre Intron-Sequenzen der am *Backsplicing* beteiligten Exons über Bereiche von 334 – 465 Nukleotiden festgestellt werden, sodass die Introns 1, 2 und 6 durch Basenpaarung von cis-regulatorische Elementen einen aktiven Beitrag zur Generierung der zirkulären TRAM1-Transkripte leisten könnten.

Für die vorhergesagten RNA-Spezies circTRAM1–56 und circTRAM1–57 konnten somit durch verschiedene experimentelle Herangehensweisen viele Indizien gesammelt werden, dass die detektierten Amplifikationsprodukte der divergenten Primer auf der Vervielfältigung eines zirkulären Transkriptes beruhen. Weitere Methoden zum Nachweis von zirkulären Transkripten sind die 2D-Gelelektrophorese oder *gel-trapping* Elektrophorese (Jeck and Sharpless, 2014), die *in situ* Hybridisierung, die RNA-Sequenzierung sowie die Detektion über *Microarrays* oder spezielle *NanoString* Technologien (Kristensen *et al.*, 2019).

5.1.2 Unterscheidung von Artefakten und realen zirkulären Transkripten

Ein weiteres Ziel neben der Identifikation von zirkulären Transkripten eines Genlokus bestand darin, einen Überblick über die Abundanzen potentieller cir-cRNAs in Zellen zu gewinnen. Dafür sollten möglichst viele PCR-Produkte des jeweils ausgewählten divergenten Primerpaares analysiert werden, welches allein 4 vorhergesagte zirkuläre RNA-Spezies für den TRAM1-Genlokus detektieren könnte. Der Versuchsaufbau von der RNA-Isolation und reversen Transkription, der konventionellen PCR und Ligation von Amplifikat und Vektor bis hin zur Transformation und Klonierung in Bakterienzellen, Plasmidpräparation und abschließenden Sequenzierung bietet jedoch viele Möglichkeiten zum Einbringen von artifiziellen Sequenzen.

Bereits während der Umschrift der isolierten RNA in cDNA kann es zur Generierung von RT-Artefakten kommen, die alle nachfolgenden Anwendungen negativ beeinflussen können. So kann die RT während der Polymerisation den RNA-Strang oder innerhalb eines RNA-Moleküls die Position wechseln und artifiziell verkürzte oder chimäre cDNAs hervorbringen, die als alternative Spleißvarianten fehlinterpretiert werden können (Cocquet *et al.*, 2006). Dabei beeinflussen die RNase H-Aktivität der jeweiligen RT sowie die Länge der Sequenzübereinstimmung der RNA-Moleküle die Rate an Strangwechseln (Luo and Taylor, 1990). Eine der wichtigsten Beobachtungen neben der Notwendigkeit von kurzen homologen Sequenzen für inter- und intramolekulare Strangwechsel ist der Übergang der RNA-Sequenz an nicht-kanonischen Spleißstellen (Cocquet *et al.*, 2006). Zudem verfügen RTs über keine Proofreading-Aktivität (Svarovskaia *et al.*, 2003), die beispielsweise Rückwärtssprünge der RT und entstehende Exon-Neuanordnungen in der cDNA-Sequenz korrigieren könnte. Weiterhin kann es auch zu einem trans-Spleißen von Sense- und Antisense-Transkripten insbesondere bei der Nutzung von *random hexamer* Primern als Startpunkte der cDNA-Synthese kommen (Houseley and Tollervey, 2010). Jedoch kann die Wahl der RT das Entstehen von Artefakten beeinflussen: Die in dieser Arbeit genutzte *RevertAid* RT gehört zu den thermostabilen *moloney murine leukemia virus* (M-MuLV) RTs, die die cDNA-Synthese bei 42 °C durchführen. Dagegen konnte unter der Nutzung von hitzestabileren RTs mit einer Polymerisation bei 55 °C die Bildung von RT-Artefakten unterbunden bzw. eingeschränkt werden (Cocquet *et al.*, 2006). Auch für die Untersuchung von potentiellen zirkulären RNA-Spezies des TRAM1- und S100A6-Genlokus per Analyse von Amplifikaten der divergenten Primerpaare wäre die Verwendung einer hitzestabileren RT vermutlich hilfreich für die Vermeidung von artifiziellen Sequenzen gewesen.

Ebenso kann es während der konventionellen PCR unter Nutzung der Taq-DNA-Polyme-rase zur Bildung von unspezifischen Artefakten kommen, die durch erneute Amplifikationen in jedem PCR-Zyklus ebenfalls eine hohe Quantität im Endprodukt erreichen können. Dabei unterscheidet man zwei Arten von Fehlern in PCR-Reaktionen: Sequenzartefakte und die Verschiebung der relativen Verhältnisse von PCR-Produkten. Erstere können durch die Bildung von chimären Molekülen, Heteroduplexen sowie Fehlern der Taq-Polymerase entstehen, während Unterschiede in den Amplifikationseffizienzen oder inhibitorische Effekte die Quantitäten von PCR-Produkten beeinflussen können (Acinas *et al.*, 2005). Jedoch können diese Fehler in PCR-Reaktionen vermieden oder begrenzt werden, indem die PCR-Bedingungen für das jeweilige Amplifikat optimiert werden. Zu nennen wäre insbesondere die Anpassung der Temperatur für die Hybridisierung der Primerpaare, die unter anderem auch durch die Anwendung der *touchdown*

PCR spezifisch gesteuert werden könnte. Weiterhin kann eine Prolongations-PCR durch eine verlängerte Synthesephase die Ausbeute des Endproduktes erhöhen sowie die *hotstart* PCR unspezifische Nebenprodukte während der Aufheizphase vermeiden. Chimäre Sequenzen und Fehler der Taq-Polymerase lassen sich durch eine möglichst kleine Anzahl PCR-Zyklen einschränken (Polz and Cavanaugh, 1998), wobei durch die geringe Abundanz potentieller zirkulärer Transkripte des TRAM1- und S100A6-Genlokus PCR-Signale erst nach 40 Zyklen mit stärkerer Intensität auftraten und nicht reduziert werden konnten. Auch Veränderungen der PCR-Bedingungen und zahlreiche Optimierungsversuche konnten keine signifikant höheren Ausbeuten der jeweiligen gesuchten circRNA-Spezies erzielen. Schließlich kann die Wahl der DNA-Polymerase die Generierung von artifiziellen Sequenzen beeinflussen: Die für die Herstellung von PCR-Amplifikaten genutzte Taq-Polymerase verfügt nicht über eine 3'-5'-Exonukleaseaktivität, sodass mit einer Fehlerrate von 10^{-5} zu rechnen ist (Eckert and Kunkel, 1991). Dagegen verfügen die Polymerasen *Pfu* und *Pwo* über eine solche Proofreading-Aktivität, was zu einer geringeren Fehlerrate von 10^{-6} führt (Cline *et al.*, 1996). Dennoch war der ausschlaggebende Punkt für die Verwendung der Taq-Polymerase die Ligationsstrategie in Form des *TA-Cloning*, die durch das Anhängen eines Adenins an das Ende des Amplifikats durch das Enzym realisiert werden konnte, während die genannten archaebakteriellen Polymerasen glatte Enden des PCR-Produktes erzeugen.

Weiterhin können während der Ligation artifizielle Sequenz-Konstrukte in den Vektor eingebracht werden, indem beispielsweise mehrere Amplifikate hintereinander insertiert werden. Allgemein sind kürzere PCR-Produkte bei der Ligation im Vorteil gegenüber sehr langen Amplifikaten, genauso wie größere Vektoren weniger effizient in Bakterienzellen transformiert werden können. Darüber hinaus benötigen größere Plasmide längere Replikationszeiten, weshalb diese Bakterienzellen längere Verdopplungszeiten aufweisen und gegenüber anderen Bakterienklonen im Nachteil sind. Der Blick auf die weniger abundanten Bakterienklone nach der Klonierung des Amplifikats der divergenten Primer gegen TRAM1-Transkripte ließ vor allem längere eingebrachte Sequenzen erkennen und bestätigt die beschriebenen Annahmen, wobei auch die gewählten Bedingungen der konventionellen PCR auf die Vervielfältigung kurzer PCR-Produkte ausgerichtet wurden.

Sowohl in der Gruppe der häufigeren als auch der selteneren eingebrachten PCR-Ampli-kons des divergenten Primerpaares gegen TRAM1-Transkripte konnten Sequenzen eindeutig auf Artefakte zurückgeführt werden. Dazu gehörten Amplifikate mit nur linearer Richtung, mehrfach insertierte Sequenzen, Primer-Duplikationen und artifiziell verkürzte Sequenzen. Schließlich wurden

PCR-Produkte ohne authentische BSJ-Sequenz für das jeweilige zirkuläre Transkript neben der korrekten Exonanordnung ebenfalls als artifizielle Strukturen gewertet. Obwohl auch unter den weniger abundanten Bakterienklonen potentielle circRNA-Kandidaten vermutet werden konnten, wurden nur für die zirkulären RNA-Spezies circTRAM1–56 und circTRAM1–57 konkrete Anzeichen für deren reale Existenz gefunden und mehrere eingebrachte Amplifikate detektiert, sodass nicht von einem Zufallsprodukt auszugehen war. Dennoch könnten auch die selteneren circRNA-Kandidaten unbekannte, nicht bioinformatisch vorhergesagte zirkuläre Transkripte darstellen. Zur Klärung dieser Fragestellung könnte vor dem beschriebenen Versuchsablauf eine RNase R-Hydrolyse der zellulären RNA vorgenommen werden, die lineare Transkripte effektiv abbaut und damit das Potential zur Generierung von Artefakten stark herabsetzt.

Auch für den S100A6-Genlokus werden 4 zirkuläre RNA-Spezies vorhergesagt, von denen jedoch keine experimentell nachgewiesen werden konnte. Die Klonierung des Amplifikats der divergenten Primer gegen circS100A6–25 und circS100A6–26 resultierte ebenfalls in den für die TRAM1-Transkripte beschriebenen artifiziellen Strukturen, wobei zusätzlich mit dem vermehrten Auftreten von invers komplementären Sequenzen als potentielle Backsplicing-Übergänge ein starkes Indiz für RT-Artefakte als Ergebnis von *template switching* Events detektiert werden konnte. Diese kurzen homologen Sequenzen und weitere theoretische BSJs traten zudem an nicht-kanonischen Spleißstellen auf und lieferten damit ein weiteres Argument für inter- und intramolekulare Strangwechsel der RT anstatt real existierender circRNAs. Neben den zufälligen Übergängen von Exon 3 nach Exon 2 der detektierten S100A6-Amplifikate konnte auch in 3 Bakterienklonen die beginnende Sequenz des 3'-Poly(A)-Schwanzes nachgewiesen werden, die in zirkulären RNA-Spezies fehlt und das Vorliegen von artifiziell erzeugten Sequenzen aus linearen Transkripten bestätigt (Jeck and Sharpless, 2014).

Ein weiteres Instrument zur Unterscheidung von Artefakten und realen zirkulären Transkripten neben der genannten RNase R-Hydrolyse ist die Entwicklung spezifischer Primerpaare gegen einzelne circRNA-Spezies anstatt der Detektion möglichst vieler zirkulärer Transkripte eines Genlokus, die per Detektion eines spezifischen PCR-Signals zusätzliche Hinweise für die Existenz eines circRNA-Kandidaten liefern können. Darüber hinaus kann die Überprüfung der Amplifikation von zellulärer DNA mittels divergenten Primern dem Ausschluss von *tandem repeats* auf der gDNA-Ebene dienen, die fälschlicherweise zum Nachweis von BSJs in Transkripten führen würden (Jeck and Sharpless, 2014). Für die RNA-Spezies circTRAM1–56 und circTRAM1–57 konnten keine Evidenzen für Exonduplikationen im Genom von ECV-304-Zellen gefunden werden. Dagegen wurden für zirkuläre S100A6-Transkripte PCR-Banden nach der Vervielfältigung von zellulärer gDNA detektiert, die mit den vermuteten artifiziellen Sequenzen der Klonierung von cDNA-Amplifikaten übereinstimmten und somit ebenfalls das Vorliegen von Artefakten anstatt von zirkulären RNA-Spezies bestätigten.

5.1.3 Nachweis von zirkulären Transkripten per Transkriptomanalyse

Die dieser Arbeit zu Grunde liegende Transkriptomanalyse diente der Untersuchung der Zusammensetzung und der Häufigkeiten von Transkripten in Patientenurinen und zielte auf den Vergleich der urinen RNA von gesunden Probanden und Patienten mit Harnblasenkarzinom im fortgeschrittenen Tumorstadium ab. Im Anschluss an die RNA-Isolation aus Urin und Herstellung von cDNA-Bibliotheken wurden die per *next generation sequencing* erhaltenen Daten auf Referenzgenome anhand des Burrow-Wheeler-Algorithmus (BWA) *gemappt*. Dabei stand die Analyse der differenziellen Genexpression von kodierenden, nicht-kodierenden und zirkulären Transkripten im Mittelpunkt, sodass log(fc)-Werte als Maß für die Expressionsunterschiede in den Patientengruppen berechnet wurden. Aus der erhaltenen umfangreichen Auflistung von detektierten RNA-Spezies wurden schließlich die kodierenden und zirkulären Transkripte des S100A6- und TRAM1-Genlokus als zu untersuchende Markerkandidaten für das Harnblasenkarzinom festgelegt.

Die in Abschnitt 5.1.2 beschriebenen RT- und PCR-Artefakte spielen auch eine Rolle in der Transkriptomanalyse, da ebenfalls die Umschrift der urinen RNA in cDNA erfolgte sowie Amplifikationsschritte für ausreichend hohe Nukleinsäure-Konzentrationen nötig waren. So können beispielsweise durch *template switching* Events und trans-Spleißen erzeugte Sequenzen als alternative Transkriptvarianten in cDNA-Datenbanken fehlinterpretiert werden (Cocquet *et al.*, 2006). Zwar sind die meisten RT-Artefakte eher selten und von einem hohen Maß an Zufälligkeit geprägt (Jeck and Sharpless, 2014), dennoch konnten auch Transkripte mit häufigen *template switching* Events identifiziert werden (Houseley and Tollervey, 2010). Allgemein werden jedoch keine abundanten cDNA-Moleküle identischer Sequenz als Resultat von RT-Artefakten erwartet (Jeck and Sharpless, 2014), was eine Unterscheidung zu authentischen Spleißvarianten oder zirkulären Transkripten ermöglicht. Weiterhin konnte der Einfluss von *tandem repeats* im Genom auf die falsche Zuordnung von scheinbaren BSJs in Sequenzierungsdaten als statistisch nicht relevant eingestuft werden (Salzman *et al.*, 2012). Auch die Hypothese, dass ungewöhnliche Exonanordnungen ein Ergebnis von Translokationen im Genom von Krebszellen sind, konnte überwiegend nicht bestätigt werden (Salzman *et al.*, 2012).

Bei der Herstellung von cDNA-Bibliotheken aus uriner RNA der Patientengruppen wurde auf eine RNase R-Hydrolyse verzichtet, obwohl diese zirkuläre RNA-Spezies in den Proben hätte anreichern können und durch den Abbau von linearen Transkripten die Möglichkeiten zum Erzeugen von artifiziellen Sequenzen deutlich reduziert hätte. Allerdings sollte in der Transkriptomanalyse auch die differentielle Genexpression von linearen kodierenden und nicht-kodierenden Transkripten untersucht werden, weshalb dieser Reaktionsschritt nicht sinnvoll gewesen wäre. Darüber hinaus waren die verfügbaren RNA-Mengen aus den Urinproben der Patientengruppen sehr gering und nicht ausreichend für je einen weiteren Ansatz mit RNase R-Hydrolyse. Fraglich ist auch, wie intakt die zirkulären Transkripte in den Urinproben vorliegen und ob die nach der RNase R-Behandlung verbleibende RNA-Menge ausreichend für den gewählten Versuchsablauf bis hin zur Sequenzierung ist.

Es existieren viele verschiedene Protokolle zur Erstellung von cDNA-Bibliotheken für die anschließende Sequenzierung und Detektion von zirkulären RNA-Spezies. So sind weitere Möglichkeiten zur Reduktion von linearen Transkripten die rRNA- und Poly(A)-RNA-Depletion der isolierten Gesamt-RNA (Arnaiz *et al.*, 2019), wobei erstere auch in der dieser Arbeit zu Grunde liegenden Transkriptomanalyse Anwendung fand, da ribosomale Transkripte für die Suche nach Tumormarkern für das Harnblasenkarzinom nicht von Interesse waren. Zudem wird die rRNA-Depletion oftmals vor der RNase R-Hydrolyse des Transkriptoms angewendet, um die große Anzahl linearer RNA-Spezies zuverlässig und effektiv abzubauen. Weiterhin konnte in Transkriptomanalysen eine zehnfach höhere Frequenz von BSJs in Poly(A)-RNA-depletierten Fraktionen festgestellt werden (Salzman *et al.*, 2012), weshalb dieser Reaktionsschritt ebenfalls sinnvoll zum Anreichern von zirkulären Transkripten in Proben ist.

Ein weiterer Ansatzpunkt zur Reduktion falsch-positiver circRNA-Kandidaten ist die Wahl eines geeigneten Algorithmus zur Identifikation von real vorkommenden zirkulären Transkripten. Dieser muss das *Mapping* der detektierten Sequenzen anhand der BSJs vornehmen, um eine Unterscheidung zu linearen RNA-Spezies zu gewährleisten. Der in der Transkriptomanalyse verwendete Algorithmus BWA kann diese Zuordnung nicht umsetzen und bringt daher eine weitere Unsicherheit in die Suche nach potentiellen circRNAs als Markerkandidaten für das Harnblasenkarzinom ein. Dagegen können beispielsweise Algorithmen wie *Map-Splice* (Wang *et al.*, 2010), *KNIFE*, *PTESFinder*, *CIRCexplorer* und *CIRI* (López-Jiménez *et al.*, 2018) BSJs identifizieren, wobei die

Anwendung mehrerer unabhängiger Algorithmen für eine zuverlässige Detektion von zirkulären Transkripten empfohlen wird (Hansen, 2018).

Neben neuen Algorithmen zur circRNA-Detektion ermöglichten auch Weiterentwicklungen der Sequenzierungstechnologie wie längere *reads* und eine tiefere Sequenzierung den Nachweis von zirkulären Transkripten (Jeck and Sharpless, 2014), die auch aufgrund der niedrigen Abundanz von circRNAs im Transkriptom notwendig waren. So können durch ausreichend lange oder *paired-end reads* circRNAs von artifiziellen Sequenzen unterschieden werden, indem neben der BSJ auch die Exonstruktur in die Vorhersage von zirkulären Transkripten einbezogen wird (Salzman *et al.*, 2012). Zudem können bei ausreichender Tiefe der Sequenzierung circRNA-Spezies neben linearen und nicht-kodierenden Transkripten in der gleichen Probe detektiert werden, sodass ein Reaktionsschritt zur Anreicherung von circRNAs im Transkriptom entfallen kann, sofern ein geeigneter Algorithmus zum Nachweis von zirkulären Transkripten angewendet wird (Pandey *et al.*, 2020).

Auch die für die Transkriptomanalyse von uriner RNA notwendigen Amplifikationsschritte können die relativen Verhältnisse von RNA-Spezies durch unterschiedliche Amplifikationseffizienzen oder inhibitorische Effekte verfälschen. Diese können aufgrund der geringen RNA-Konzentration im Urin allerdings nur schwer vermieden werden und es wären sehr viele Patientenproben notwendig, um Vervielfältigungsschritte zu reduzieren. Ein optimiertes Protokoll für die RNA-Sequenzierung von Urinproben wurde jedoch bereits entwickelt und beinhaltete die Depletion von weißen und roten Blutkörperchen (Sin *et al.*, 2017), die das Ergebnis der Transkriptomanalyse zu Ungunsten spezifischer Markermoleküle beeinflussen könnten. Des Weiteren wurden in dieser Untersuchung Gene mit hohem Expressionsniveau in Blutzellen als falsch-positive Markerkandidaten ausgeschlossen. Das Mitführen von technischen und biologischen Replikaten sowie die Wiederholung der Transkriptomanalyse können ebenfalls helfen, valide Markerkandidaten gegenüber Zufallsprodukten und Artefakten zu identifizieren. Eine Alternative für die Detektion und Quantifizierung von zirkulären Transkripten in Proben ist die Nutzung von Microarray-Plattformen, die bereits für den Nachweis von BSJ-Sequenzen von circRNAs zur Verfügung stehen (Arnaiz *et al.*, 2019).

5.2   TRAM1- und S100A6-Transkripte als potentielle Tumormarker für das Harnblasenkarzinom

Im nächsten Schritt wurde die differentielle Genexpression der anhand der Daten der Transkriptomanalyse ausgewählten Markerkandidaten S100A6 und TRAM1 auch in Harnblasenkarzinomzelllinien und den *gepoolten* Urinproben der Patientengruppen per quantitativer PCR untersucht. Im Mittelpunkt stand die Frage, ob sich die Ergebnisse der Transkriptomanalyse auch in den urinen cDNA-Pools und cDNA-Bibliotheken von gesunden Probanden und Harnblasenkarzinompatienten im fortgeschrittenen Stadium (*high risk, high grade*) sowie in einem Zellkulturmodellsystem bestätigen lassen. Für die Studien in humanen Harnblasenkarzinomzelllinien wurden die etablierten ECV-304- und RT-4-Zellen ausgewählt, die jeweils das G3- bzw. G1-Krebsstadium repräsentieren und die Patientengruppen der Transkriptomanalyse imitieren sollten. Dabei zeigten lineare TRAM1-Transkripte eine Unterexpression und lineare S100A6-Transkripte eine Überexpression in ECV-304-Zellen, sodass für beide RNA-Spezies eine Übereinstimmung der differentiellen Genexpression im Zellkulturmodellsystem mit den Daten der Transkriptomanalyse festgestellt werden konnte. Weiterhin deutete eine erhöhte RNA-Ratio aus linearen S100A6- und TRAM1-Transkripten auf ein Harnblasenkarzinom im fortgeschrittenen Krebsstadium hin. Dagegen konnte für circTRAM1–56 und circTRAM1–57 nur eine geringfügig herabgesetzte Expression in ECV-304- im Vergleich zu RT-4-Zellen festgestellt werden, während die Ergebnisse der Transkriptomanalyse eine starke Unterexpression im Harnblasenkarzinompatienten gegenüber gesunden Probanden erkennen ließen.

Da die Untersuchungen im Zellkulturmodellsystem die ermittelte differentielle Genexpression der linearen Transkripte des TRAM1- und S100A6-Genlokus in der Transkriptomanalyse bestätigten, könnten beide RNA-Spezies geeignete Markermoleküle für eine nicht-invasive Diagnostik des Harnblasenkarzinoms darstellen. Der Quotient aus TRAM1- und S100A6-Transkripten ermöglichte eine Abgrenzung von gesunden Probanden bzw. dem G1-Zellkulturmodell zum fortgeschrittenen Krankheitsstadium mit einem Faktor von mindestens 10 und verfügt somit über das Potential zur sensitiven und spezifischen Detektion von Harnblasenkarzinomen. Studien in einzelnen Patientenurinen könnten weiterführende Erkenntnisse über die diagnostische Aussagekraft der beiden Markerkandidaten liefern. Zudem könnten funktionelle Analysen in ECV-304 und RT-4 wie Suppressions- oder Überexpressionsexperimente nähere Informationen über Aufgaben und Mechanismen von TRAM1- und S100A6-Transkripten in Harnblasenkarzinomzellen einbringen.

Die Ergebnisse der Transkriptomanalyse für die zirkulären Transkripte des
TRAM1- und S100A6-Genlokus konnten nicht anhand des Zellkulturmodellsystems bestätigt werden, da vorhergesagte circRNA-Spezies in den Zelllinien
zum Teil nicht nachgewiesen werden konnten und die beiden verifizierten
zirkulären TRAM1-Transkripte die hohe differentielle Genexpression nicht in
ECV-304- und RT-4-Zellen erkennen ließen. Dieser Widerspruch könnte auf
die in Abschnitt 5.1.3 genannten nicht optimalen Voraussetzungen zur Detektion von zirkulären Transkripten wie die fehlende Verifizierung via RNase
R-Hydrolyse oder die Verwendung eines spezifischen Algorithmus für circR-
NAs zurückgeführt werden. So könnte beispielsweise der Algorithmus BWA
lineare TRAM1-Transkripte fälschlicherweise den RNA-Spezies circTRAM1–
58 und circTRAM1–59 zuordnen. Mit Blick auf die Untersuchungsergebnisse
für den S100A6-Genlokus könnten auch Artefakte die Detektion von zirkulären S100A6-Transkripten in der Transkriptomanalysen begründen. Des Weiteren
existiert derzeit kein Werkzeug wie das *transcript support level* (TSL) auch
für zirkuläre Transkripte, welches Vorhersagen über die reale Existenz einer
circRNA-Spezies erlaubt. Daher beruhen die in *circBase* gelisteten zirkulären
Transkripte zu einem Großteil nur auf bioinformatischen Vorhersagen, weshalb
die in dieser Arbeit nicht nachweisbaren circRNA-Spezies auch generell in Zellen
nicht existent sein könnten.

In den cDNA-Proben der *gepoolten* urinen RNAs der Patientengruppen führte
die Quantifizierung der entwickelten PCR-Amplikons nach der Normalisierung
für lineare S100A6-Transkripte zu einem log(fc)-Wert mit gleicher Tendenz
wie in der Transkriptomanalyse, während für lineare TRAM1-Transkripte ein
log(fc)-Wert mit entgegengesetzte Vorzeichen im Vergleich zu den Transkriptomdaten festgestellt werden konnte. Auch die Expressionsstudien in den erstellten
cDNA-Bibliotheken der Patientengruppen kamen für das PCR-Amplifikat linearer TRAM1-RNA-Spezies eher zu dem Ergebnis einer gleichbleibenden bis
leicht erhöhten Genexpression im erkrankten Patienten, wohingegen für lineare
S100A6-RNA-Spezies erneut das Ergebnis der Transkriptomanalyse bestätigt
werden konnte.

Die unterschiedlichen Resultate für die differentielle Genexpression von
TRAM1-Tran-skripten in der Transkriptomanalyse und per Quantifizierung in den
gepoolten urinen cDNAs und cDNA-Bibliotheken der Patientengruppen könnten
unter anderem auf das in die Berechnung des log(fc)-Wertes eingeschlossene
Transkript TRAM1–203 zurückgeführt werden (Tabelle 4.3), welches laut der
Transkriptomanalyse eine sehr starke Unterexpression im Harnblasenkarzinompatienten aufweist, dessen reale Existenz mit einem TSL von 5 jedoch sehr

fraglich ist. Schließt man diese RNA-Spezies aus der Kalkulation des log(fc)-Wertes der Transkriptomanalyse aus, zeigen lineare TRAM1-Transkripte keine signifikanten Expressionsunterschiede in der urinen RNA von gesunden Probanden und Harnblasenkarzinompatienten und würden damit in etwa mit den Ergebnissen der quantitativen PCR übereinstimmen. Dennoch konnte anhand der Expressionsstudien im Zellkulturmodellsystem die stärkere Unterexpression von linearen TRAM1-Transkripten im fortgeschrittenen Tumorstadium bestätigt werden, sodass sich die Frage nach der differentiellen Genexpression von linearen RNA-Spezies des TRAM1-Genlokus anhand der Daten nicht abschließend klären lässt.

Weiterhin könnten abweichende Ergebnisse in der Quantifizierung der urinen RNA-Pools der Patientengruppen per Transkriptomanalyse oder qPCR auf die Amplifikations- und Fragmentierungsschritte zur Erstellung von cDNA-Bibliotheken zurückgeführt werden. Obwohl beide Reaktionsschritte die relativen Verhältnisse von RNA-Spezies verfälschen können, konnten anhand der Daten von TRAM1- und S100A6-Transkripten keine eindeutigen Belege für das Einbringen zusätzlicher Fehlerquellen durch die Synthese der cDNA-Bibliotheken gefunden werden. Allgemein können die Ergebnisse der qPCR und der Transkriptomanalyse direkt miteinander verglichen werden, da die *reads* der Sequenzierung auf *transcripts per kilobase per million* (TPM) und die Kopien eines Markerkandidaten auf die eines Haushaltsgens normiert werden. Dabei soll das Expressionsniveau des Standardgens die Gesamt-RNA-Menge der jeweiligen Probe widerspiegeln, sodass zunächst mehrere Referenzgene anhand von zellulärer RNA getestet wurden. Schließlich wurden die Transkripte HUPO und GUSB für weitere Untersuchungen in Zelllinien und nur GUSB zur Bestimmung der differentiellen Genexpression in Patientenurinen ausgewählt. Dennoch stellt Urin ein sehr komplexes und heterogenes Untersuchungsmaterial dar (Sin *et al.*, 2017) und die Suche nach geeigneten Referenzgenen ist schwierig (Martínez-Fernández *et al.*, 2016). Die Normalisierung von Urinproben ist daher sehr fehleranfällig, selbst wenn mehrere Transkripte zur Standardisierung herangezogen werden. Eine Möglichkeit zur Umgehung der Normalisierungsproblematik ist die Bildung von Markerquotienten innerhalb einer Probe und der Vergleich dieser Quotienten in Urinen gesunder Probanden und Harnblasenkarzinompatienten (Hanke *et al.*, 2020).

Ein Markerkandidat für eine solche RNA-Ratio sind die Transkripte des S100A6-Gen-lokus, die in allen durchgeführten differentiellen Genexpressionsanalysen im Zellkulturmodell und Tumorpatienten im fortgeschrittenen Krebsstadium überexprimiert waren. Für die nicht-invasive Diagnostik stellt S100A6

daher ein hoffnungsvoller Tumormarker zur Erkennung des Harnblasenkarzinoms dar, nicht zuletzt auch aufgrund der soliden Nachweisbarkeit in allen
untersuchten Zell- und Urinproben. Eine S100A6-Überexpression konnte bereits
in vielen Tumorarten nachgewiesen werden, unter anderem auch in Harnblasentumoren (Cross *et al.*, 2005). Auch das extrazelluläre Vorkommen von
S100A6-Transkripten und deren Proteinen wurde bereits in Körperflüssigkeiten
wie dem Blutserum (Nishi *et al.*, 2014) und im Urin (Turnier *et al.*, 2017) gezeigt,
allerdings liegen bisher keine Daten über den Zusammenhang von S100A6-
Transkripten im Urin und Harnblasenkarzinomen vor. Um allerdings als Marker
für eine nicht-invasive Diagnostik von Tumoren der Harnblase in Frage zu kommen, muss S100A6 vermutlich mit weiteren spezifischeren Markerkandidaten
kombiniert werden, da ein Anstieg von S100A6-Proteinen im Urin beispielsweise auch in Zusammenhang mit dem Lupus Nephritis (Turnier *et al.*, 2017)
und Tumoren des oberen Magen-Darm-Traktes (Husi *et al.*, 2019) steht. Insbesondere die Suche nach einem Markerkandidaten mit eindeutigem Rückgang
des Expressionsniveaus im Tumorpatienten scheint sinnvoll, sollte die TRAM1-
Genexpression keinen signifikanten Änderungen während der Kanzerogenese
unterliegen und durch die Testung von weiterem Patientenmaterial als Marker-
molekül nicht bestätigt werden. Möglicherweise könnte ein Quotient bzw. eine
Kombination aus S100A6-Transkripten und der mRNA-Ratio aus dem Onko-
protein 18 (OP18) und Uroplakin 1 A (UPK1A) eine sensitive und spezifische
Unterscheidung von gesunden und am Harnblasenkarzinom erkrankten Patienten
erlauben, da diese Transkripte erst kürzlich für die nicht-invasive Diagnostik von
Tumoren der Harnblase im Urin vorgeschlagen wurden (Hanke *et al.*, 2020).

5.3   Funktionelle Studien zu zirkulären TRAM1-Transkripten

5.3.1   Funktionen zirkulärer TRAM1-Transkripte

Zirkulären Transkripten werden 4 Hauptfunktionen zugeordnet, zu denen die
Translation von ausgewählten circRNAs, die Regulation der Transkription und
des Spleißens von Zielgenen und die Bindung von RNA-bindenden Proteinen
(RBP) sowie *microRNAs* (miRNA) zählen (Zhang and Xin, 2018). Letztere beiden Funktionen wurden für die bestätigten zirkulären Transkripte circTRAM1–56
und circTRAM1–57 des TRAM1-Genlokus in *in silico* Studien untersucht.
     Über die Bindung von RBPs können zirkuläre Transkripte in diverse biologi-
sche Prozesse wie beispielsweise die Regulation der Immunantwort von Zellen

(Liu *et al.*, 2019a), die Seneszenz von Kardiomyozyten (Du *et al.*, 2017a) oder die posttranskriptionelle Regulation (Jeck and Sharpless, 2014) eingreifen. Die Analyse von RBPs mit vorhergesagten Bindungsstellen in circTRAM1–56 und circTRAM1–57 sowie deren flankierenden Regionen lieferte für beide RNA-Spezies eine große Übereinstimmung an potentiell bindenden Proteinfaktoren, zu denen beispielsweise Argonauten (Ago)-Proteine oder das Hu-antigen R (HuR) gehören. Für diese RBPs konnte bereits eine Bindung an circRNAs nachge-wiesen sowie deren Einfluss auf die posttranskriptionelle Regulation gezeigt werden (Hansen *et al.*, 2011; Huang *et al.*, 2020). Die Analyse der Funktionen aller identifizierten Proteinfaktoren ergab die Beteiligung der RBPs an allgemei-nen zellulären Prozessen rund um den RNA-Metabolismus wie dem Spleißen von Transkripten oder dem Transport von RNA-Spezies sowie an spezifischen Stoffwechselwegen, wobei jedoch keine gemeinsamen Mechanismen oder Stoff-wechselwege festgestellt werden und mögliche Funktionen von circTRAM1–56 und circTRAM1–57 nicht abgeleitet werden konnten. Weiterhin können zirku-läre Transkripte neben *sponges* auch als *scaffolds*, *decoys* oder *recruiters* mit regulatorischen RBPs interagieren (Huang *et al.*, 2020).

Über die Bindung von miRNAs können zirkuläre Transkripte die Translation von mRNAs regulieren (Zhong *et al.*, 2018). MiRNAs sind ca. 23-Nukleotid-lange nicht-kodierende RNAs, die üblicherweise an die 3'-nicht-translatierte Region in kodieren Transkripten binden und die Proteinsynthese durch Inhibition der Trans-lation oder den Abbau der mRNA beeinflussen können (Agarwal *et al.*, 2015). Dabei sind miRNAs insgesamt nur partiell komplementär zur Sequenz des Ziel-transkriptes und eine perfekte Komplementarität von 6 bis 7 Nukleotiden liegt nur im seed-Bereich am 5'-Ende der miRNA vor (Rajewsky, 2006). Sowohl miRNAs als auch circRNAs können daher als *competitive endogenous* RNAs in regulatori-sche Netzwerke und komplexe biologische Prozesse wie die Kanzerogenese von Zellen eingreifen (Dragomir *et al.*, 2018). Weiterhin können zirkuläre Transkripte miRNA-Spezies an entfernte Orte in der Zelle transportieren (Zhao *et al.*, 2019).

In die Untersuchung potentieller miRNA-Bindungsstellen der experimen-tell bestätigten RNA-Spezies circTRAM1–56 und circTRAM1–57 wurde die Analyse des kodierenden und nicht-kodierenden Bereiches von linearen TRAM1-Transkripten eingeschlossen, um gemeinsame miRNA-Spezies in beiden Tran-skripttypen identifizieren zu können. Insgesamt konnten viele potentielle miRNA-Bindungsstellen in verschiedenen Bereichen von TRAM1-Transkripten ermittelt werden, deren miRNA-Bindungen mit teilweise vielversprechenden Wahrschein-lichkeiten für eine reale Wechselwirkung in der Zelle vorhergesagt wurden. Eine auffällige miRNA mit mehreren Bindungsstellen in TRAM1-RNA-Spezies konnte jedoch nicht ermittelt werden, die Aussagen über mögliche Funktionen insbesondere von zirkulären TRAM1-Transkripten hätte erleichtern können. Dennoch können circTRAM1–56 und circTRAM1–57 die identifizierten miRNA-Spezies potentiell binden und transportieren oder in Kompetition mit deren Bindung in mRNAs treten.

Über die Analyse in *CircInteractome* unter Nutzung des *TargetScan* Algorithmus wurden mehr als 3000 circRNAs mit mindestens 20 miRNA-Bindungsstellen identifiziert, weshalb die Bindung von miRNAs als eine Schlüsselfunktion von zirkulären Transkripten betrachtet wird (Dudekula *et al.*, 2016). Dennoch muss die Vorhersage einer miRNA-Bindungsstelle nicht gleichzeitig auch die Inhibition der Aktion dieser miRNAs bedeuten (Kristensen *et al.*, 2019). So spielt unter anderem das stöchiometrische Verhältnis von Bindungsstellen im kodierenden Ziel-Transkript und dem potentiellen circRNA-Sponge eine entscheidende Rolle, ob eine signifikante Reduktion der Ziel-mRNA-Repression herbeigeführt werden kann (Thomson and Dinger, 2016). Weiterhin dienen experimentelle Daten via Argonaut *crosslinking* oder Immunopräzipitation dem Nachweis einer realen miRNA-circRNA-Interaktion, sollten für zuverlässige Vorhersagen jedoch mit weiteren spezifischen *reporter assays* und quantitativen Analysen von zirkulären Transkripten ergänzt werden (Kristensen *et al.*, 2019).

Schließlich konnte die Analyse des circRNA-miRNA-mRNA-Netzwerkes des TRAM1-Genlokus ebenfalls keine Hinweise auf Wechselwirkungen mit einem bestimmten Stoffwechselweg der Zelle geben, dennoch konnte für die meisten Zielgene in der Untersuchung ihrer bekannten Funktionen eine Assoziation mit kanzerogenen Prozessen festgestellt werden. Obwohl die Funktionen der zirkulären RNA-Spezies des TRAM1-Genlokus im Zuge der durchgeführten *in silico* Studien nicht genauer charakterisiert werden konnten, wäre eine Assoziation mit onkogenen oder tumorsuppressiven Mechanismen in Zellen auch mit Blick auf die Daten der Transkriptomanalyse denkbar. Ebenso könnten circTRAM1–56 und circTRAM1–57 die Aktionen des TRAM1-Proteins beeinflussen und an der Regulation der Translokation naszierender Polypeptide im endoplasmatischen Retikulum (ER) beteiligt sein.

5.3.2 Zelluläre Lokalisation zirkulärer TRAM1-Transkripte

Die zelluläre Lokalisation von TRAM1-Transkripten wurde in dieser Arbeit durch eine Auftrennung von Zellen in Kern- und Cytoplasmafraktion per differentieller Zentrifugation durchgeführt. Anhand der Positivkontrollen GAPDH für die cytoplasmatische Fraktion und MALAT1 für die Kernfraktion konnte die Anreicherung von Transkripten im jeweiligen Zellkompartiment bestätigt werden. Während sowohl lineare RNA-Spezies des TRAM1-Genlokus als auch circTRAM1–57 laut der Fraktionierung vermehrt im Zellkern angereichert waren, schien circTRAM1–56 vor allem im Cytoplasma von Zellen vorzuliegen. Die Positivkontrolle für zirkuläre Transkripte BCRC-3 zeigte ebenfalls ein vermehrtes Vorkommen im Zellkern, obwohl für die Mehrheit der exonischen circRNAs eine Lokalisation im Cytoplasma postuliert wurde (Li *et al.*, 2015b; Salzman *et al.*, 2012; Zhang *et al.*, 2014). Zudem konnten Xie *et al.* das vermehrte cytoplasmatische Vorliegen von BCRC-3 in der Nähe des Zellkerns per RNA *fluorescence in situ hybridization* (FISH) demonstrieren (Xie *et al.*, 2018). Es wäre daher zum Einen denkbar, dass der sich in Abbildung 4.30 ergebende Nullpunkt des Δ C_T-Wertes nicht exakt die Aufteilung von cytoplasmatischer und Kernfraktion wiedergibt. Diese Hypothese wird durch den hohen Δ C_T von ca. 7 des MALAT1-Transkriptes gegenüber dem nur leicht im negativen Bereich befindlichen Δ C_T von -0,38 des GAPDH-Transkriptes sowie weiteren mitgeführten Standardgenen bestätigt. Somit könnten möglicherweise lineare TRAM1-RNAs und circTRAM1–57 in der Zelle gleichverteilt oder sogar ebenfalls cytoplasmatisch lokalisiert sein. Zum Anderen existieren Methoden für eine exaktere Fraktionierung von Zellkompartimenten, während die in dieser Arbeit gewählte differentielle Zentrifugation lediglich der Anreicherung von Transkripten in der Kern- oder Cytoplasmafraktion diente.

Dennoch wiesen die bestätigten zirkulären TRAM1-Transkripte eine unterschiedliche Verteilung in den Fraktionen von ECV-304-Zellen auf bzw. scheint circTRAM1–56 verstärkt ins Cytoplasma transportiert zu werden. Diese circRNA-Spezies unterscheidet sich von circTRAM1–57 lediglich durch das Fehlen von Exon 2 und dementsprechend eine abweichende BSJ-Sequenz, die möglicherweise Signale für den Export von circTRAM1–56 aus dem Zellkern vermitteln könnte. Obwohl Backsplicing-Prozesse im Nukleus stattfinden, sind exonische circRNAs mehrheitlich im Cytoplasma lokalisiert (Chen, 2020). Der Transport von circRNAs aus dem Zellkern erfolgt größenabhängig durch die RNA-Helikasen DDX39A oder DDX39B (Huang *et al.*, 2018) und das Protein YTHDC1, welches eine N6-Methyladenosin-Modifikation in Transkripten erkennt (Chen, 2020). Zwar ist diese Modifikation in zirkulären RNA-Spezies weit verbreitet (Zhou *et al.*, 2017), genauere Erkenntnisse über den Einfluss des N6-Methyladenosins auf den Export von circRNAs liegen bisher jedoch nicht vor (Roundtree *et al.*, 2017). Am Ende ist die *steady-state* Abundanz das Ergebnis der Syntheserate, des nukleären Exports und des Abbaus eines zirkulären Transkriptes (Chen, 2020), sodass mehrere Prozesse die unterschiedliche Verteilung von circTRAM1–56 und circTRAM1–57 in der Zelle begründen könnten. Des Weiteren könnten die abweichenden Lokalisationen der zirkulären TRAM1-Transkripte ein Hinweis auf verschiedene Funktionen der circRNAs in der Zelle darstellen.

5.3.3   Funktionsanalyse durch Hemmung zirkulärer TRAM1-Transkripte

Die Frage nach möglichen Funktionen insbesondere von zirkulären TRAM1-Transkripten in Zellen sollte mithilfe von Suppressionsstudien genauer untersucht werden. Dafür wurden Gapmere geeigneter Positionen und Sequenzen entworfen und in ECV-304-Zellen getestet, die lineare und zirkuläre RNA-Spezies des TRAM1-Genlokus spezifisch adressieren sollten. Eine durchgehend hohe Hemmung von Zieltranskripten auf bis zu < 10 % konnte dabei lediglich für ein Antisense-Oligonukleotid (asON) festgestellt werden, welches sich sowohl gegen lineare als auch zirkuläre TRAM1-Transkripte richtete. Die Gapmere gegen circTRAM1–56 und circTRAM1–57 erzielten zwar eine Abnahme der Expressionsniveaus ihrer Zieltranskripte, jedoch ließ sich nur circTRAM1–57 spezifisch supprimieren, während circTRAM1–56 nur zusammen mit circTRAM1–57 gehemmt werden konnte. Die Suppression von zirkulären Transkripten via asONs mit einer Phosphorothioat- und 2'-O-Methyl-Modifikation unter Nutzung des RNase H-Mechanismus war somit in Zellen prinzipiell möglich. Die Spezifität der Hemmung von zirkulären RNA-Spezies hängt jedoch unter anderem von der Positionierung der Gapmere ab, wobei sich eine möglichst mittige Ausrichtung von asONs auf der BSJ als vorteilhaft erwies und lineare Transkripte nicht adressierte.

Es existieren viele Studien zur Suppression von circRNAs durch *small interfering* RNAs (siRNA), während der experimentelle Ansatz über asONs bisher kaum Verwendung fand. Zwar wurde lange Zeit der Zellkern als Ort der RNase H-abhängigen Spaltung von Transkripten vermutet, inzwischen konnte die Funktionalität der asON-vermittelten enzymatischen Hydrolyse jedoch sowohl im Nukleus als auch im Cytoplasma nachgewiesen werden (Liang *et al.*, 2017). Obwohl exonische circRNAs mehrheitlich im Cytoplasma lokalisiert sind (Chen, 2020), können asONs daher ebenfalls die Hemmung von zirkulären Transkripten bewirken. So konnte in zwei weiteren Studien zur Funktion von circPCMTD1 in Leukämien (Papaioannou *et al.*, 2019) und zu circRNAs der *survival motor neuron* Gene (Ottesen *et al.*, 2019) die Suppression der jeweiligen circRNA-Spezies mittels Gapmeren bestätigt werden. Sowohl siRNAs als auch Gapmere müssen dabei so auf der BSJ positioniert werden, dass weder lineare Transkripte des Genlokus noch potentielle *off-Targets* adressiert werden, was aufgrund der begrenzten Möglichkeiten zum Entwurf der hemmenden Sequenzen eine große Herausforderung darstellt. Weiterhin sind beide Anwendungen abhängig von der Transfektionseffizienz in Zellen und führen lediglich zu einer transienten Suppression ihrer Zieltranskripte. Allgemein konnte sowohl für siRNAs als auch Gapmere eine hohe Stabilität in Zellen und extrazellulären Flüssigkeiten festgestellt werden (Hickerson *et al.*, 2008; Yu *et al.*, 2013), weshalb RNA-Interferenz (RNAi) und der RNase H-Mechanismus für die Hemmung von zirkulären Transkripten in Frage kommen.

Neben der Untersuchung der asON-vermittelten Suppression auf der Transkriptebene wurden auch die Signale des TRAM1-Proteins analysiert, wobei ein sehr komplexes Bandenmuster im TRAM1-Nachweis die Interpretation der Versuchsergebnisse erschwerte. Eine Zuordnung der drei vorhergesagten TRAM1-Isoformen zu den detektierten Signalen im Chemilumineszenz-Nachweis war zwar anhand des Größenstandards möglich, dennoch konnte bisher nur Isoform 1 durch weitere Studien bestätigt werden. Ein Einfluss der Suppression von TRAM1-Transkripten auf Isoform 1 konnte jedoch nicht festgestellt werden, wohingegen eine Hemmung der potentiellen Isoform 2 insbesondere durch das Gapmer gegen lineare und zirkuläre TRAM1-RNA-Spezies vermutet werden konnte.

Dagegen konnte in einer Studie zur Substratspezifität von TRAM1 in HeLa-Zellen eine Suppression auf $1 - 5$ % der TRAM1-Proteinmenge im Vergleich zur Kontrolle β-Aktin durch das Einbringen von zwei verschiedenen siRNAs gegen TRAM1-Transkripte erzielt werden (Klein *et al.*, 2020). Zwar fehlt eine Angabe zur Masse der detektierten Bande durch den verwendeten TRAM1-Antikörper (AK), allerdings wird auf die Nutzung dieses AKs in einer vorherigen Studie verwiesen, in dessen Chemilumineszenz-Nachweis ein TRAM1-Signal bei ca. 33 kDa als einzige Bande erkennbar ist (Pfeffer *et al.*, 2012). Bei diesem Signal könnte es sich daher um die in dieser Arbeit vermutete TRAM1-Isoform 2 handeln, auch wenn die genannten Studien keine weitere Charakterisierung der detektierten Bande des genutzten TRAM1-AKs vornahmen. Die Reduktion der TRAM1-Protein-menge in Folge der siRNA-vermittelten Hemmung von TRAM1-Transkripten wäre demnach kompatibel mit der in dieser Arbeit beobachteten Abnahme der potentiellen Isoform 2 durch asONs gegen TRAM1-RNA-Spezies.

Dennoch war der in dieser Arbeit detektierte asON-vermittelte Rückgang der Quantitäten des TRAM1-Proteins wesentlich geringer und weniger eindeutig ausgeprägt als in der Studie unter Nutzung einer RNAi-gesteuerten Suppression von TRAM1-Transkripten (Klein *et al.*, 2020), weshalb sich erneut die Frage nach der besseren Hemmstrategie stellt. Zwar können viele Faktoren unterschiedliche Wirksamkeiten von siRNAs und Gapmeren beeinflussen, jedoch konnten in einer Untersuchung zum Vergleich der Hemmstärken beider Wirkstoffe klare Vorteile für das RNAi-Konzept festgestellt werden: So erzielten Ago2-gerichtete siRNAs eine Suppression der Ago2-mRNA und des Ago2-Proteins bis auf ca. 20 – 30 % des Ausgangsniveaus über ein Zeitintervall von 24 – 120 h nach der Transfektion. Dagegen konnten Gapmere gegen Ago2-Transkripte lediglich über ein Zeitintervall von 24 – 48 h eine Hemmung der Ago2-mRNA auf ca. 20 – 30 % und auf 80 % des Ausgangsniveaus auf der Proteinebene bewirken. Als eine Ursache für die schwache Inhibition des Ago2-Proteins konnte die Phosphorothioat (PS)-Modifikation identifiziert werden, die aufgrund von Interaktionen dieser asONs mit der Zelloberfläche oder Polyanionen-bindenden Proteinen zahlreiche unspezifische Nebenwirkungen hervorrufen kann (Detzer, 2010). Eine Wiederholung der Suppressionsstudien mit siRNAs anstatt von Gapmeren gegen TRAM1-RNA-Spezies scheint daher sinnvoll, um eine möglichst hohe Hemmung des TRAM1-Proteins zu erzielen. So könnte TRAM1 auch 48 h nach der Transfektion noch immer in ausreichend hohen Konzentrationen in der Zelle vorliegen und eine lange Halbwertszeit aufweisen, weshalb ein längerer Beobachtungszeitraum nötig wäre und nur mit der RNAi-gesteuerten Suppression von TRAM1-RNA-Spezies realisiert werden könnte. Zumindest das verwendete asON gegen lineare und zirkuläre TRAM1-Transkripte hat laut den qPCR-Daten auch das Potential zu einer hohen Reduktion des TRAM1-Proteins. Erst wenn dieser Zusammenhang eindeutig gezeigt werden konnte, können auch Rückschlüsse über einen möglichen Einfluss der Suppression von zirkulären TRAM1-Transkripten auf das TRAM1-Protein gezogen werden.

Zuletzt wurden funktionelle Analysen zum Einfluss der Suppression von TRAM1-Transkripten auf die Zellvitalität oder apoptotische Prozesse in Zellen durchgeführt, in denen keine signifikanten Auswirkungen festgestellt werden konnten. Dagegen waren per Quantifizierung von Markermolekülen wie Bax, Ki-67 und p27^{Kip1} insbesondere in Proben mit Hemmung von linearen TRAM1-RNA-Spezies deutliche Expressionsunterschiede erkennbar, die allerdings keine eindeutigen Schlussfolgerungen auf tumorsuppressive oder onkogene Funktionen von TRAM1-RNAs zuließen. Die Suppression der zirkulären TRAM1-Transkripte führte zu einer Steigerung der Ki-67- und Hemmung der p27^{Kip1}-Expression, sodass tumorsuppressive Eigenschaften für circTRAM1–56 und circTRAM1–57 vermutet werden konnten.

In der bereits genannten Studie zur Hemmung von TRAM1-Transkripten mittels zwei verschiedenen siRNAs in HeLa-Zellen konnte nach 96 h ein Rückgang des Zellwachstums und der Zellvitalität festgestellt werden (Klein *et al.*, 2020), weshalb erneut der gewählte Beobachtungszeitraum von 48 h in den durchgeführten Transfektionsstudien zu kurz für eindeutige Aussagen zum Einfluss der TRAM1-Suppression auf die Zellphysiologie gewesen sein könnte. Des Weiteren konnten keine Hinweise auf die Aktivierung der *unfolded protein response* (UPR) nach 96 h TRAM1-Hemmung gefunden werden (Klein *et al.*, 2020), die aufgrund der Funktion von TRAM1 in der Translokation naszierender Polypeptide denkbar gewesen wäre. Die vermuteten tumorsuppressiven Eigenschaften für circTRAM1–56 und circTRAM1–57 konnten bereits für die zirkulären Transkripte BCRC-3 (Xie *et al.*, 2018) und circHIPK3 (Li *et al.*, 2017) in Blasentumoren ermittelt werden. Weitere Beispiele für zirkuläre RNA-Spezies mit einer nachgewiesenen Hemmung der Zellproliferation und Induktion der zellulären Apoptose sind circZKSCAN1 (Yao *et al.*, 2017) und circSMARCA5 (Yu *et al.*, 2018) im Hepatozellulärem Karzinom sowie circFoxo3 in Tumor-Xenografts (Yang *et al.*, 2016). Dennoch sind weitere Studien zu zirkulären Transkripten des TRAM1-Genlokus nötig, um mehr über tumorbiologisch relevante und funktionale Aspekte der RNA-Spezies in Zellen und Geweben zu erfahren.

Eine solche Untersuchung könnte die Überexpression von circTRAM1–56 und circTRAM1–57 durch Vektoren darstellen, die mittels intronischer invers komplementärer Sequenzen und unter Nutzung des zellulären Spleißosoms die Herstellung von zirkulären Transkripten ermöglichen (Kramer *et al.*, 2015). Durch die Klonierung der zu untersuchenden circRNAs und deren endogenen flankierenden Sequenzen zwischen die komplementären Intronsequenzen des Vektors konnten bereits die zirkulären RNA-Spezies CDR1as und circSry in Zellen überexprimiert und deren Funktionen studiert werden (Hansen *et al.*, 2013). Auch die *in vitro* Synthese von circRNAs z. B. mithilfe der T4 RNA-Ligase gefolgt von der Transfektion in Zellen wurde bereits erfolgreich angewendet (Petkovic and Müller, 2015; Wesselhoeft *et al.*, 2018). Insbesondere weil die zirkulären Transkripte des TRAM1-Genlokus eine sehr niedrige Expression in Harnblasenkarzinomzelllinien aufwiesen, könnte deren Überexpression stärkere biologische Effekte als deren Suppression auslösen und weitere Erkenntnisse über mögliche Funktionen von circTRAM1–56 und circTRAM1–57 in Zellen liefern.

5.4   Zirkuläre Transkripte als potentielle Tumormarker und therapeutische Ziele und Vektoren für das Harnblasenkarzinom

Jährlich erkranken in Deutschland etwa 30.000, in den USA ca. 74.000 und weltweit etwa 550.000 Menschen an Blasenkrebs, welcher international unter den zehn häufigsten Krebserkrankungen gelistet ist (Gesellschaft der epidemiologischen Krebsregister in Deutschland e. V., 2016; Richters *et al.*, 2020; Siegel *et al.*, 2015). Die Mehrheit der auftretenden Fälle wird als *non muscle invasive bladder cancer* (NMIBC) diagnostiziert und durch die transurethrale Resektion (TURB) entfernt (Babjuk *et al.*, 2019). Mit einer Rezidivrate von bis zu 70 % innerhalb von 5 Jahren nach der Erstdiagnose benötigen Patienten jedoch eine lebenslange, enge cystoskopische und cytologische Überwachung, sodass Harnblasentumore die höchsten Kosten von allen Krebserkrankungen zur Folge haben (Aldousari and Kassouf, 2010; Leal *et al.*, 2016). Die Intensität und Invasivität dieser Untersuchungen können darüber hinaus zu psychischen Beeinträchtigungen der Patienten, Ablehnung der Diagnostik sowie Komplikationen wie der Entzündung der Harnblase führen (Kamat *et al.*, 2013; Mitra and Cote, 2010). Daher besteht ein großes Interesse an der Entwicklung von nicht-invasiven Anwendungen zum Nachweis von Blasentumoren beispielsweise durch Urin-basierte Tumormarkersysteme. Da Urin in direkten Kontakt mit den Organen des Harnsystems kommt und eine hohe Wahrscheinlichkeit für spezifische Markerkandidaten von Harnblasentumoren aufweist, ist dieser als Untersuchungsobjekt gegenüber Blut zu bevorzugen (Mitra and Cote, 2009).

Aktuelle Strategien zur Identifikation von Tumormarkern im Urin basieren auf dem Vergleich von Gewebs- oder Urinproben von gesunden Probanden und Harnblasenkarzinompatienten, wobei mögliche Markerkandidaten per Transkriptom- oder Microarray-Analyse ausgewählt werden. So beziehen neue molekulare Tests zwischen 2 und 18 Biomarker ein (Mengual *et al.*, 2014; Sin *et al.*, 2017), um eine hohe Sensitivität und Spezifität in der Diagnostik von Harnblasenkarzinomen zu erzielen. Dabei ist neben dem Nachweis von Blasentumoren auch das korrekte *Staging* und *Grading* ein Ziel der Entwicklung von Tumormarkersystemen (Soria *et al.*, 2019), weshalb auch eine Kombination von nicht-invasiven Verfahren einen Lösungsansatz bietet (Birkhahn *et al.*, 2007). Dennoch konnte sich bisher kein Tumormarkersystem für den klinischen Einsatz in der Primärdiagnostik empfehlen und international durchsetzen (Babjuk *et al.*, 2017), sodass die invasive Zystoskopie noch immer der Goldstandard für die Diagnose und Nachsorge von Blasentumoren ist.

Bislang richtete sich der Fokus der Untersuchungen vor allem auf *messenger* RNAs (mRNA) und miRNAs als potentielle Tumormarker, die den dynamischen Prozess einer malignen Transformation im Gegensatz zur DNA über eine veränderte Genexpression widerspiegeln (Calin and Croce, 2006; Sandvik *et al.*, 2006). Andererseits ist RNA anfällig für Degradationsprozesse und gegenüber zellulären Nukleasen, sodass die Sensitivität der Detektion in Körperflüssigkeiten zu gering sein könnte und die standardisierte Quantifizierung im klinischen Alltag erschwert wird (Müller *et al.*, 2003). Aufgrund der erhöhten Stabilität von zirkulären Transkripten mit einer Halbwertszeit von ca. 48 h in Zellen (Jeck *et al.*, 2013) gegenüber den nur 10 h für lineare mRNAs (Schwanhäusser *et al.*, 2011) stellen circRNAs daher neue hoffnungsvolle Markerkandidaten für die Diagnostik des Harnblasenkarzinoms dar. So sind zirkuläre RNA-Spezies durch das Fehlen von freien Enden resistenter gegenüber zellulären Exonukleasen (Jeck *et al.*, 2013) und können zu hohen Abundanzen in Zellen akkumulieren (Zhang *et al.*, 2016b). Darüber hinaus wird die Halbwertszeit von circRNAs zusätzlich durch deren Verpackung in Exosomen als eine Nuklease-geschützte Umgebung gesteigert, die zirkuläre Transkripte in Körperflüssigkeiten zu entfernten Geweben und Organen transportieren können (Li *et al.*, 2015a).

Dennoch konnten neuste Studien die Degradation von zirkulären RNA-Spezies unter normalen und Stressbedingungen zeigen, indem circRNAs nach der Bindung von miRNAs abgebaut werden: So konnte für CDR1as die Ago2-abhängige Spaltung durch Bindung von miR-671 nachgewiesen werden (Kleaveland *et al.*, 2018). Weiterhin können die cytoplasmatische Endonuklease RNase L (Liu *et al.*, 2019a) sowie der Ribonuklease Komplex RNase P/MRP zusammen mit dem N6-Methyladenosin-Leseprotein YTHDF2 und HRSP12 (Park *et al.*, 2019) zirkuläre Transkripte degradieren. Stark strukturierte circ-RNAs können durch die ATP-abhängige Helikase UPF1 und dessen assoziierte Endonuklease G3BP1 abgebaut werden (Fischer *et al.*, 2020). Allerdings ist keiner der genannten Mechanismen spezifisch für den Abbau von zirkulären RNA-Spezies, sodass weitere regulatorische Stoffwechselwege für die Aufrechterhaltung von physiologischen *steady-state* Leveln von circRNAs in Zellen vermutet werden (Chen, 2020).

Bereits in vielen Geweben und Körperflüssigkeiten konnten zirkuläre Transkripte identifiziert werden (Memczak *et al.*, 2013; Panda *et al.*, 2017), wobei diese überwiegend niedriger als kodierende Transkripte exprimiert werden (Abu and Jamal, 2016). In Tumoren konnte ebenfalls mehrheitlich eine Herabsetzung der Expression von zirkulären RNA-Spezies beobachtet werden (Li *et al.*, 2019), welche auch auf die hohen Proliferationsraten und einen Verdünnungseffekt in Krebszellen zurückgeführt werden kann (Bachmayr-Heyda *et al.*, 2015). Zudem konnten circRNAs aufgrund ihrer erhöhten Stabilität im Blutserum (Li *et al.*, 2015a), im Speichel (Jh *et al.*, 2015) sowie im Urin (Song *et al.*, 2020) detektiert werden und wurden daher als Markerkandidaten für eine nichtinvasive Tumordiagnostik vorgeschlagen. So konnten zirkuläre Transkripte in einer Microarray-Analyse von Urinproben von Harnblasenkarzinompatienten und gesunden Probanden als eine neue Klasse von Biomarkern identifiziert werden (Song *et al.*, 2020). Infolge der Gewebs- und Entwicklungs-spezifischen Expression von circRNAs (Qu *et al.*, 2018) konnte ebenfalls eine Korrelation von zirkulären Transkripten mit klinisch-pathologischen Eigenschaften wie der Tumorgröße und dem TNM-Staging in Studien gezeigt werden (Huang *et al.*, 2017). Da insbesondere auch die Früherkennung von NMIBC und *low grade* Blasentumoren ein zentrales Ziel der Entwicklung von nicht-invasiven Tumor-markersystemen darstellt, wurde erst kürzlich eine Transkriptomanalyse von NMIBC-Patienten durchgeführt und die zirkulären Transkripte circHIPK3 und circCDYL als vielversprechende diagnostische Markermoleküle vorgeschlagen (Okholm *et al.*, 2017).

In malignen Blasentumoren können zirkuläre RNA-Spezies vielfältige Funk-tionen wie die Proliferation, Invasion, Metastasierung, Apoptose oder den epithelial-mesenchymalen Übergang (EMT) von Zellen steuern (Liu *et al.*, 2019b). Daher könnten circRNAs mit Kontext zur Tumorentstehung nicht nur als diagnostisches, sondern auch als therapeutisches Werkzeug eingesetzt werden. Aufgrund der höheren Stabilität von zirkulären Transkripten und der Fähigkeit zur Bindung von onkogenen miRNAs und Proteinen bietet sich eine Funktion als therapeutischer Vektor an, der in Tumorzellen eingebracht wird und die Maligni-tät herabsetzen könnte (Zhao *et al.*, 2019). Darüber hinaus wäre auch der Einsatz als Vektor für die Herstellung von Tumorsuppressor-Proteinen denkbar (Geng *et al.*, 2018), da die Translation von circRNAs bereits gezeigt werden konnte. Die längere Halbwertszeit von zirkulären Transkripten könnte zudem die Frequenz und Dosis der Applikation des therapeutischen Wirkstoffes reduzieren, was sich auch positiv auf das Auftreten von Nebenwirkungen auswirken könnte (Holdt *et al.*, 2018). Des Weiteren wurden für modifizierte asONs, siRNAs und Antago-mirs eine therapeutische Wirkung *in vivo* von 10 bis 15 Tagen bis hin zu einigen Wochen nach einer einzigen Injektion in den Körper nachgewiesen (Bennett and Swayze, 2010; Crooke *et al.*, 2018; Jost *et al.*, 2018), weshalb auch die Stabilität von circRNAs durch chemische Modifikationen weiter erhöht und pharmakokine-tische Eigenschaften verbessert werden könnten (Holdt *et al.*, 2018). Allerdings bleibt die Synthese von zirkulären Transkripten eine große Herausforderung und ist derzeit ein kosten- und zeitintensiver Prozess (Holdt *et al.*, 2018). Neben dem Einbringen von exogenen circRNA-Spezies könnten onkogene zirkuläre Tran-skripte daher auch durch zum Backsplicing-Übergang komplementäre siRNAs oder asONs gezielt gehemmt werden, wobei diese Strategie die Reduktion von Nebenwirkungen und der Ausschluss von Off-Target-Effekten sowie der linearen Transkripte des Genlokus voraussetzt (Frazier, 2014; Wang *et al.*, 2017; Zhang and Xin, 2018).

Zusammenfassend stellen zirkuläre Transkripte aufgrund der vermeintlich erhöhten Stabilität in Körperflüssigkeiten und der Gewebs- und Entwicklungs-spezifischen Expression vielversprechende Tumormarker für die nicht-invasive

Diagnostik des Harnblasenkarzinoms dar. Für den Einsatz im klinischen Alltag müsste der Nachweis der circRNAs im Patientenmaterial mit hoher Sensitivität und Spezifität erfolgen sowie standardisiert in der jeweiligen Körperflüssigkeit messbar sein, um Kosten und Aufwand gering zu halten und reproduzierbare Ergebnisse zu liefern. Zwar scheint Urin durch die Nähe zu den Organen des Harnsystems das ideale Untersuchungsobjekt zu sein, dennoch bildet Gesamturin ein überaus komplexes Probenmaterial aus verschiedenen Zelltypen, benignen und malignen Zellen sowie unterschiedlichen Phänotypen von Tumorzellen. Die Detektion von zirkulären Transkripten als spezifische Biomarker muss daher auch bei einem hohen Hintergrund an unspezifischen RNA-Spezies klinisch valide Ergebnisse generieren, was durch die allgemein niedrigere Abundanz von circRNAs in Tumoren erschwert wird. Dennoch wäre der Nachweis durch sensitive und spezifische Verfahren wie der RT-qPCR mit einem hohen Durchsatz an Proben möglich und könnte nach einem standardisierten Protokoll erfolgen. Zudem könnte die Isolation von Exosomen aus dem Urin ein sinnvoller Schritt für eine verbesserte Detektion von zirkulären RNA-Spezies darstellen, falls diese tatsächlich Schutz gegenüber urinen RNasen bieten und circRNAs in den Vesikeln angereichert sind. Schließlich wäre ein besseres Verständnis der vielfältigen Funktionen und Regulationsmechanismen von zirkulären Transkripten hilfreich, um therapeutische Strategien zur Behandlung des Harnblasenkarzinoms zu entwickeln.

Literaturverzeichnis

Abu, N., and Jamal, R. (2016). Circular RNAs as Promising Biomarkers: A Mini-Review. Front. Physiol. *7*, 355.

Acinas, S.G., Sarma-Rupavtarm, R., Klepac-Ceraj, V., and Polz, M.F. (2005). PCR-Induced Sequence Artifacts and Bias: Insights from Comparison of Two 16S rRNA Clone Libraries Constructed from the Same Sample. Appl. Environ. Microbiol. *71*, 8966–8969.

Agarwal, V., Bell, G.W., Nam, J.-W., and Bartel, D.P. (2015). Predicting effective microRNA target sites in mammalian mRNAs. ELife *4*.

Aldousari, S., and Kassouf, W. (2010). Update on the management of non-muscle invasive bladder cancer. Can. Urol. Assoc. J. *4*, 56–64.

Altmann, K.H., Fabbro, D., Dean, N.M., Geiger, T., Monia, B.P., Müller, M., and Nicklin, P. (1996). Second-generation antisense oligonucleotides: structure-activity relationships and the design of improved signal-transduction inhibitors. Biochem. Soc. Trans. *24*, 630–637.

Arnaiz, E., Sole, C., Manterola, L., Iparraguirre, L., Otaegui, D., and Lawrie, C.H. (2019). CircRNAs and cancer: Biomarkers and master regulators. Semin. Cancer Biol. *58*, 90–99.

Ashwal-Fluss, R., Meyer, M., Pamudurti, N.R., Ivanov, A., Bartok, O., Hanan, M., Evantal, N., Memczak, S., Rajewsky, N., and Kadener, S. (2014). circRNA biogenesis competes with pre-mRNA splicing. Mol. Cell *56*, 55–66.

Babjuk, M., Böhle, A., Burger, M., Capoun, O., Cohen, D., Compérat, E.M., Hernández, V., Kaasinen, E., Palou, J., Rouprêt, M., *et al.* (2017). EAU Guidelines on Non–Muscle-invasive Urothelial Carcinoma of the Bladder: Update 2016. Eur. Urol. *71*, 447–461.

Babjuk, M., Burger, M., Compérat, E.M., Gontero, P., Mostafid, A.H., Palou, J., Rhijn, B.W.G. van, Rouprêt, M., Shariat, S.F., Sylvester, R., *et al.* (2019). European Association of Urology Guidelines on Non-muscle-invasive Bladder Cancer (TaT1 and Carcinoma In Situ) – 2019 Update. Eur. Urol. *76*, 639–657.

Bachmayr-Heyda, A., Reiner, A.T., Auer, K., Sukhbaatar, N., Aust, S., Bachleitner-Hofmann, T., Mesteri, I., Grunt, T.W., Zeillinger, R., and Pils, D. (2015). Correlation of circular RNA abundance with proliferation--exemplified with colorectal and ovarian cancer, idiopathic lung fibrosis, and normal human tissues. Sci. Rep. *5*, 8057.

Bachs, O., Gallastegui, E., Orlando, S., Bigas, A., Morante-Redolat, J.M., Serratosa, J., Fariñas, I., Aligué, R., and Pujol, M.J. (2018). Role of p27Kip1 as a transcriptional regulator. Oncotarget *9*, 26259–26278.

Bakkar, A.A., Wallerand, H., Radvanyi, F., Lahaye, J.-B., Pissard, S., Lecerf, L., Kouyoumdjian, J.C., Abbou, C.C., Pairon, J.-C., Jaurand, M.-C., *et al.* (2003). FGFR3 and TP53 gene mutations define two distinct pathways in urothelial cell carcinoma of the bladder. Cancer Res. *63*, 8108–8112.

Barbosa, A.L.A., Vermeulen, S.H.H.M., Aben, K.K., Grotenhuis, A.J., Vrieling, A., and Kiemeney, L.A. (2018). Smoking intensity and bladder cancer aggressiveness at diagnosis. PloS One *13*, e0194039.

Bennett, C.F., and Swayze, E.E. (2010). RNA targeting therapeutics: molecular mechanisms of antisense oligonucleotides as a therapeutic platform. Annu. Rev. Pharmacol. Toxicol. *50*, 259–293.

Birkhahn, M., Mitra, A.P., and Cote, R.J. (2007). Molecular markers for bladder cancer: The road to a multimarker approach. Expert Rev. Anticancer Ther. *7*, 1717–1727.

Breckenridge, D.G., Stojanovic, M., Marcellus, R.C., and Shore, G.C. (2003). Caspase cleavage product of BAP31 induces mitochondrial fission through endoplasmic reticulum calcium signals, enhancing cytochrome c release to the cytosol. J. Cell Biol. *160*, 1115–1127.

Bresnick, A.R., Weber, D.J., and Zimmer, D.B. (2015). S100 proteins in cancer. Nat. Rev. Cancer *15*, 96–109.

Brouard, M.C., Saurat, J.-H., Ghanem, G., and Siegenthaler, G. (2002). Urinary excretion of epidermal-type fatty acid-binding protein and S100A7 protein in patients with cutaneous melanoma. Melanoma Res. *12*, 627–631.

Bustin, S.A., Benes, V., Garson, J.A., Hellemans, J., Huggett, J., Kubista, M., Mueller, R., Nolan, T., Pfaffl, M.W., Shipley, G.L., *et al.* (2009). The MIQE Guidelines: Minimum Information for Publication of Quantitative Real-Time PCR Experiments. Clin. Chem. *55*, 611–622.

Calin, G.A., and Croce, C.M. (2006). MicroRNA signatures in human cancers. Nat. Rev. Cancer *6*, 857–866.

Carmack, A.J.K., and Soloway, M.S. (2006). The diagnosis and staging of bladder cancer: from RBCs to TURs. Urology *67*, 3–8; discussion 8–10.

Chan, J.H.P., Lim, S., and Wong, W.S.F. (2006). Antisense oligonucleotides: from design to therapeutic application. Clin. Exp. Pharmacol. Physiol. *33*, 533–540.

Chang, H., Qu, J., Wang, J., Liang, X., and Sun, W. (2019). Circular RNA circ_0026134 regulates non-small cell lung cancer cell proliferation and invasion via sponging miR-1256 and miR-1287. Biomed. Pharmacother. Biomedecine Pharmacother. *112*, 108743.

Chen, L.-L. (2016). The biogenesis and emerging roles of circular RNAs. Nat. Rev. Mol. Cell Biol. *17*, 205–211.

Chen, L.-L. (2020). The expanding regulatory mechanisms and cellular functions of circular RNAs. Nat. Rev. Mol. Cell Biol. *21*, 475–490.

Chen, C.Y., and Sarnow, P. (1995). Initiation of protein synthesis by the eukaryotic translational apparatus on circular RNAs. Science *268*, 415–417.

Chen, L.-L., and Yang, L. (2015). Regulation of circRNA biogenesis. RNA Biol. *12*, 381–388.

Chen, D.-F., Zhang, L.-J., Tan, K., and Jing, Q. (2018). Application of droplet digital PCR in quantitative detection of the cell-free circulating circRNAs. Biotechnol. Biotechnol. Equip. *32*, 116–123.

Chen, S., Huang, V., Xu, X., Livingstone, J., Soares, F., Jeon, J., Zeng, Y., Hua, J.T., Petricca, J., Guo, H., *et al.* (2019). Widespread and Functional RNA Circularization in Localized Prostate Cancer. Cell *176*, 831–843.e22.

Chipman, L.B., and Pasquinelli, A.E. (2019). miRNA Targeting: Growing beyond the Seed. Trends Genet. *35*, 215–222.

Cline, J., Braman, J.C., and Hogrefe, H.H. (1996). PCR fidelity of pfu DNA polymerase and other thermostable DNA polymerases. Nucleic Acids Res. *24*, 3546–3551.

Cocquet, J., Chong, A., Zhang, G., and Veitia, R.A. (2006). Reverse transcriptase template switching and false alternative transcripts. Genomics *88*, 127–131.

Colombel, M., Soloway, M., Akaza, H., Böhle, A., Palou, J., Buckley, R., Lamm, D., Brausi, M., Witjes, J.A., and Persad, R. (2008). Epidemiology, Staging, Grading, and Risk Stratification of Bladder Cancer. Eur. Urol. Suppl. *7*, 618–626.

Conn, S.J., Pillman, K.A., Toubia, J., Conn, V.M., Salmanidis, M., Phillips, C.A., Roslan, S., Schreiber, A.W., Gregory, P.A., and Goodall, G.J. (2015). The RNA binding protein quaking regulates formation of circRNAs. Cell *160*, 1125–1134.

Conn, V.M., Hugouvieux, V., Nayak, A., Conos, S.A., Capovilla, G., Cildir, G., Jourdain, A., Tergaonkar, V., Schmid, M., Zubieta, C., *et al.* (2017). A circRNA from SEPALLATA3 regulates splicing of its cognate mRNA through R-loop formation. Nat. Plants *3*, 17053.

Crooke, S.T., Witztum, J.L., Bennett, C.F., and Baker, B.F. (2018). RNA-Targeted Therapeutics. Cell Metab. *27*, 714–739.

Cross, B.C.S., Sinning, I., Luirink, J., and High, S. (2009). Delivering proteins for export from the cytosol. Nat. Rev. Mol. Cell Biol. *10*, 255–264.

Cross, S.S., Hamdy, F.C., Deloulme, J.C., and Rehman, I. (2005). Expression of S100 proteins in normal human tissues and common cancers using tissue microarrays: S100A6, S100A8, S100A9 and S100A11 are all overexpressed in common cancers. Histopathology *46*, 256–269.

Crowley, K.S., Liao, S., Worrell, V.E., Reinhart, G.D., and Johnson, A.E. (1994). Secretory proteins move through the endoplasmic reticulum membrane via an aqueous, gated pore. Cell *78*, 461–471.

Derveaux, S., Vandesompele, J., and Hellemans, J. (2010). How to do successful gene expression analysis using real-time PCR. Methods *50*, 227–230.

Detzer, A. (2010). Small interfering RNA (siRNA): Zelluläre Einschleusung und Wirkmechanismen. Dissertation. Universität zu Lübeck.

Devaraneni, P., Conti, B., Matsumura, Y., Yang, Z., Johnson, A.E., and Skach, W.R. (2011). Insertion and Inversion of a Type II Signal Anchor Occurs in a Protected Environment of the Ribosome-Sec61 Complex. Cell *146*, 134–147.

Do, H., Falcone, D., Lin, J., Andrews, D.W., and Johnson, A.E. (1996). The cotranslational integration of membrane proteins into the phospholipid bilayer is a multistep process. Cell *85*, 369–378.

Donato, R., Cannon, B.R., Sorci, G., Riuzzi, F., Hsu, K., Weber, D.J., and Geczy, C.L. (2013). Functions of S100 proteins. Curr. Mol. Med. *13*, 24–57.

Dong, R., Ma, X.-K., Li, G.-W., and Yang, L. (2018). CIRCpedia v2: An Updated Database for Comprehensive Circular RNA Annotation and Expression Comparison. Genomics Proteomics Bioinformatics *16*, 226–233.

Dong, W., Bi, J., Liu, H., Yan, D., He, Q., Zhou, Q., Wang, Q., Xie, R., Su, Y., Yang, M., *et al.* (2019). Circular RNA ACVR2A suppresses bladder cancer cells proliferation and metastasis through miR-626/EYA4 axis. Mol. Cancer *18*, 95.

Dragomir, M., Mafra, A.C.P., Dias, S.M.G., Vasilescu, C., and Calin, G.A. (2018). Using microRNA Networks to Understand Cancer. Int. J. Mol. Sci. *19*.

Du, W.W., Yang, W., Chen, Y., Wu, Z.-K., Foster, F.S., Yang, Z., Li, X., and Yang, B.B. (2017a). Foxo3 circular RNA promotes cardiac senescence by modulating multiple factors associated with stress and senescence responses. Eur. Heart J. *38*, 1402–1412.

Du, W.W., Fang, L., Yang, W., Wu, N., Awan, F.M., Yang, Z., and Yang, B.B. (2017b). Induction of tumor apoptosis through a circular RNA enhancing Foxo3 activity. Cell Death Differ. *24*, 357–370.

Dubois, J. (2014). Untersuchungen zur Tumorbiologie des RNA-basierten Tumormarkers OP18/Stathmin-1. Bachelorarbeit. Universität zu Lübeck.

Dudekula, D.B., Panda, A.C., Grammatikakis, I., De, S., Abdelmohsen, K., and Gorospe, M. (2016). CircInteractome: A web tool for exploring circular RNAs and their interacting proteins and microRNAs. RNA Biol. *13*, 34–42.

Eckert, K.A., and Kunkel, T.A. (1991). DNA polymerase fidelity and the polymerase chain reaction. PCR Methods Appl. *1*, 17–24.

Egea, P.F., Stroud, R.M., and Walter, P. (2005). Targeting proteins to membranes: structure of the signal recognition particle. Curr. Opin. Struct. Biol. *15*, 213–220.

Fagerberg, L., Hallström, B.M., Oksvold, P., Kampf, C., Djureinovic, D., Odeberg, J., Habuka, M., Tahmasebpoor, S., Danielsson, A., Edlund, K., *et al.* (2014). Analysis of the human tissue-specific expression by genome-wide integration of transcriptomics and antibody-based proteomics. Mol. Cell. Proteomics MCP *13*, 397–406.

Feng, J., Chen, K., Dong, X., Xu, X., Jin, Y., Zhang, X., Chen, W., Han, Y., Shao, L., Gao, Y., *et al.* (2019). Genome-wide identification of cancer-specific alternative splicing in circRNA. Mol. Cancer *18*, 35.

Fischer, J.W., Busa, V.F., Shao, Y., and Leung, A.K.L. (2020). Structure-Mediated RNA Decay by UPF1 and G3BP1. Mol. Cell *78*, 70–84.e6.

Floris, G., Zhang, L., Follesa, P., and Sun, T. (2017). Regulatory Role of Circular RNAs and Neurological Disorders. Mol. Neurobiol. *54*, 5156–5165.

Frazier, K.S. (2014). Antisense Oligonucleotide Therapies: The Promise and the Challenges from a Toxicologic Pathologist's Perspective. Toxicol. Pathol.

Gagnon, K.T., and Corey, D.R. (2019). Guidelines for Experiments Using Antisense Oligonucleotides and Double-Stranded RNAs. Nucleic Acid Ther. *29*, 116–122.

Geng, Y., Jiang, J., and Wu, C. (2018). Function and clinical significance of circRNAs in solid tumors. J. Hematol. Oncol.J Hematol Oncol *11*, 98.

Gesellschaft der epidemiologischen Krebsregister in Deutschland e.V. (2016). Atlas der Krebsinzidenz und -mortalität in Deutschland (GEKID-Atlas).

Giles, R.V., and Tidd, D.M. (1992). Increased specificity for antisense oligodeoxynucleotide targeting of RNA cleavage by RNase H using chimeric methylphosphonodiester/phosphodiester structures. Nucleic Acids Res. *20*, 763–770.

Godet, A.-C., David, F., Hantelys, F., Tatin, F., Lacazette, E., Garmy-Susini, B., and Prats, A.-C. (2019). IRES Trans-Acting Factors, Key Actors of the Stress Response. Int. J. Mol. Sci. *20*.

Görlich, D., and Rapoport, T.A. (1993). Protein translocation into proteoliposomes reconstituted from purified components of the endoplasmic reticulum membrane. Cell *75*, 615–630.

Görlich, D., Prehn, S., Hartmann, E., Kalies, K.U., and Rapoport, T.A. (1992a). A mammalian homolog of SEC61p and SECYp is associated with ribosomes and nascent polypeptides during translocation. Cell *71*, 489–503.

Görlich, D., Hartmann, E., Prehn, S., and Rapoport, T.A. (1992b). A protein of the endoplasmic reticulum involved early in polypeptide translocation. Nature *357*, 47–52.

Griffiths, T.R.L., and Action on Bladder Cancer Group (2013). Current perspectives in bladder cancer management. Int. J. Clin. Pract. *67*, 435–448.

Guarnerio, J., Bezzi, M., Jeong, J.C., Paffenholz, S.V., Berry, K., Naldini, M.M., Lo-Coco, F., Tay, Y., Beck, A.H., and Pandolfi, P.P. (2016). Oncogenic Role of Fusion-circRNAs Derived from Cancer-Associated Chromosomal Translocations. Cell *165*, 289–302.

Guo, J.U., Agarwal, V., Guo, H., and Bartel, D.P. (2014). Expanded identification and characterization of mammalian circular RNAs. Genome Biol. *15*, 409.

Guth, S., Völzing, C., Müller, A., Jung, M., and Zimmermann, R. (2004). Protein transport into canine pancreatic microsomes: a quantitative approach. Eur. J. Biochem. *271*, 3200–3207.

Han, B., Chao, J., and Yao, H. (2018). Circular RNA and its mechanisms in disease: From the bench to the clinic. Pharmacol. Ther. *187*, 31–44.

Hanke, M. (2007). Urin-assoziierte Ribonukleinsäure-basierte Tumormarker beim Harnblasenkarzinom: Entwicklung einer nicht-invasiven Diagnostik. Dissertation. Universität zu Lübeck.

Hanke, M., Dubois, J., Kausch, I., Petkovic, S., and Sczakiel, G. (2020). Oncoprotein 18 is necessary for malignant cell proliferation in bladder cancer cells and serves as a G3-specific non-invasive diagnostic marker candidate in urinary RNA. PLOS ONE *15*, e0229193.

Hansen, T.B. (2018). Improved circRNA Identification by Combining Prediction Algorithms. Front. Cell Dev. Biol. *6*, 20.

Hansen, T.B., Wiklund, E.D., Bramsen, J.B., Villadsen, S.B., Statham, A.L., Clark, S.J., and Kjems, J. (2011). miRNA-dependent gene silencing involving Ago2-mediated cleavage of a circular antisense RNA. EMBO J. *30*, 4414–4422.

Hansen, T.B., Jensen, T.I., Clausen, B.H., Bramsen, J.B., Finsen, B., Damgaard, C.K., and Kjems, J. (2013). Natural RNA circles function as efficient microRNA sponges. Nature *495*, 384–388.

van Heesch, S., Witte, F., Schneider-Lunitz, V., Schulz, J.F., Adami, E., Faber, A.B., Kirchner, M., Maatz, H., Blachut, S., Sandmann, C.-L., et al. (2019). The Translational Landscape of the Human Heart. Cell *178*, 242–260.e29.

Hegde, R.S., and Bernstein, H.D. (2006). The surprising complexity of signal sequences. Trends Biochem. Sci. *31*, 563–571.

Hegde, R.S., Voigt, S., Rapoport, T.A., and Lingappa, V.R. (1998). TRAM Regulates the Exposure of Nascent Secretory Proteins to the Cytosol during Translocation into the Endoplasmic Reticulum. Cell *92*, 621–631.

Hickerson, R.P., Vlassov, A.V., Wang, Q., Leake, D., Ilves, H., Gonzalez-Gonzalez, E., Con-tag, C.H., Johnston, B.H., and Kaspar, R.L. (2008). Stability Study of Unmodified siRNA and Relevance to Clinical Use. Oligonucleotides *18*, 345–354.

High, S., Martoglio, B., Görlich, D., Andersen, S.S., Ashford, A.J., Giner, A., Hartmann, E., Prehn, S., Rapoport, T.A., and Dobberstein, B. (1993). Site-specific photocross-linking reveals that Sec61p and TRAM contact different regions of a membrane-inserted signal sequence. J. Biol. Chem. *268*, 26745–26751.

Hilton, S., and Jones, L.P. (2014). Recent Advances in Imaging Cancer of the Kidney and Urinary Tract. Surg. Oncol. Clin. N. Am. *23*, 863–910.

Hoeijmakers, W.A.M., Bártfai, R., and Stunnenberg, H.G. (2013). Transcriptome analysis using RNA-Seq. Methods Mol. Biol. Clifton NJ *923*, 221–239.

Holdt, L.M., Kohlmaier, A., and Teupser, D. (2018). Circular RNAs as Therapeutic Agents and Targets. Front. Physiol. *9*.

Houseley, J., and Tollervey, D. (2010). Apparent Non-Canonical Trans-Splicing Is Generated by Reverse Transcriptase In Vitro. PLOS ONE *5*, e12271.

Hovelson, D.H., Udager, A.M., McDaniel, A.S., Grivas, P., Palmbos, P., Tamura, S., Lazo de la Vega, L., Palapattu, G., Veeneman, B., El-Sawy, L., et al. (2018). Targeted DNA and RNA Sequencing of Paired Urothelial and Squamous Bladder Cancers Reveals Dis-cordant Genomic and Transcriptomic Events and Unique Therapeutic Implications. Eur. Urol. *74*, 741–753.

Hu, G. (1993). DNA polymerase-catalyzed addition of nontemplated extra nucleotides to the 3' end of a DNA fragment. DNA Cell Biol. *12*, 763–770.

Huang, A., Zheng, H., Wu, Z., Chen, M., and Huang, Y. (2020). Circular RNA-protein interactions: functions, mechanisms, and identification. Theranostics *10*, 3503–3517.

Huang, C., Liang, D., Tatomer, D.C., and Wilusz, J.E. (2018). A length-dependent evolu-tionarily conserved pathway controls nuclear export of circular RNAs. Genes Dev. *32*, 639–644.

Huang, G., Li, S., Yang, N., Zou, Y., Zheng, D., and Xiao, T. (2017). Recent progress in circular RNAs in human cancers. Cancer Lett. *404*, 8–18.

Husi, H., Fernandes, M., Skipworth, R.J., Miller, J., Cronshaw, A.D., Fearon, K.C.H., and Ross, J.A. (2019). Identification of diagnostic upper gastrointestinal cancer tissue type-specific urinary biomarkers. Biomed. Rep. *10*, 165–174.

Ismail, M.F., El Boghdady, N.A., Shabayek, M.I., Awida, H.A., and Abozeed, H. (2016). Evaluation and screening of mRNA S100A genes as serological biomarkers in different stages of bladder cancer in Egypt. Tumour Biol. J. Int. Soc. Oncodevelopmental Biol. Med. *37*, 4621–4631.

Jeck, W.R., and Sharpless, N.E. (2014). Detecting and characterizing circular RNAs. Nat. Biotechnol. *32*, 453–461.

Jeck, W.R., Sorrentino, J.A., Wang, K., Slevin, M.K., Burd, C.E., Liu, J., Marzluff, W.F., and Sharpless, N.E. (2013). Circular RNAs are abundant, conserved, and associated with ALU repeats. RNA N. Y. N *19*, 141–157.

Jh, B., Q, Z., F, L., Tm, C., X, L., Y, K., Dt, W., and X, X. (2015). The landscape of microRNA, Piwi-interacting RNA, and circular RNA in human saliva (Clin Chem).

Joo, J.H., Kim, J.W., Lee, Y., Yoon, S.Y., Kim, J.H., Paik, S.-G., and Choe, I.S. (2003). Invol-vement of NF-κB in the regulation of S100A6 gene expression in human hepatoblastoma cell line HepG2. Biochem. Biophys. Res. Commun. *307*, 274–280.

Joo, J.H., Yoon, S.Y., Kim, J.H., Paik, S.-G., Min, S.R., Lim, J.-S., Choe, I.S., Choi, I., and Kim, J.W. (2008). S100A6 (calcyclin) enhances the sensitivity to apoptosis via the upregulation of caspase-3 activity in Hep3B cells. J. Cell. Biochem. *103*, 1183–1197.

Jost, I., Shalamova, L.A., Gerresheim, G.K., Niepmann, M., Bindereif, A., and Rossbach, O. (2018). Functional sequestration of microRNA-122 from Hepatitis C Virus by circular RNA sponges. RNA Biol. *15*, 1032–1039.

Jurewicz, E., Kasacka, I., Bankowski, E., and Filipek, A. (2014). S100A6 and its extracellular targets in Wharton's jelly of healthy and preeclamptic patients. Placenta *35*, 386–391.

Kagan, J.C., Su, T., Horng, T., Chow, A., Akira, S., and Medzhitov, R. (2008). TRAM couples endocytosis of Toll-like receptor 4 to the induction of interferon-β. Nat. Immunol. *9*, 361–368.

Kamat, A.M., Hegarty, P.K., Gee, J.R., Clark, P.E., Svatek, R.S., Hegarty, N., Shariat, S.F., Xylinas, E., Schmitz-Dräger, B.J., Lotan, Y., et al. (2013). ICUD-EAU International Consultation on Bladder Cancer 2012: Screening, diagnosis, and molecular markers. Eur. Urol. *63*, 4–15.

Kavalieris, L., O'Sullivan, P., Frampton, C., Guilford, P., Darling, D., Jacobson, E., Suttie, J., Raman, J.D., Shariat, S.F., and Lotan, Y. (2017). Performance Characteristics of a Multigene Urine Biomarker Test for Monitoring for Recurrent Urothelial Carcinoma in a Multicenter Study. J. Urol. *197*, 1419–1426.

Kilańczyk, E., Graczyk, A., Ostrowska, H., Kasacka, I., Leśniak, W., and Filipek, A. (2012). S100A6 is transcriptionally regulated by β-catenin and interacts with a novel target, lamin A/C, in colorectal cancer cells. Cell Calcium *51*, 470–477.

Kleaveland, B., Shi, C.Y., Stefano, J., and Bartel, D.P. (2018). A Network of Noncoding Regulatory RNAs Acts in the Mammalian Brain. Cell *174*, 350–362.e17.

Klein, M.-C., Lerner, M., Nguyen, D., Pfeffer, S., Dudek, J., Förster, F., Helms, V., Lang, S., and Zimmermann, R. (2020). TRAM1 protein may support ER protein import by modulating the phospholipid bilayer near the lateral gate of the Sec61-channel. Channels *14*, 28–44.

Komatsu, K., Murata, K., Kameyama, M., Ayaki, M., Mukai, M., Ishiguro, S., Miyoshi, J., Tatsuta, M., Inoue, M., and Nakamura, H. (2002). Expression of S100A6 and S100A4 in matched samples of human colorectal mucosa, primary colorectal adenocarcinomas and liver metastases. Oncology *63*, 192–200.

Koya, M., Osborne, S., Chemaslé, C., Porten, S., Schuckman, A., and Kennedy-Smith, A. (2020). An evaluation of the real world use and clinical utility of the Cxbladder Monitor assay in the follow-up of patients previously treated for bladder cancer. BMC Urol. *20*.

Kramer, M.C., Liang, D., Tatomer, D.C., Gold, B., March, Z.M., Cherry, S., and Wilusz, J.E. (2015). Combinatorial control of Drosophila circular RNA expression by intronic repeats, hnRNPs, and SR proteins. Genes Dev. *29*, 2168–2182.

Kretschmer-Kazemi Far, R., and Sczakiel, G. (2003). The activity of siRNA in mammalian cells is related to structural target accessibility: a comparison with antisense oligonucleotides. Nucleic Acids Res. *31*, 4417–4424.

Kristensen, L.S., Andersen, M.S., Stagsted, L.V.W., Ebbesen, K.K., Hansen, T.B., and Kjems, J. (2019). The biogenesis, biology and characterization of circular RNAs. Nat. Rev. Genet. *20*, 675–691.

Kurreck, J., Wyszko, E., Gillen, C., and Erdmann, V.A. (2002). Design of antisense oligonucleotides stabilized by locked nucleic acids. Nucleic Acids Res. *30*, 1911–1918.

Lakkaraju, A.K.K., Mary, C., Scherrer, A., Johnson, A.E., and Strub, K. (2008). SRP keeps polypeptides translocation-competent by slowing translation to match limiting ER-targeting sites. Cell *133*, 440–451.

Landais, I., Pelton, C., Streblow, D., DeFilippis, V., McWeeney, S., and Nelson, J.A. (2015). Human Cytomegalovirus miR-UL112-3p Targets TLR2 and Modulates the TLR2/IRAK1/NFκB Signaling Pathway. PLoS Pathog. *11*, e1004881.

Lang, S., Pfeffer, S., Lee, P.-H., Cavalié, A., Helms, V., Förster, F., and Zimmermann, R. (2017). An Update on Sec61 Channel Functions, Mechanisms, and Related Diseases. Front. Physiol. *8.*

Lasda, E., and Parker, R. (2014). Circular RNAs: diversity of form and function. RNA *20*, 1829–1842.

Lazzeri, M. (2006). The physiological function of the urothelium--more than a simple barrier. Urol. Int. *76*, 289–295.

Leal, J., Luengo-Fernandez, R., Sullivan, R., and Witjes, J.A. (2016). Economic Burden of Bladder Cancer Across the European Union. Eur. Urol. *69*, 438–447.

Legnini, I., Di Timoteo, G., Rossi, F., Morlando, M., Briganti, F., Sthandier, O., Fatica, A., Santini, T., Andronache, A., Wade, M., *et al.* (2017). Circ-ZNF609 Is a Circular RNA that Can Be Translated and Functions in Myogenesis. Mol. Cell *66*, 22–37.e9.

Lei, M., Zheng, G., Ning, Q., Zheng, J., and Dong, D. (2020). Translation and functional roles of circular RNAs in human cancer. Mol. Cancer *19.*

Lerner, S.P., Robertson, G., Kim, J., Cherniack, A., Guo, G., Akbani, R., Kanchi, R.S., Hoadley, K.A., Hinoue, T., Laird, P.W., *et al.* (2017). Comprehensive molecular characterization and analysis of muscle-invasive urothelial carcinomas. J. Clin. Oncol. *35*, 4500–4500.

Leśniak, W., Szczepańska, A., and Kuźnicki, J. (2005). Calcyclin (S100A6) expression is stimulated by agents evoking oxidative stress via the antioxidant response element. Biochim. Biophys. Acta *1744*, 29–37.

Leśniak, W., Słomnicki, Ł.P., and Filipek, A. (2009). S100A6 – New facts and features. Biochem. Biophys. Res. Commun. *390*, 1087–1092.

Leśniak, W., Wilanowski, T., and Filipek, A. (2017). S100A6 – focus on recent developments. Biol. Chem. *398*, 1087–1094.

Li, D., Yang, Y., Li, Z.-Q., Li, L.-C., and Zhu, X.-H. (2019). Circular RNAs: from biogenesis and function to diseases. Chin. Med. J. (Engl.) *132*, 2457–2464.

Li, M., Liu, Y., Zhang, X., Liu, J., and Wang, P. (2018a). Transcriptomic analysis of high-throughput sequencing about circRNA, lncRNA and mRNA in bladder cancer. Gene *677*, 189–197.

Li, H., and Durbin, R. (2009). Fast and accurate short read alignment with Burrows–Wheeler transform. Bioinformatics *25*, 1754–1760.

Li, T., Shao, Y., Fu, L., Xie, Y., Zhu, L., Sun, W., Yu, R., Xiao, B., and Guo, J. (2018b). Plasma circular RNA profiling of patients with gastric cancer and their droplet digital RT-PCR detection. J. Mol. Med. *96*, 85–96.

Li, X., Yang, L., and Chen, L.-L. (2018c). The Biogenesis, Functions, and Challenges of Circular RNAs. Mol. Cell *71*, 428–442.

Li, Y., Zheng, Q., Bao, C., Li, S., Guo, W., Zhao, J., Chen, D., Gu, J., He, X., and Huang, S. (2015a). Circular RNA is enriched and stable in exosomes: a promising biomarker for cancer diagnosis. Cell Res. *25*, 981–984.

Li, Y., Zheng, F., Xiao, X., Xie, F., Tao, D., Huang, C., Liu, D., Wang, M., Wang, L., Zeng, F., *et al.* (2017). CircHIPK3 sponges miR-558 to suppress heparanase expression in bladder cancer cells. EMBO Rep. *18*, 1646–1659.

Li, Z., Huang, C., Bao, C., Chen, L., Lin, M., Wang, X., Zhong, G., Yu, B., Hu, W., Dai, L., *et al.* (2015b). Exon-intron circular RNAs regulate transcription in the nucleus. Nat. Struct. Mol. Biol. *22*, 256–264.

Liang, D., and Wilusz, J.E. (2014). Short intronic repeat sequences facilitate circular RNA production. Genes Dev. *28*, 2233–2247.

Liang, X.-H., Sun, H., Nichols, J.G., and Crooke, S.T. (2017). RNase H1-Dependent Antisense Oligonucleotides Are Robustly Active in Directing RNA Cleavage in Both the Cytoplasm and the Nucleus. Mol. Ther. J. Am. Soc. Gene Ther. *25*, 2075–2092.

Lipp, J., Dobberstein, B., and Haeuptle, M.T. (1987). Signal recognition particle arrests elongation of nascent secretory and membrane proteins at multiple sites in a transient manner. J. Biol. Chem. *262*, 1680–1684.

Liu, C.-X., Li, X., Nan, F., Jiang, S., Gao, X., Guo, S.-K., Xue, W., Cui, Y., Dong, K., Ding, H., *et al.* (2019a). Structure and Degradation of Circular RNAs Regulate PKR Activation in Innate Immunity. Cell *177*, 865–880.e21.

Liu, J., Li, D., Luo, H., and Zhu, X. (2019b). Circular RNAs: The star molecules in cancer. Mol. Aspects Med. *70*, 141–152.

Longo, M.C., Berninger, M.S., and Hartley, J.L. (1990). Use of uracil DNA glycosylase to control carry-over contamination in polymerase chain reactions. Gene *93*, 125–128.

López-Jiménez, E., Rojas, A.M., and Andrés-León, E. (2018). RNA sequencing and Prediction Tools for Circular RNAs Analysis. Adv. Exp. Med. Biol. *1087*, 17–33.

Lotan, Y., O'Sullivan, P., Raman, J.D., Shariat, S.F., Kavalieris, L., Frampton, C., Guilford, P., Luxmanan, C., Suttie, J., Crist, H., *et al.* (2017). Clinical comparison of noninvasive urine tests for ruling out recurrent urothelial carcinoma. Urol. Oncol. Semin. Orig. Investig. *35*, 531.e15–531.e22.

Lukiw, W.J. (2013). Circular RNA (circRNA) in Alzheimer's disease (AD). Front. Genet. *4*, 307.

Lundin, K.E., Gissberg, O., and Smith, C.I.E. (2015). Oligonucleotide Therapies: The Past and the Present. Hum. Gene Ther. *26*, 475–485.

Luo, G.X., and Taylor, J. (1990). Template switching by reverse transcriptase during DNA synthesis. J. Virol. *64*, 4321–4328.

Martínez-Fernández, M., Paramio, J.M., and Dueñas, M. (2016). RNA Detection in Urine: From RNA Extraction to Good Normalizer Molecules. J. Mol. Diagn. JMD *18*, 15–22.

Memczak, S., Jens, M., Elefsinioti, A., Torti, F., Krueger, J., Rybak, A., Maier, L., Mackowiak, S.D., Gregersen, L.H., Munschauer, M., *et al.* (2013). Circular RNAs are a large class of animal RNAs with regulatory potency. Nature *495*, 333–338.

Mengual, L., Ribal, M.J., Lozano, J.J., Ingelmo-Torres, M., Burset, M., Fernández, P.L., and Alcaraz, A. (2014). Validation study of a noninvasive urine test for diagnosis and prognosis assessment of bladder cancer: evidence for improved models. J. Urol. *191*, 261–269.

Metts, M.C., Metts, J.C., Milito, S.J., and Thomas, C.R. (2000). Bladder cancer: a review of diagnosis and management. J. Natl. Med. Assoc. *92*, 285–294.

Meyer, H.-A. (2001). Identifizierung und Charakterisierung evolutionär konservierter Komponenten des Protein-Translokationsapparates im Endoplasmatischen Retikulum. Dissertation. Humboldt-Universität zu Berlin.

Millino, C., Maretto, I., Pacchioni, B., Digito, M., Ye, A., Canzonieri, V., D'Angelo, E., Agostini, M., Rizzolio, F., Giordano, A., et al. (2016). Gene and microRNA Expression Are Predictive of Tumor Response in Rectal Adenocarcinoma Patients Treated with Preoperative Chemoradiotherapy: A combined miRNAs and gene expression profile to predict pre-operative chemoradiotherapy treatment response in locally advanced rectal cancer. J. Cell. Physiol. *232*.

Mitra, A.P., and Cote, R.J. (2009). Molecular pathogenesis and diagnostics of bladder cancer. Annu. Rev. Pathol. *4*, 251–285.

Mitra, A.P., and Cote, R.J. (2010). Molecular screening for bladder cancer: progress and potential. Nat. Rev. Urol. *7*, 11–20.

Moch, H., Cubilla, A.L., Humphrey, P.A., Reuter, V.E., and Ulbright, T.M. (2016). The 2016 WHO Classification of Tumours of the Urinary System and Male Genital Organs-Part A: Renal, Penile, and Testicular Tumours. Eur. Urol. *70*, 93–105.

Mowatt, G., N'Dow, J., Vale, L., Nabi, G., Boachie, C., Cook, J.A., Fraser, C., and Griffiths, T.R.L. (2011). Photodynamic diagnosis of bladder cancer compared with white light cystoscopy: Systematic review and meta-analysis. Int. J. Technol. Assess. Health Care *27*, 3–10.

Müller, M., Goessl, C., Krause, H., and Miller, K. (2003). [Molecular diagnostics in urologic oncology. Detection of nucleic acids in urine samples]. Urol. Ausg A *42*, 660–668.

Ng, C.L., Oresic, K., and Tortorella, D. (2010). TRAM1 is involved in disposal of ER membrane degradation substrates. Exp. Cell Res. *316*, 2113–2122.

Nguyen, D., Stutz, R., Schorr, S., Lang, S., Pfeffer, S., Freeze, H.H., Förster, F., Helms, V., Dudek, J., and Zimmermann, R. (2018). Proteomics reveals signal peptide features determining the client specificity in human TRAP-dependent ER protein import. Nat. Commun. *9*.

Niederhuber, J., Armitage, J., Doroshow, J., Kastan, M., and Tepper, J. (2014). Abeloff's Clinical Oncology (5th ed.). Fac. Bookshelf.

Nilsson, I., Lara, P., Hessa, T., Johnson, A.E., von Heijne, G., and Karamyshev, A.L. (2015). The code for directing proteins for translocation across ER membrane: SRP cotranslationally recognizes specific features of a signal sequence. J. Mol. Biol. *427*, 1191–1201.

Nishi, M., Matsumoto, K., Kobayashi, M., Yanagita, K., Matsumoto, T., Nagashio, R., Ishii, D., Fujita, T., Sato, Y., and Iwamura, M. (2014). Serum expression of S100A6 is a potential detection marker in patients with urothelial carcinoma in the urinary bladder. Biomed. Res. Tokyo Jpn. *35*, 351–356.

Noto, J.J., Schmidt, C.A., and Matera, A.G. (2017). Engineering and expressing circular RNAs via tRNA splicing. RNA Biol. *14*, 978–984.

Ohl, F., Jung, M., Radonić, A., Sachs, M., Loening, S.A., and Jung, K. (2006). Identification and validation of suitable endogenous reference genes for gene expression studies of human bladder cancer. J. Urol. *175*, 1915–1920.

Ohuchida, K., Mizumoto, K., Yu, J., Yamaguchi, H., Konomi, H., Nagai, E., Yamaguchi, K., Tsuneyoshi, M., and Tanaka, M. (2007). S100A6 is increased in a stepwise manner during pancreatic carcinogenesis: clinical value of expression analysis in 98 pancreatic juice samples. Cancer Epidemiol. Biomark. Prev. Publ. Am. Assoc. Cancer Res. Cosponsored Am. Soc. Prev. Oncol. *16*, 649–654.

Okholm, T.L.H., Nielsen, M.M., Hamilton, M.P., Christensen, L.-L., Vang, S., Hedegaard, J., Hansen, T.B., Kjems, J., Dyrskjøt, L., and Pedersen, J.S. (2017). Circular RNA expression is abundant and correlated to aggressiveness in early-stage bladder cancer. Npj Genomic Med. *2*, 36.

Oresic, K., Ng, C.L., and Tortorella, D. (2009). TRAM1 participates in human cytomegalovirus US2- and US11-mediated dislocation of an endoplasmic reticulum membrane glycoprotein. J. Biol. Chem. *284*, 5905–5914.

Ottesen, E.W., Luo, D., Seo, J., Singh, N.N., and Singh, R.N. (2019). Human Survival Motor Neuron genes generate a vast repertoire of circular RNAs. Nucleic Acids Res. *47*, 2884–2905.

Pamudurti, N.R., Bartok, O., Jens, M., Ashwal-Fluss, R., Stottmeister, C., Ruhe, L., Hanan, M., Wyler, E., Perez-Hernandez, D., Ramberger, E., *et al.* (2017). Translation of CircRNAs. Mol. Cell *66*, 9–21.e7.

Panda, A.C. (2018). Circular RNAs Act as miRNA Sponges. Adv. Exp. Med. Biol. *1087*, 67–79.

Panda, A.C., and Gorospe, M. (2018). Detection and Analysis of Circular RNAs by RT-PCR. Bio-Protoc. *8.*

Panda, A.C., Grammatikakis, I., Munk, R., Gorospe, M., and Abdelmohsen, K. (2017). Emerging roles and context of circular RNAs. Wiley Interdisc. Rev. RNA *8*.

Pandey, P.R., Munk, R., Kundu, G., De, S., Abdelmohsen, K., and Gorospe, M. (2020). Methods for analysis of circular RNAs. WIREs RNA *11*, e1566.

Papaioannou, D., Buisson, R., Petri, A., Walker, A., Bill, M., Pepe, F., Nicolet, D., Woodward, L.A., Mrózek, K., Karunasiri, M., *et al.* (2019). CircPCMTD1: A Protein-Coding Circular RNA That Regulates DNA Synthesis in Leukemic Myeloblasts. Blood *134*, 640–640.

Park, O.H., Ha, H., Lee, Y., Boo, S.H., Kwon, D.H., Song, H.K., and Kim, Y.K. (2019). Endoribonucleolytic Cleavage of m6A-Containing RNAs by RNase P/MRP Complex. Mol. Cell *74*, 494–507.e8.

Partin, A.W., Wein, A.J., Kavoussi, L.R., and Peters, C.A. (2015). Campbell-Walsh Urology (Elsevier Health Sciences).

Peña-Blanco, A., and García-Sáez, A.J. (2018). Bax, Bak and beyond – mitochondrial performance in apoptosis. FEBS J. *285*, 416–431.

Peterson, S.M., Thompson, J.A., Ufkin, M.L., Sathyanarayana, P., Liaw, L., and Congdon, C.B. (2014). Common features of microRNA target prediction tools. Front. Genet. *5*, 23.

Petkovic, S., and Müller, S. (2015). RNA circularization strategies in vivo and in vitro. Nucleic Acids Res. *43*, 2454–2465.

Pfeffer, S., Brandt, F., Hrabe, T., Lang, S., Eibauer, M., Zimmermann, R., and Förster, F. (2012). Structure and 3D arrangement of endoplasmic reticulum membrane-associated ribosomes. Struct. Lond. Engl. 1993 *20*, 1508–1518.

Pichler, R., Tulchiner, G., Fritz, J., Schaefer, G., Horninger, W., and Heidegger, I. (2017). Urinary UBC Rapid and NMP22 Test for Bladder Cancer Surveillance in Comparison to Urinary Cytology: Results from a Prospective Single-Center Study. Int. J. Med. Sci. *14*, 811–819.

Pichler, R., Fritz, J., Tulchiner, G., Klinglmair, G., Soleiman, A., Horninger, W., Klocker, H., and Heidegger, I. (2018). Increased accuracy of a novel mRNA-based urine test for bladder cancer surveillance. BJU Int. *121*, 29–37.

Polz, M.F., and Cavanaugh, C.M. (1998). Bias in template-to-product ratios in multitemplate PCR. Appl. Environ. Microbiol. *64*, 3724–3730.

Prinz, A., Behrens, C., Rapoport, T.A., Hartmann, E., and Kalies, K.U. (2000). Evolutionarily conserved binding of ribosomes to the translocation channel via the large ribosomal RNA. EMBO J. *19*, 1900–1906.

Qian, L., Yu, S., Chen, Z., Meng, Z., Huang, S., and Wang, P. (2018). The emerging role of circRNAs and their clinical significance in human cancers. Biochim. Biophys. Acta Rev. Cancer *1870*, 247–260.

Qu, S., Liu, Z., Yang, X., Zhou, J., Yu, H., Zhang, R., and Li, H. (2018). The emerging functions and roles of circular RNAs in cancer. Cancer Lett. *414*, 301–309.

Raitanen, M.-P., Aine, R., Rintala, E., Kallio, J., Rajala, P., Juusela, H., and Tammela, T.L.J. (2002). Differences Between Local and Review Urinary Cytology in Diagnosis of Bladder Cancer. An Interobserver Multicenter Analysis. Eur. Urol. *41*, 284–289.

Rajewsky, N. (2006). microRNA target predictions in animals. Nat. Genet. *38 Suppl*, S8–13.

Ramirez, D., Gupta, A., Canter, D., Harrow, B., Dobbs, R.W., Kucherov, V., Mueller, E., Streeper, N., Uhlman, M.A., Svatek, R.S., *et al.* (2016). Microscopic haematuria at time of diagnosis is associated with lower disease stage in patients with newly diagnosed bladder cancer. BJU Int. *117*, 783–786.

Reina, M., and Espel, E. (2017). Role of LFA-1 and ICAM-1 in Cancer. Cancers *9*.

Richters, A., Aben, K.K.H., and Kiemeney, L.A.L.M. (2020). The global burden of urinary bladder cancer: an update. World J. Urol. *38*, 1895–1904.

Roundtree, I.A., Luo, G.-Z., Zhang, Z., Wang, X., Zhou, T., Cui, Y., Sha, J., Huang, X., Guerrero, L., Xie, P., *et al.* (2017). YTHDC1 mediates nuclear export of N6-methyladenosine methylated mRNAs. ELife *6*.

Rüger, J. (2017). Transcriptome Analysis of Human Urinary RNA. Masterarbeit. Universität zu Lübeck.

Salzman, J., Gawad, C., Wang, P.L., Lacayo, N., and Brown, P.O. (2012). Circular RNAs are the predominant transcript isoform from hundreds of human genes in diverse cell types. PloS One *7*, e30733.

Salzman, J., Chen, R.E., Olsen, M.N., Wang, P.L., and Brown, P.O. (2013). Cell-Type Specific Features of Circular RNA Expression. PLoS Genet. *9*, e1003777.

Sandvik, A.K., Alsberg, B.K., Nørsett, K.G., Yadetie, F., Waldum, H.L., and Laegreid, A. (2006). Gene expression analysis and clinical diagnosis. Clin. Chim. Acta Int. J. Clin. Chem. *363*, 157–164.

Sanger, H.L., Klotz, G., Riesner, D., Gross, H.J., and Kleinschmidt, A.K. (1976). Viroids are single-stranded covalently closed circular RNA molecules existing as highly base-paired rod-like structures. Proc. Natl. Acad. Sci. U. S. A. *73*, 3852–3856.

Santoni, G., Morelli, M.B., Amantini, C., and Battelli, N. (2018). Urinary Markers in Bladder Cancer: An Update. Front. Oncol. *8*, 362.

Sarkar, S., Jülicher, K.P., Burger, M.S., Della Valle, V., Larsen, C.J., Yeager, T.R., Grossman, T.B., Nickells, R.W., Protzel, C., Jarrard, D.F., *et al.* (2000). Different combinations of genetic/epigenetic alterations inactivate the p53 and pRb pathways in invasive human bladder cancers. Cancer Res. *60*, 3862–3871.

Schwanhäusser, B., Busse, D., Li, N., Dittmar, G., Schuchhardt, J., Wolf, J., Chen, W., and Selbach, M. (2011). Global quantification of mammalian gene expression control. Nature *473*, 337–342.

Shah, C.-H., Viktorsson, K., Kanter, L., Sherif, A., Asmundsson, J., Rosenblatt, R., Lewensohn, R., and Ullén, A. (2014). Vascular endothelial growth factor receptor 2, but not S100A4 or S100A6, correlates with prolonged survival in advanced urothelial carcinoma. Urol. Oncol. *32*, 1215–1224.

Shariat, S.F., Tokunaga, H., Zhou, J., Kim, J., Ayala, G.E., Benedict, W.F., and Lerner, S.P. (2004). p53, p21, pRB, and p16 expression predict clinical outcome in cystectomy with bladder cancer. J. Clin. Oncol. Off. J. Am. Soc. Clin. Oncol. *22*, 1014–1024.

Shariat, S.F., Karam, J.A., Lotan, Y., and Karakiewizc, P.I. (2008). Critical Evaluation of Urinary Markers for Bladder Cancer Detection and Monitoring. Rev. Urol. *10*, 120–135.

Shiota, M., Tsunoda, T., Song, Y., Yokomizo, A., Tada, Y., Oda, Y., and Naito, S. (2011). Enhanced S100 calcium-binding protein P expression sensitizes human bladder cancer cells to cisplatin. BJU Int. *107*, 1148–1153.

Siegel, R.L., Miller, K.D., and Jemal, A. (2015). Cancer statistics, 2015. CA. Cancer J. Clin. *65*, 5–29.

Sin, M.L.Y., Mach, K.E., Sinha, R., Wu, F., Trivedi, D.R., Altobelli, E., Jensen, K.C., Sahoo, D., Lu, Y., and Liao, J.C. (2017). Deep Sequencing of Urinary RNAs for Bladder Cancer Molecular Diagnostics. Clin. Cancer Res. Off. J. Am. Assoc. Cancer Res. *23*, 3700–3710.

Skeldon, S.C., Semotiuk, K., Aronson, M., Holter, S., Gallinger, S., Pollett, A., Kuk, C., Rhijn, B. van, Bostrom, P., Cohen, Z., *et al.* (2013). Patients with Lynch Syndrome Mismatch Repair Gene Mutations Are at Higher Risk for Not Only Upper Tract Urothelial Cancer but Also Bladder Cancer. Eur. Urol. *63*, 379–385.

Słomnicki, Ł.P., Nawrot, B., and Leśniak, W. (2009). S100A6 binds p53 and affects its activity. Int. J. Biochem. Cell Biol. *41*, 784–790.

Smith, T.F., and Waterman, M.S. (1981). Identification of common molecular subsequences. J. Mol. Biol. *147*, 195–197.

Song, T., Xu, A., Zhang, Z., Gao, F., Zhao, L., Chen, X., Gao, J., and Kong, X. (2019). CircRNA hsa_circRNA_101996 increases cervical cancer proliferation and invasion through activating TPX2 expression by restraining miR-8075. J. Cell. Physiol. *234*, 14296–14305.

Song, Z., Zhang, Q., Zhu, J., Yin, G., Lin, L., and Liang, C. (2020). Identification of urinary hsa_circ _0137439 as potential biomarker and tumor regulator of bladder cancer. Neoplasma *67*, 137–146.

Soria, F., Droller, M.J., Lotan, Y., Gontero, P., D'Andrea, D., Gust, K.M., Rouprêt, M., Babjuk, M., Palou, J., and Shariat, S.F. (2018). An up-to-date catalog of available urinary biomarkers for the surveillance of non-muscle invasive bladder cancer. World J. Urol. *36*, 1981–1995.

Soria, F., Krabbe, L.-M., Todenhöfer, T., Dobruch, J., Mitra, A.P., Inman, B.A., Gust, K.M., Lotan, Y., and Shariat, S.F. (2019). Molecular markers in bladder cancer. World J. Urol. *37*, 31–40.

Sötje, B. (2011). Hemmstärke ICAM-1-gerichteter Antisense-Oligonukleotide als Funktion ihrer chemischen Modifikation. Bachelorarbeit. Universität zu Lübeck.

Sun, X., and Kaufman, P.D. (2018). Ki-67: more than a proliferation marker. Chromosoma *127*, 175–186.

Svarovskaia, E.S., Cheslock, S.R., Zhang, W.-H., Hu, W.-S., and Pathak, V.K. (2003). Retro-viral mutation rates and reverse transcriptase fidelity. Front. Biosci. J. Virtual Libr. *8*, d117–134.

Sylvester, R.J., Meijden, A.P.M. van der, Oosterlinck, W., Witjes, J.A., Bouffioux, C., Denis, L., Newling, D.W.W., and Kurth, K. (2006). Predicting Recurrence and Progression in Individual Patients with Stage Ta T1 Bladder Cancer Using EORTC Risk Tables: A Combined Analysis of 2596 Patients from Seven EORTC Trials. Eur. Urol. *49*, 466–477.

Szabo, L., and Salzman, J. (2016). Detecting circular RNAs: bioinformatic and experimental challenges. Nat. Rev. Genet. *17*, 679–692.

Tamborero, S., Vilar, M., Martínez-Gil, L., Johnson, A.E., and Mingarro, I. (2011). Mem-brane insertion and topology of the translocating chain-associating membrane protein (TRAM). J. Mol. Biol. *406*, 571–582.

Tang, D., Kang, R., Berghe, T.V., Vandenabeele, P., and Kroemer, G. (2019). The molecular machinery of regulated cell death. Cell Res. *29*, 347–364.

Tang, Z., Zhang, W., Wan, C., Xu, G., Nie, X., Zhu, X., Xia, N., Zhao, Y., Wang, S., Cui, S., *et al.* (2015). TRAM1 protect HepG2 cells from palmitate induced insulin resistance through ER stress-JNK pathway. Biochem. Biophys. Res. Commun. *457*, 578–584.

Thompson, D.B., Siref, L.E., Feloney, M.P., Hauke, R.J., and Agrawal, D.K. (2015). Immu-nological basis in the pathogenesis and treatment of bladder cancer. Expert Rev. Clin. Immunol. *11*, 265–279.

Thomson, D.W., and Dinger, M.E. (2016). Endogenous microRNA sponges: evidence and controversy. Nat. Rev. Genet. *17*, 272–283.

Trinh, T.W., Glazer, D.I., Sadow, C.A., Sahni, V.A., Geller, N.L., and Silverman, S.G. (2018). Bladder cancer diagnosis with CT urography: test characteristics and reasons for false-positive and false-negative results. Abdom. Radiol. *43*, 663–671.

Tripathi, V., Shen, Z., Chakraborty, A., Giri, S., Freier, S.M., Wu, X., Zhang, Y., Gorospe, M., Prasanth, S.G., Lal, A., *et al.* (2013). Long Noncoding RNA MALAT1 Controls Cell Cycle Progression by Regulating the Expression of Oncogenic Transcription Factor B-MYB. PLoS Genet. *9*.

Turnier, J.L., Fall, N., Thornton, S., Witte, D., Bennett, M.R., Appenzeller, S., Klein-Gitelman, M.S., Grom, A.A., and Brunner, H.I. (2017). Urine S100 proteins as potential biomarkers of lupus nephritis activity. Arthritis Res. Ther. *19*, 242.

Universitätsklinikum Köln. Urothelkarzinom oberer Harntrakt. https://urologie.uk-koeln.de/erkrankungen-therapien/urothelkarzinom-oberer-harntrakt/ (Zugriff: 12.12.2020)

Videira, P.A., Ligeiro, D., Correia, M., and Trindade, H. (2007). Gene Expression Analysis in Superficial Bladder Cancer: Comparison of Two Suitable Endogenous Reference Genes. Curr. Urol. *1*, 145–150.

Vincent, H.A., and Deutscher, M.P. (2006). Substrate Recognition and Catalysis by the Exo-ribonuclease RNase R. J. Biol. Chem. *281*, 29769–29775.

Vo, J.N., Cieslik, M., Zhang, Y., Shukla, S., Xiao, L., Zhang, Y., Wu, Y.-M., Dhanasekaran, S.M., Engelke, C.G., Cao, X., *et al.* (2019). The Landscape of Circular RNA in Cancer. Cell *176*, 869–881.e13.

Voigt, S., Jungnickel, B., Hartmann, E., and Rapoport, T.A. (1996). Signal sequence-dependent function of the TRAM protein during early phases of protein transport across the endoplasmic reticulum membrane. J. Cell Biol. *134*, 25–35.

Wadlow, R., and Ramaswamy, S. (2005). DNA microarrays in clinical cancer research. Curr. Mol. Med. *5*, 111–120.

Wang, Z. (2015). Not just a sponge: new functions of circular RNAs discovered. Sci. China Life Sci. *58*, 407–408.

Wang, Y., and Wang, Z. (2015). Efficient backsplicing produces translatable circular mRNAs. RNA N. Y. N *21*, 172–179.

Wang, H., Liu, C., Han, M., Cheng, C., and Zhang, D. (2016). TRAM1 Promotes Microglia M1 Polarization. J. Mol. Neurosci. *58*, 287–296.

Wang, J., Zhang, Q., Zhou, S., Xu, H., Wang, D., Feng, J., Zhao, J., and Zhong, S. (2019). Circular RNA expression in exosomes derived from breast cancer cells and patients. Epigenomics *11*, 411–421.

Wang, K., Singh, D., Zeng, Z., Coleman, S.J., Huang, Y., Savich, G.L., He, X., Mieczkowski, P., Grimm, S.A., Perou, C.M., *et al.* (2010). MapSplice: accurate mapping of RNA-seq reads for splice junction discovery. Nucleic Acids Res. *38*, e178.

Wang, T., Shigdar, S., Shamaileh, H.A., Gantier, M.P., Yin, W., Xiang, D., Wang, L., Zhou, S.-F., Hou, Y., Wang, P., *et al.* (2017). Challenges and opportunities for siRNA-based cancer treatment. Cancer Lett. *387*, 77–83.

Weingarten-Gabbay, S., Elias-Kirma, S., Nir, R., Gritsenko, A.A., Stern-Ginossar, N., Yakhini, Z., Weinberger, A., and Segal, E. (2016). Comparative genetics. Systematic discovery of cap-independent translation sequences in human and viral genomes. Science *351*.

Wesselhoeft, R.A., Kowalski, P.S., and Anderson, D.G. (2018). Engineering circular RNA for potent and stable translation in eukaryotic cells. Nat. Commun. *9*, 2629.

Wiedmann, M., Kurzchalia, T.V., Hartmann, E., and Rapoport, T.A. (1987). A signal sequence receptor in the endoplasmic reticulum membrane. Nature *328*, 830–833.

Winter, E., and Ponting, C.P. (2002). TRAM, LAG1 and CLN8: members of a novel family of lipid-sensing domains? Trends Biochem. Sci. *27*, 381–383.

Wu, Y., Xie, Z., Chen, J., Chen, J., Ni, W., Ma, Y., Huang, K., Wang, G., Wang, J., Ma, J., *et al.* (2019). Circular RNA circTADA2A promotes osteosarcoma progression and metastasis by sponging miR-203a-3p and regulating CREB3 expression. Mol. Cancer *18*, 73.

Xie, F., Li, Y., Wang, M., Huang, C., Tao, D., Zheng, F., Zhang, H., Zeng, F., Xiao, X., and Jiang, G. (2018). Circular RNA BCRC-3 suppresses bladder cancer proliferation through miR-182-5p/p27 axis. Mol. Cancer *17*, 144.

Xu, J.-Z., Shao, C.-C., Wang, X.-J., Zhao, X., Chen, J.-Q., Ouyang, Y.-X., Feng, J., Zhang, F., Huang, W.-H., Ying, Q., *et al.* (2019). circTADA2As suppress breast cancer progression and metastasis via targeting miR-203a-3p/SOCS3 axis. Cell Death Dis. *10*, 175.

Yafi, F.A., Brimo, F., Steinberg, J., Aprikian, A.G., Tanguay, S., and Kassouf, W. (2015). Prospective analysis of sensitivity and specificity of urinary cytology and other urinary biomarkers for bladder cancer. Urol. Oncol. *33*, 66.e25–31.

Yamamoto, M., Sato, S., Hemmi, H., Uematsu, S., Hoshino, K., Kaisho, T., Takeuchi, O., Takeda, K., and Akira, S. (2003). TRAM is specifically involved in the Toll-like receptor 4-mediated MyD88-independent signaling pathway. Nat. Immunol. *4*, 1144–1150.

Yang, C., Yuan, W., Yang, X., Li, P., Wang, J., Han, J., Tao, J., Li, P., Yang, H., Lv, Q., *et al.* (2018a). Circular RNA circ-ITCH inhibits bladder cancer progression by sponging miR-17/miR-224 and regulating p21, PTEN expression. Mol. Cancer *17*, 19.

Yang, D., Yang, K., and Yang, M. (2018b). Circular RNA in Aging and Age-Related Diseases. Adv. Exp. Med. Biol. *1086*, 17–35.

Yang, W., Du, W.W., Li, X., Yee, A.J., and Yang, B.B. (2016). Foxo3 activity promoted by non-coding effects of circular RNA and Foxo3 pseudogene in the inhibition of tumor growth and angiogenesis. Oncogene *35*, 3919–3931.

Yang, X., Yuan, W., Tao, J., Li, P., Yang, C., Deng, X., Zhang, X., Tang, J., Han, J., Wang, J., *et al.* (2017a). Identification of circular RNA signature in bladder cancer. J. Cancer *8*, 3456–3463.

Yang, Y., Fan, X., Mao, M., Song, X., Wu, P., Zhang, Y., Jin, Y., Yang, Y., Chen, L.-L., Wang, Y., *et al.* (2017b). Extensive translation of circular RNAs driven by N6-methyladenosine. Cell Res. *27*, 626–641.

Yang, Y., Gao, X., Zhang, M., Yan, S., Sun, C., Xiao, F., Huang, N., Yang, X., Zhao, K., Zhou, H., *et al.* (2018c). Novel Role of FBXW7 Circular RNA in Repressing Glioma Tumorigenesis. J. Natl. Cancer Inst. *110*.

Yao, Z., Luo, J., Hu, K., Lin, J., Huang, H., Wang, Q., Zhang, P., Xiong, Z., He, C., Huang, Z., *et al.* (2017). ZKSCAN1 gene and its related circular RNA (circZKSCAN1) both inhibit hepatocellular carcinoma cell growth, migration, and invasion but through different signaling pathways. Mol. Oncol. *11*, 422–437.

Yazarlou, F., Modarressi, M.H., Mowla, S.J., Oskooei, V.K., Motevaseli, E., Tooli, L.F., Nekoohesh, L., Eghbali, M., Ghafouri-Fard, S., and Afsharpad, M. (2018). Urinary exosomal expression of long non-coding RNAs as diagnostic marker in bladder cancer. Cancer Manag. Res. *10*, 6357–6365.

Yu, J., Xu, Q.-G., Wang, Z.-G., Yang, Y., Zhang, L., Ma, J.-Z., Sun, S.-H., Yang, F., and Zhou, W.-P. (2018). Circular RNA cSMARCA5 inhibits growth and metastasis in hepatocellular carcinoma. J. Hepatol. *68*, 1214–1227.

Yu, R.Z., Grundy, J.S., and Geary, R.S. (2013). Clinical pharmacokinetics of second generation antisense oligonucleotides. Expert Opin. Drug Metab. Toxicol. *9*, 169–182.

Yu, Z., Liao, J., Chen, Y., Zou, C., Zhang, H., Cheng, J., Liu, D., Li, T., Zhang, Q., Li, J., *et al.* (2019). Single-Cell Transcriptomic Map of the Human and Mouse Bladders. J. Am. Soc. Nephrol. JASN *30*, 2159–2176.

Zhang, M., and Xin, Y. (2018). Circular RNAs: a new frontier for cancer diagnosis and therapy. J. Hematol. Oncol.J Hematol Oncol *11*, 21.

Zhang, C., Wang, Y.Q., Jin, G., Wu, S., Cui, J., and Wang, R.-F. (2017a). Selection of reference genes for gene expression studies in human bladder cancer using SYBR-Green quantitative polymerase chain reaction. Oncol. Lett. *14*, 6001–6011.

Zhang, H., Zhu, L., Bai, M., Liu, Y., Zhan, Y., Deng, T., Yang, H., Sun, W., Wang, X., Zhu, K., *et al.* (2019). Exosomal circRNA derived from gastric tumor promotes white adipose browning by targeting the miR-133/PRDM16 pathway. Int. J. Cancer *144*, 2501–2515.

Zhang, X.-O., Wang, H.-B., Zhang, Y., Lu, X., Chen, L.-L., and Yang, L. (2014). Complementary sequence-mediated exon circularization. Cell *159*, 134–147.

Zhang, X.-O., Dong, R., Zhang, Y., Zhang, J.-L., Luo, Z., Zhang, J., Chen, L.-L., and Yang, L. (2016a). Diverse alternative back-splicing and alternative splicing landscape of circular RNAs. Genome Res. *26*, 1277–1287.

Zhang, Y., Zhang, X.-O., Chen, T., Xiang, J.-F., Yin, Q.-F., Xing, Y.-H., Zhu, S., Yang, L., and Chen, L.-L. (2013). Circular intronic long noncoding RNAs. Mol. Cell *51*, 792–806.

Zhang, Y., Xue, W., Li, X., Zhang, J., Chen, S., Zhang, J.-L., Yang, L., and Chen, L.-L. (2016b). The Biogenesis of Nascent Circular RNAs. Cell Rep. *15*, 611–624.

Zhang, Y., Liang, W., Zhang, P., Chen, J., Qian, H., Zhang, X., and Xu, W. (2017b). Circular RNAs: emerging cancer biomarkers and targets. J. Exp. Clin. Cancer Res. CR *36*.

Zhao, W., Dong, M., Pan, J., Wang, Y., Zhou, J., Ma, J., and Liu, S. (2019). Circular RNAs: A novel target among non-coding RNAs with potential roles in malignant tumors. Mol. Med. Rep. *20*, 3463–3474.

Zhong, Y., Du, Y., Yang, X., Mo, Y., Fan, C., Xiong, F., Ren, D., Ye, X., Li, C., Wang, Y., *et al.* (2018). Circular RNAs function as ceRNAs to regulate and control human cancer progression. Mol. Cancer *17*, 79.

Zhong, Z., Lv, M., and Chen, J. (2016). Screening differential circular RNA expression profiles reveals the regulatory role of circTCF25-miR-103a-3p/miR-107-CDK6 pathway in bladder carcinoma. Sci. Rep. *6*, 30919.

Zhong, Z., Huang, M., Lv, M., He, Y., Duan, C., Zhang, L., and Chen, J. (2017). Circular RNA MYLK as a competing endogenous RNA promotes bladder cancer progression through modulating VEGFA/VEGFR2 signaling pathway. Cancer Lett. *403*, 305–317.

Zhou, C., Molinie, B., Daneshvar, K., Pondick, J.V., Wang, J., Van Wittenberghe, N., Xing, Y., Giallourakis, C.C., and Mullen, A.C. (2017). Genome-Wide Maps of m6A circRNAs Identify Widespread and Cell-Type-Specific Methylation Patterns that Are Distinct from mRNAs. Cell Rep. *20*, 2262–2276.

Zhou, L.-H., Yang, Y.-C., Zhang, R.-Y., Wang, P., Pang, M.-H., and Liang, L.-Q. (2018). CircRNA_0023642 promotes migration and invasion of gastric cancer cells by regulating EMT. Eur. Rev. Med. Pharmacol. Sci. *22*, 2297–2303.

Zimmer, D.B., and Weber, D.J. (2010). The Calcium-Dependent Interaction of S100B with Its Protein Targets. Cardiovasc. Psychiatry Neurol. *2010*.

Zimmermann, R., Eyrisch, S., Ahmad, M., and Helms, V. (2011). Protein translocation across the ER membrane. Biochim. Biophys. Acta BBA – Biomembr. *1808*, 912–924.

Printed in the United States
by Baker & Taylor Publisher Services